U0137457

小郎中学医记
——我的中医实习故事

曾培杰　陈创涛　编　著

中国中医药出版社

·北京·

图书在版编目（CIP）数据

小郎中学医记.我的中医实习故事 / 曾培杰，陈创涛编著 .—北京：中国
中医药出版社,2023.6

ISBN 978 - 7 - 5132 - 6685 - 7

Ⅰ.①小⋯ Ⅱ.①曾⋯ ②陈⋯ Ⅲ.①中医学—普及读物 Ⅳ.① R2 - 49

中国版本图书馆 CIP 数据核字（2021）第 008422号

中国中医药出版社出版

北京经济技术开发区科创十三街 31 号院二区 8 号楼
邮政编码   100176
传真   010-64405721
山东华立印务有限公司印刷
各地新华书店经销

开本 710 × 1000   1/16   印张 13.75   字数 239千字
2023 年 6 月第 1 版   2023 年 6 月第 1 次印刷
书号   ISBN 978 - 7 - 5132 - 6685 - 7

定价   58.00 元
网址   www.cptcm.com

服 务 热 线   010-64405510
购 书 热 线   010-89535836
维 权 打 假   010-64405753

微信服务号   zgzyycbs
微商城网址   https://kdt.im/LIdUGr
官 方 微 博   http://e.weibo.com/cptcm
天猫旗舰店网址   https://zgzyycbs.tmall.com

如有印装质量问题请与本社出版部联系（010-64405510）
版权专有   侵权必究

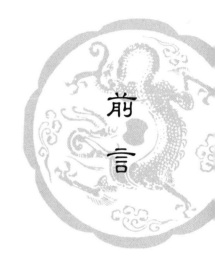

前言

不同的时代，中医的传承普及有不同的使命。我们这个时代，中医的培养逐渐趋于院校规模化，同时中医也有被西化的趋势。

对于在中医院校里学习的医学生们来说，他们既想学到先进的医学技术，又想得到传统中医的精髓。但是传统中医的传承日渐式微，真正能用传统中医思维看病的中医越来越少。

有一次我们在学校后面的医学书店买书时，碰到一些来学习中医的我国香港和台湾地区的同胞。他们想学原汁原味的传统中医，但发现不容易，要找到以前师带徒、能手把手教的老中医越来越难。

看到他们渴求传统中医的眼光，感受到他们寻访传统中医的不懈追求，我们很是感慨。当远方的朋友来找我们，要我们把看家法宝——中医精髓教给他们时，我们一下子茫然了，这些精髓我们也渐渐找不到了。

我们从学校里走出来，发现中医院校教育体系里中医临床实习这个板块缺失得比较厉害。所以我们综合古人、今人拜师学医的经验体会，和大家一起探讨中医该如何师带徒、徒跟师，中医该如何学习普及，传播弘扬。

看完本书，很多人都会有这样一种感受，那就是对中医充满信心，对中医的未来充满希望！这就是中医自信。自信来源于哪里？来源于中医阴阳五行、天人合一的理论智慧，来源于中医五千年的传承，来源于中医的真实疗效，来源于中医人扎实的临床功底，来源于国人对中医文化的认同与热爱，这些都是中医自信，中华传统文化自信！

对于中医来说，我们首先要重建中医自信，对中医的治未病、治小病、治大病、治绝症能力的自信。自古及今，我们有大量的临床案例，大量的医理治法，更有数之不尽的名医大德先驱，只要我们努力发掘整理，并继承创新运用，就能够收获更多的案例，更多的中医自信。有了这些真实的案例，中医的发展就会少很多质疑、非议、障碍，对推动中医的发展有莫大的好处。

这种自信是中医深入民心的体现，我们中医人不但要在临床上攻城拔地，还要在舆论媒体上加大宣传力度，同时在书籍出版、自媒体平台传播、民间中医交流等方面也要广种深耕，让中医的理念、中医的活法、中医的养生防病、中医的简验便廉招法等常识深入到老百姓的心中去！

我们中医普及学堂只是开山工，但我们开出了自信，开出了勇气，开出了魄力，这是因为我们在这条路上看到了太多中医的金矿，取之不尽，用之不竭！

我们希望有更多的人踏上学习实践中医的旅程，不为名利，只为领略那金光闪闪的智慧，享受那身心和谐的快乐，发扬那慈悲仁爱的德术！

希望以此书作为开山之路，大家一起辟出一条传统中医大道，为传承中医薪火尽绵薄之力！

中医普及学堂

2022 年冬

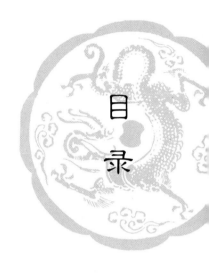

目录

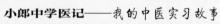

引 子

实习是一段让所有医学生都振奋、都跃跃欲试的经历。这就像一个习武者，苦练三年，摩拳擦掌，想要在实战中好好表现一番。我们学医五年，最后一年实习，正是大展身手的时候。

大家都知道临床才是医学的第一线，实战才是理论与技术提高的源泉。可半年的大医院实习，从急诊到儿科，再到大内科、五官科、骨科，每个月轮转一科，转来转去，发现大部分时间都在打字写病历，开各种检查报告单，以及按规范用消炎药、抗生素及激素，能用得上中医药的机会太少。究竟是"规范"在看病，还是人在看病？

几次我都想放弃，甚至还给爷爷打长途电话，向爷爷说这些情况。爷爷听完我愤愤不平的话，总是宽心地说，学问深时意气平。

不但我自己有点灰心，很多同学干脆就把中医晾在一旁，这让我心中能不汹涌澎湃、翻江倒海吗？众里寻它千百度，在大医院各科都轮转遍了，甚至连门诊都抄过方，我不由得感慨道，中医，你在哪里啊？

……

1. 没有沃土，何来参天巨木

在大城市待得有些郁闷，我自己就吃些逍遥丸，吃了也不见得能逍遥开心起来。甚至跑到白云山去，做自己最喜欢的登山运动，虽然能够暂时在毛孔发汗、深呼吸之时忘却烦恼，但这只是稍安之策，并不能从根本上解除我心头的苦闷与疑惑。

眼看着大半年过去了，老师在课堂上讲的那些精彩案例，我在临床实习中都很难碰到，没有这些中医验案疗效的积累，很多人对中医开始慢慢淡忘了。

连中医博士生、硕士生床头都不放《黄帝内经》（简称《内经》）和《伤寒论》了，书架上全是那些分子生物学、生理学、解剖学之类的西医书。

中医西化得太厉害了，衷中参西的思想只是一个"梦"而已。

难怪有位国医大师愤愤不平地说，中医学院是在培养中医的掘墓人。

古人讲，礼失而求之于野。于是下半年的实习，我决定到基层医院去，反正大医院里的整套疾病诊治流程，我基本都熟悉了，全是按诊疗规范走，自己自由发挥的空间太少。这有点像城市的绿化带，树木该长多高、多宽，甚至要长成什么形状，早就事先安排好了。即使绿化植物有意长高长大，也会被裁剪、修理得完全符合城市的绿化要求。而我更想看到的是大山里的林木，自得天机自成长。

它们可以在岩石缝成为一棵小草，在深谷里成为一株幽兰，可以在峭壁上成为一棵迎客松，可以在荒野里成为参天巨木。

宿舍的舍友们很不解，问我为何不待在这么好的三甲医院里，将来还有可能留在医院工作，却放弃如此难得的机会？我苦笑着说，能留得住，我当然不想走，中医需要自己的沃土，需要展示的舞台，没有这些，中医谈何发展？没有沃土何来参天巨木？我不想在花盆里待太久，既然发芽生根了，就应该到更广阔的天地中去。基层医院动手机会更多，发挥空间也会更大。

在申请得到学校同意后，我就被安排到某个地级市的一家县医院实习。

2. 慢性肺部感染

县医院不像省医院那么热闹，在这样的环境里，我明显感到轻松多了。呼吸着山城的清新空气，我的心也平静了下来。

拿着县医院医政科的实习安排表，我到呼吸科去报到。呼吸科的江原老师看了下安排表，没有跟我讲太多的客套话，知道我有半年大医院实习的经历，就用他粗犷的声音说道，今天你就跟我去邻县会诊一例慢性肺部感染的病人。

我心中一喜，刚来实习就遇上会诊，会诊的病例一般都是疑难杂症，众医束手无策的，像这些难啃的骨头，一般的医生都会皱眉。

但我看江老师口气和缓，面容安详，似乎不把这些疑难杂症当回事。

江老师说，这例肺炎病人住院快一个月了，用了各种顶尖的抗生素治疗，花了几万块，还是没有效果。病人意见很大，强烈要求中医介入治疗。

开车半个多小时后，我们到了邻县会诊病人床前。我一看病人，面色晦暗，旁边放着一个痰盂，不一会儿他就吐出一大口浓痰，痰液偏白。严格意义上说，这不全是痰，属于中医饮的范畴。痰比饮要浓稠，饮比痰要清稀。

我下意识地脱口而出，这不是一个寒饮留肺的证候吗？江老师身体一震，回过头仔细地打量了我一下，像X线机左右上下扫描一样，好像这样的话，不可能出自我一个实习生口中。确实，一般的实习生首先要看各项检查指标，去判断炎症究竟到了什么程度。

江老师上前把了脉，又同主治医生做了交流，得知这个病人是个渔民，连续几天在船上捕鱼，又逢上刮风下雨，劳累加上受凉，没睡好觉，突然一场感冒，就导致肺部严重发炎，咳吐脓浊，刚来时痰中还带血。用消炎药暂时控制住了病情，但是慢性感染始终没有得到根治。

　　江老师说，应该先停掉抗生素，把中药用上。医院里其他西医师非常不解，说，停掉抗生素，如果炎症扩散，病情加重怎么办？

　　江老师说，抗生素对于急性感染性炎症效果不错，但病人现在处于慢性感染过程中，身体抵抗力严重下降，加上长期卧床打吊瓶，导致肺部气机不通，就像不通风、潮湿积水的阴沟，容易发臭，滋生蚊虫一样。

　　主治医生还是不同意停掉抗生素，除非病人签字。当病人听到江老师的说法后，边咳嗽边说，我想按这位医生说的，用中医的思路进行调理。于是病人毫不犹豫地签了字。

　　江老师把处方单丢给我，他念药，我写方。江老师说，《伤寒论》的苓甘五味姜辛汤，你知道吗？我马上反应过来，把茯苓、甘草、五味子、干姜、细辛写上。

　　江老师看我快速写出，点点头说，这个方子专治肺部寒痰留饮，但治疗痰饮不能只看到痰饮，要看到气机。治疗肺部感染的原理，跟清除阴沟积水腐臭的办法是相通的，不在于你在阴沟里喷洒各种高效杀虫药或香水，而在于你能否改善整个大环境，使局部保持通风透气，水湿气化流走。所以江老师又加入枳壳与桔梗两味药。

　　就七味药，里面没有任何消炎杀菌的思路。就连一位西医学中医的大夫看后也摇摇头，他实在看不出什么名堂，以为这次会诊估计也是竹篮打水一场空。但既然病人同意了，而且强烈要求用中药，那就是病人的事了。

　　随后江老师还交代病人别老躺在那里，中医认为久卧伤气，老是躺在那里，气机不流通，就算是正常人也会胸闷、多痰、烦躁。于是教病人对着窗口外面的树木做深呼吸，白天尽量多站，少坐卧。

　　江老师说，解决问题不在于消炎灭菌，而在于有没有保持胸肺气机通畅。局部气机闭塞，就像道路堵塞，再强的兵马、再先进的武器运不过去，也打不了胜仗，再好的抗生素也白搭。

　　江老师只开了3剂药，就坐车回去了。三天后，邻县医院打电话过来，说病人吃完药后很快痊愈出院了，想请江老师过去，给他们的医师讲讲慢性肺部感染的中药治疗。他们非常不解，不用消炎药，怎么能治好炎症，停掉抗生素，怎么能防止炎症扩散，为何几万块钱没有拿下的疾病，十几块钱的中药就治好了？

江老师早就料到有这种结果，叫我把他关于慢性肺部感染性疾病中药治疗的讲课视频发过去。因为江老师每天很忙，很多医院都请他去会诊，会诊多了，就要经常讲课，所以他把一些经典的讲课录成视频，哪个医院来请江老师过去讲课，江老师一般就给他们发视频，让他们先看了视频再说。

3. 大学教授的心肌梗死

一位大学教授回家乡探亲，心血来潮，跟亲戚好友打起了篮球。

原本打篮球是件很平常的事，这大学教授以前也是篮球场上驰骋的精英。但由于多年缺乏运动，加上长期伏案工作，讲台讲课，这大学教授本身就有些中气不足，所以打了不长时间，就觉得有些力不从心。他也没在意，以为只是体力不行，跑得不要太快就行了，可是打篮球是个竞技的活儿，有时由不得你。又抢了个篮板后，他马上感到气喘吁吁，心慌心悸，周围的人看他脸色不对，叫他休息一下。还没走下篮球场，就一阵眩晕，胸中闷痛，意识模糊，仆倒在地。

五十岁的身体，按道理没这么差，但长期的过度劳累，透支身体，却让这教授有些扛不住了。还好篮球场离医院不远，周围的人马上把他送到医院抢救。

这大学教授醒过来后，吃了一些治心脏的药，胸中才觉得舒缓，乌暗的嘴唇渐渐转红润了，但时不时还觉得胸中有满胀感。家人担心回去后复发，希望多住几天院，观察观察。可这几天吃速效救心丸，越吃越觉得气不足，连走路都像踩棉花一样。急诊科马上请江老师过去会诊。

在这家医院里，大家都知道江老师中医水平很高。常规方法搞不定的疾病，或者病人强烈要求中医治疗，医院总会亮出王牌——请江老师。

江老师苦笑着说，我本来也不是治疑难杂症的，在治疑难杂症圈里混久了，大家都在我头上戴了个"帽子"，专治疑难杂症。

我一看这教授，形体有些肥胖，下巴有些赘肉，嘀咕了一句，肥人气虚。

江老师又仔细打量了一下我，点了点头说，小伙子，可以啊！

我不知道江老师说的"可以"是什么意思。江老师察色按脉后说，这寸脉摸不到，中气陷下去了，脉管瘪了，不通啊！

急诊科医生说，为什么用了这么多丹参针和通窍活血的救心丸，还没能把脉管完全通开？江老师说，气血不足也会导致瘀塞不通，这种疲劳亏损状态下的痹阻不通，不能纯用芳香开通之法，越通气越不足。

急诊科医生说，那该怎么办？江老师说，一个人疲劳没力气了，你还叫他跑他能跑得动吗？一匹马没吃饱，你还拼命地鞭打它，它就倒在地上给你看。汽车能跑起来，是因为油足。血脉能循环不止，运行不休，全赖于胸中大气充足。

所以不通是果，不足是因，体力耐力不足，气虚才是疾病的原因，各种瘀塞痹阻，心肌梗死，只是疾病的结果，不能片面地对果治疗。

于是江老师就让病人用一两黄芪加十二枚大枣熬水喝。而且还让病人多站少卧，老是卧在软绵绵的床上，时间久了气血容易闭塞。

抠成的疮，睡成的病，水流百步能自净。江老师最反对病人老是躺在床上，只要能走路，就不要老是睡在那里。

江老师说，如果我能爬，能挂着拐杖走，我决不会一天到晚卧在床上。

病人是知识分子，懂道理，很听话，吃完饭后就听江老师的，在病房里慢步走，深呼吸。同时暂时停掉救心丸和丹参针。三天后，病人病愈出院。

后来这大学教授还常给江老师发短信，说他偶尔劳累过度，还用这个食疗方，吃了就觉得很精神，恢复得很快，而且从此再没有发生过心慌心悸、胸闷的症状。

这方子不仅解决了他当时心肌梗死的问题，还在后来的防病保健中立了大功。

我仔细研究这两味药的搭配，补益气血，天衣无缝。黄芪素有补而不腻的称号，是大补中气、大气的特效药。一个人昼夜呼吸，血脉运行不休，全赖胸中大气斡旋其间，此大气一旦下陷，便容易疲劳，胸闷气短，言语乏力，走路腿脚沉重，所以提升中气很关键。但孤阴不生，孤阳不长，用黄芪补气，稍配以大枣，养血补脾，又能安神，缓和药性。现代研究表明，大枣是天然的复合维生素丸，延年益寿的佳品，乃慢性病、虚劳病的良药，能增加血中含氧量，是一种药效和缓的强壮佳品。

江老师最常挂在嘴边的一句话就是，一天三粒枣，活到九十不显老。平时去粥馆，江老师喜欢点一碗红枣粥，喝了感觉特精神。

所以很快我就领悟出江老师用这两味药的真谛，原来是补气兼补血，气血冲和，百脉自通，梗死解除。

4. 虚陷当升提

疑难病之所以疑难，是因为没有找到真正的病因，不知道如何下手。

中医治病，就像侦探破案一样，找到了主谋真凶，把这主谋真凶绳之以法，使之不再作奸犯科。

有时我看到江老师桌旁摆着福尔摩斯、柯南，还有卫斯理系列书，当时以为江老师只是忙中偷闲，借小说来愉悦身心，放松放松，想不到江老师还有一大堆理论，看病就像侦探断案，有一种侦探断案的思维，更有利于中医临床。所以跟随江老师的学生，都慢慢地迷上了这些侦探小说。

江老师笑笑说，你能够在案件开始时就猜到结果，看一部电视剧或一场电影，能猜到结局，那你就够资格学中医。所以江老师有时下班后就带我们去看电影，而且是看一些逻辑类的影片，以锻炼我们的逻辑推理能力。

今天从消化科转来一个病人，刚好归我管。这病人吃了不干净的东西，反复拉肚子，后来又着凉感冒，咳吐痰浊，胸肺一片阴云密布。

消化科尝试用各种治拉肚子的方子，消炎解毒，清热除湿，像葛根芩连汤、白头翁汤等纷纷登场，但治了半个月没治好，病人还增加了肺部感染，意见很大，不得已就转来呼吸科，毕竟胸肺方面的症状才是急着要解决的。

当我了解到这病人是个退休老干部，因为喝了一场喜酒，吃得太多，酒后又吃了不少反季节的水果，才导致腹痛拉稀时，我压根儿就没去想这拉肚子有多难治，而是想到这病人一直耗气，连讲话都没力气了，卧在床上，转身都嫌费劲，脸色㿠白，黑眼圈明显，这不是一派气陷、气不足之证吗？

如果懂得在气上思考，疾病便会变得简单。常见的疾病总离不开气虚、气滞、气陷、气逆。我就随口讲道，虚陷当升提。

这时，江老师拿起刚拍的片子，仔细地看，发现这病人膈肌明显比以前下降。中医通过无形的气的不足可以断知他体内有形脏腑肌肉下坠。

江老师问病人，老人家，你是不是动一下就容易出汗？

病人听了猛点头，说，我就是怕动，稍微活动汗就止不住，背部很快就湿了。

这时江老师就叫我开方。我以为江老师会念方，便在等。江老师笑笑说，你还等什么，你心中想到什么方就写吧。我就把补中益气汤八味药一味不缺地写了出来。旁边有个硕士研究生，也是来实习的，他看得一头雾水。这究竟是老师在开方，还是学生在开方，怎么这方子里没有一味药是消炎排痰，帮助清理胸肺痰饮的，这样难道不怕炎症扩散、感染加重吗？

江老师看了方子，点点头，又叫我加上姜、枣，调和中焦脾胃，还是没有一味消炎抗感染的药。科里其他医生也都很纳闷，这是什么方子？这可是急症，首先要把感染控制住。

江老师笑笑说，正强邪弱，正弱邪强。补中益气汤升脾肠，治气虚拉稀，同时也充胸肺大气，令痰浊排去。

第二天，病人不拉肚子了，能坐起来，呼吸有劲。第三天能下床走路，自我感觉良好，原本动则汗出居然消失了。一检查炎症消退，痰浊减少，胃口大开。

江老师看到病人胃口开了，就点点头说，这场仗打赢了。

病人能不能顺利出院，胃口好不好是关键。有胃气则生，这补中益气汤很快把病人中焦脾胃的生机给培养出来了。

李东垣讲：脾胃一亏，百病丛生；脾胃一旺，万邪顿息。

没想到用消炎药消了那么久，都没把炎症消掉、感染控制，用这简单的补中益气汤，就把病人补起来了，把拉肚子、肺部感染一起治好了。这使得病人家属与跟诊的西医院校学生莫名其妙。

经过这几次和江老师出诊，江老师看我的眼光特别不同，而我对江老师临床用中医、行中医，也相当佩服。所以从此碰上了一些疑难杂病，江老师总是会叫上我，并且叫我记录下来，分享给其他实习的学生。

5．广生堂的老中医

在这县城里，我最喜欢去两个地方溜达，一个是二手书店，一个是一些中医小诊所。因为在二手书店里经常能碰到一些好书，得一本好书，就像交一个好友，又像遇一个名师，总能得到一些启发。而中医小诊所里往往卧虎藏龙，有一些中医高手。如果不是真正的高手，很难在民间立足。

特别是看到有些乡村中医诊所里，有老先生气定神闲地坐着，我心中自会一阵狂喜，因为找到一个真正的老中医比找国宝大熊猫还难。

今天我出去转时，没有发现新的二手书店，可能是我转的这些街头巷角离学校还远着呢，一般学校周围必有书店。这座县城是个古城，有不少有文化的退休老人，在公园里吹拉弹唱，还有些在看书，一派祥和。

公园周围居然有好几家中医诊所，一看我就知道来对地方了，这里的人们普遍还是信任中医的。只有民众信任中医，这片沃土才能成长一批批的中医人才，中医的参天古木才能不断发芽。

我走进一家名为广生堂的中医诊所，发现一位老中医正给一妇人把脉。我就在候诊椅子上安静地坐下。老中医看起来有七十来岁，头发有一半花白了，胡须留得特顺。

只听老中医不紧不慢地说，你这病不是因为细菌病毒感染。妇人说，西医说我这是真菌性阴道炎，而且检查结果也确凿。

老中医说，那他为什么给你用抗菌治疗还治不好呢？妇人说，这些细菌病毒会变异，所以我来找中医，看看有没有更好的消炎杀菌药，或者有没有清热除湿，不让病菌生长的药？

我听后一震，这普通妇人居然还懂得清热除湿，看来这里中医文化普及得还可以，知道消炎类抗生素搞不定的要找中医。我想看看老中医如何应对。

只听老中医说，正常情况下，人体内就有大量细菌病毒存在，肠道里有些有益的病菌，食物消化得更彻底。这些病菌对于健康人并不致病，人能够跟它们和平共处。之所以会致病，是因为你身体抵抗力差了，病菌繁殖得太快；之所以反复用抗生素控制不了病菌，是因为你长期劳累，正气亏虚得厉害，透支得狠啊！

这妇人点点头说，我一边要上夜班，一边又要兼职，家庭一大半的经济收入都要靠我。下班回来后，我还要做饭洗碗。确实累啊！

老中医同情地看看她，然后说，你这慢性真菌性阴道炎，是因为长期劳累，消耗太过，加上受凉受湿导致身体抵抗力下降，所以你这病说难也难，说容易也容易。这妇人一听可以治，便高兴地问道，怎么容易啊？

老中医说，中医用健脾除湿的六君子汤，补充正气，加强脾主运化能力，然后配合你早睡早起，好好休息，加上避免房劳，身体就会慢慢康复。

随后老中医就只开了六味药，六君子汤，为党参、白术、茯苓、甘草、陈皮、法半夏，一味不多，一味不少。看来这老先生是脾胃派，稳扎稳打。这汤药一下去，就知道病人劳累会减轻，身体会有劲，胃口会变好，营养会补足。这妇人提着七包药就回去了。

老中医喊道，下一个。我看看周围，没其他病人，就走上前去。

6. 意冷与脾胃不振

老中医看到我很奇怪，一般来这里看病的都是中老年人居多，很多都是慢性病，找中医调理。年轻人心急，身体不舒服，怎么会找个慢郎中，而且这个时代会熬药的年轻人越来越少了。

老中医果然眼光犀利独到，开口就说，年轻人，你神足，不像是来看病的。

我点点头说，老先生，我叫指月，是前来向您老学习的。

老中医说，听你口音不像是本地人，很少有外地人找到我这中医诊所来。

我说，我是县医院实习的学生。老中医"哦"了一声，点点头说，那你在哪个科，跟哪个导师呢？我如实说道，在呼吸科，跟江原老师。

老先生哈哈一笑说，江原啊，那是我的好朋友，我们经常在一起谈医论药。现在年轻中医太少了，真正想学好中医的年轻人不多啊！

我马上切入正题，说，老先生刚才给那妇人用六君子汤，治疗她的慢性炎症，这可是一般教材里没有记载的啊？

老中医说，学问并不尽载于书中，有很多是临床摸索出来的，小伙子有空多读读《脾胃论》。我马上反应过来，说，四季脾旺不受邪。

老中医眼睛一亮，点点头说，脾胃是人体免疫力的关键。脾胃功能强大，细菌吃进去，也消化得掉。脾胃功能不强大，水果洗得再干净，用消毒水彻底消毒，吃进去还是会肚子痛。

我马上想起哲学书里的一句话，说道，内因是变化的根本，外因是变化的条件。

老中医笑笑说，这跟中医的观点是一样的，中医叫正气存内，邪不可干。为什么现在亚健康的人越来越多？他们容易疲劳困倦，做事没耐性，心烦气躁，吃饭不香，睡觉不沉，做事提不起兴趣。可到医院一检查，各项指标却正常，但人却活得很郁闷。

我说，这是不是刚才老先生讲的人体透支过度，导致抵抗力下降，就像跑步跑得太快，后面累得提不动腿？

老中医看我比喻巧妙，便笑笑说，可以啊，学中医就要这样。我这里看的疾病，多是劳累所得。当然还有一些病人在大医院反复折腾治不好，把急性病治成了慢性病，才到我这里来，多是身心疲惫的。我说，比如呢？

老中医说，比如很多抑郁症。早上有个来复诊的，以前他用抗抑郁药，还有疏肝解郁的中药，效果都不好，不能正常工作，西医管这种状态叫意冷。

意冷？我有些不解。老中医说，意冷就是对很多事情提不起兴趣。

我说，那怎么治呢？老中医说，很简单，向小孩子学习。你看小孩子有个玩具，他都可以乐半天，因为他精力充足，充满好奇，对很多东西感兴趣，吃饭也特香。但是人成年后，笑脸就渐渐减少了，胃口也不像年轻时那么好了。

我给他用了柴胡四君子汤，疏肝健脾，吃了十几剂药，他慢慢就能工作了，有些干劲了。所以我认为解郁不全在疏肝，也不全在用抗抑郁药来治疗，关键是要提高肝的条达能力，还有脾胃的运化功能。这两脏管理好，精神就好，精神好，抑郁就少，对人对事就会慢慢变得有激情。

我心中一乐，说，看来意冷跟脾胃不振关系很大，抑郁症还是要看五脏整体。

老中医说，中医不会被丢进博物馆，中医完全能与时俱进，这些时代新疾病，比如抑郁症、亚健康，在古代中医里早已有调理之法、对治之药。

我看天色不早，怕打扰到老中医，便先行告退。老中医说，小伙子，这是我的名片，如果有空，想来跟诊学习，随时可以过来，我一般周一到周五上午看病。

我恭敬地用双手接过名片，点点头说，我一定会再来的。

我拿着名片，看着这张简单朴素的名片，上面写着：广生堂老中医何润，善治脾胃病、老年病、慢性病、风湿性关节炎、妇科杂病等。

7. 把荣誉当玩具

当江老师听说我去拜访了广生堂的何润老师时，笑笑说，你去见的那个老中医就是"及时雨"何润。我一听才知道这老中医原来有个外号叫"及时雨"。

江老师说，这是病人送给他的绰号，你有没有发现，他诊室里没挂一面锦旗。

我点点头。江老师说，但是他的锦旗真的挂起来的话，几间屋子都挂不下。

我疑惑地问，那为什么不挂一两面呢？江老师说，何润老前辈，是个淡泊名利的人，他把锦旗当成玩具，丢在家里给他小孙子玩，玩坏了就丢掉。

我心中一震，还有这种老中医，别人都巴不得名气大些，威望高些，但这老先生却希望过得淡泊些。即使少为人知，也不气馁。即使帮病人治好疑难杂病，也不以为那是自己的功劳。

后来我在跟何老出诊的时候，才知道何老有个人生信条，就是不贪天功为己功，能够治愈疾病是中药的功劳，是大自然的恩赐。

我边整理着医案，边跟江老师说，老师，还记得我们第一天会诊的肺炎病人吗？

江老师点点头。我问，为什么加枳壳、桔梗两味药？

江老师轻描淡写的一句话，就点透了里面的玄机。他说，流水不腐，不通则炎。枳壳、桔梗通宣理肺，古籍里素有膈上不宽加枳桔之意，用枳壳下气，桔梗开肺，一降一升，胸中宽畅，大气一转，炎症乃散。

我继续问，那用苓甘五味姜辛汤呢？江老师说，若要痰饮退，宜用姜辛味。

凡碰到稀白痰饮，用上姜辛味，就容易温散。这叫离照当空，阴霾自散。如果说苓甘五味姜辛汤针对寒痰，起到温化之意，那么枳壳、桔梗针对的便是留饮，起到行气之意。气行则水饮留不住，气化则寒痰不再生。

我安静地听，并不急着记录，因为我已经把录音笔打开了，江老师这些话我可以一字不漏地在晚上把它们整理进医案。原来中医可以这么轻松地学，一个肺部寒痰留饮产生的炎症，就像不通风的潮湿积水阴沟，一边让它通风透气，一边让阳光照进去，很快就没有腐臭，没有蚊虫了。

江老师说，像这类肺炎，多发于劳累后受凉，特别是城市里空气污染严重，肺部通气又不太好，有些白领长期伏案工作，窗又关得紧紧的，罹患肺炎的概率就大。所以这类病人要常到大自然中去运动，不要老把自己关在房间里。

8. 刀下放生

灯光下，江老师在仔细地看 X 线片，这时谁也不敢去打扰他，因为每一个诊断都关乎一个病人的生命。我沏好了江老师最喜欢喝的普洱茶，放在他桌旁。

江老师眼睛并没有离开那张 X 线片，而他的手却像长了眼睛一样，分毫不差地端起茶杯，说了声谢谢，然后喝了一口。

多年手术台上的训练，加上平时打坐的定力，才令江老师虽年过半百，手仍不抖，气仍不浮。江老师笑着说，哪天我手抖气浮时，就不适合再做医生了。医生医生，最关键要保证自己有健康的生命，充足的底气，不然凭什么去救治病人。

一口普洱茶下去，可以压压气。江老师自言自语地说，不对啊，这些片子虽然显示肺门淋巴结肿大，右下肺叶有块阴影，常规可诊断肺癌并肺门淋巴结转移。可病人这两年来就像没事人一样，如果是癌症转移，他身体早就应该不堪重负了。

我看了看说，这可是省人民医院的诊断，连市医院也下了一样的诊断，甚至肿瘤医院也没有异议。

江老师又说，医生总是在最有把握的地方犯错误，而这些错误往往是致命的。

省、市医院都诊断肺癌，江老师却认为那是原发性肺结核，不是癌症。

当病人听江老师说他不是癌症时，高兴得哭了。他说，大夫，自从我查出癌症，又没钱治疗，所以一直拖了两年，工作丢了，家庭散了，儿女也去打工了。医院一直打电话催我赶紧做手术，我哪有钱啊！我这是一人生病，全家遭殃，我真想哪一天跳楼算了，但我还有老母亲和孩子，不能这么走啊！

江老师说，你先试一下抗结核治疗，如果病灶明显缩小或消失，说明我诊断无误。对于这种诊断性治疗，江老师也是没办法中的办法，但最起码抗结核治疗的费用远远低于癌症治疗的费用。病人点点头。

江老师又看他平时咳吐白痰，清稀如水，短气乏力，便说这是土不生金，还得配合中药，培土生金，不然他身体耐受不了。于是开了参苓白术散，配合一些抗结核的药。参苓白术散可以保证脏腑生化之源的脾胃不受到伤害，而抗结核药可以祛邪，把那些肺部阴影清除掉。对于这些慢性疑难病，江老师的主张总是长期扶正，适当攻邪。正气扶不起来，就像扶不起的阿斗，空有诸葛亮都没办法。

一个月后，病人咳痰少了，平时拉肚子的现象也消失了。江老师建议他再去做个检查，一看病灶缩小了很多。如果是癌症，绝不可能好得这么快。用抗结核药治疗有效，说明病人是结核，效不更方，继续培土生金，通过强大脾胃，使土能生金，加强肺部功能。

病人由于经济原因，不能长期吃西药，江老师就建议他长期用参苓白术丸来健脾扶正气，结果半年以后，肺内病灶奇迹般地消失了。

病人的亲戚朋友陪着他一起来到江老师的科室，这病人跪下感谢江老师的救命之恩。江老师不仅救了他的命，更救了他整个家庭。江老师马上也回跪说，我最怕别人跪了，医生和病人是平等的，我不是神医，只是碰巧治好了你的病。

连当地的电视台都来报道了，江老师皱着眉说，这下麻烦了，人怕出名猪怕壮，这名气就像空调凉风一样，偶尔吹吹有些舒服，如果经常吹，寒风刺骨，会不舒服的。

江老师的无奈经常被他的慈悲所化，他认为病人多不是好事，这样会把医生累垮。就像西方有人指出，一个有能力的人，总有源源不断的问题加到他身上，最后超出他的能力范畴，搞得身心疲惫，力不堪使。

但江老师又想到中国传统的圣贤教育，达则兼济天下，穷则独善其身。既然自己有这方面的才干和能力，就应该把它用到最需要的人群中去。

能够让一个被误诊为癌症的病人，甚至准备放化疗、手术，结果仅凭抗结核药与培土生金的药治好了，这种刀下放生的功德，胜造七级浮屠啊！

9. 死里逃生的患儿

一个八岁的孩子，高热39度到40度，一直用退烧药没退下来，送到市医院，诊断为"乙脑"。最好的消炎退热药都用上了，孩子就像枯萎的花朵，头一天天耷拉下来，神情疲倦，提不起精神。刚开始两只小眼珠还能转来转去，后来干脆就闭上了，连睁眼的力气都没了。

孩子家里的老老少少，全都把手头的事情停掉，又把孩子送到省城的医院，送到善于治疗危急重症的医院，因为这孩子是家里唯一的男孩。可是经过省城医院最好的诊疗护理，最好的药物抢救，孩子还是昏迷不醒。先是医生失去信心，后来家长也失去信心，孩子只能靠打点滴维持着那游丝般的气息。

最后孩子的爷爷说，要死也死在家里，于是又从省城的医院转到县城里。像这种由大医院转到小医院的病人，有两种可能，一种是家里经济条件不允许，确实没有太多的钱去打持久的消耗战；第二个原因是连大医院都没办法，送到小医院只是尽人事而已。

孩子的整个家庭都灰心丧气，做父母的眼泪都快流干了，现在烧退不下来，孩子醒不过来，都成半个植物人了。

医院里的领导说，这孩子连省医院都没办法，只能尽点人事了。这时江老师出现了，我们师生两个小跑到急诊室去。

对于这类急诊，是争分夺秒的，医生在跟疾病赛跑，赌注是病人的生死。

江老师一摸这孩子的脉，正如这孩子的神态一样，气若游丝，都快摸不到了。家属在旁边，神情都麻木了，不再抱丝毫的希望，像是在等待死神的最后判决。

急诊科的医生说了，家属的意见是该怎么处理就怎么处理，即便是死了也不怪大家，说穿了就是连权威医学机构也放弃治疗了，你们的努力算是一种安慰吧。

视触叩听，每个环节，江老师都做得很仔细，这是西医的那一套；然后再望闻问切，每个环节，江老师都如临大敌。像这种发热了一个多月，反复治疗折腾，既有病毒，又有药毒进去，如此弱小的生命还能承受住都是一个奇迹。

江老师说，用中医的思路，西医的手段，中西医结合。于是开了参附针，强心脏治其本，同时配合鼻饲安宫牛黄丸，开心窍治其标。这是一个本虚标热、窍闭神郁、神不导气之证。

江老师说，心主神志，这是最后一招。如果这也不行的话，那真没招了。

孩子的父母离开医院，去准备后事了。第二天他们来医院结账，护士一量体温，发现下降了。江老师彻夜未睡，当他摸到孩子脉动有点力了，高兴得早餐都不吃了，笑笑说，禅悦为食，法喜充满。一时间这件事成为医院上上下下的新闻。

效不更方，第三天，孩子眼睛能睁开了，尽管眼神无光，转动不灵，但起码证明神志清了，有反应了。江老师马上开了健脾胃的参苓白术散，熬成汤药，孩子还没法喝，只能用鼻饲，用管子导到胃里去。第四天孩子开始排气，满间病房都是臭味，但是医生却很高兴，因为肠中转矢气，意味着辞旧迎新，推陈出新。

虽然孩子胸肺中还有很多痰浊蒙蔽，但随着强心的参附针，加上祛除痰浊开窍的安宫牛黄丸，双管齐下，标本兼治，孩子呼吸的浊音一天比一天少。再用上参苓白术散，胃口就开了，脸色由苍白转为红润。十天以后，孩子健康出院，死里逃生。孩子的家属在医院里大哭，大家还以为又有病人去了，原来是喜极而泣。当一个人高兴到了极点，是会大哭的，真是悲喜交集。

孩子的爷爷说，早知道中药有这么好的效果，早知道当地有这样的中医高人，孩子就不用折腾成这样了。

江老师总是说，远处有高人，近处无风景。现在很多人都迷信权威，不相信周围就有好医好药。他们有时迷信先进科技，却不相信传统的中医中药。有谁相信毒蛇出没的周围就有解毒的良药呢？

我从头到尾把这个医案记录了下来。这里每个环节都至关重要，如果不是参附针，强大心脏治其本，这肺中阴霾阻塞，如何得阳则化，脉象虚若游丝，如何重新搏动有力起来？如果不是安宫牛黄丸醒脑开窍，那些痰浊高热如何能涤得干净？如果不是西医的手段，既用针剂，又用鼻饲，药物如何能进入人体？如果不是后期健脾的参苓白术散，病人如何能够一天比一天有胃口，身体渐渐恢复过来？

任何一个环节都至关重要，任何一个环节把握不到，都有可能输掉。

但江老师做到了，江老师最后总结说，就像走钢丝，真是棋差一筹都不行啊！

10. 中医不是慢郎中

有人说，中医是慢郎中，甚至中医是糊涂医，只能糊里糊涂、慢悠悠地治疗疾病，不仅大众普遍有这种认识，连很多医学生都渐渐形成了这种认识。江老师说，如果大众不了解，还可以普及，如果连医学生都误解了，那就麻烦了。

在这未启蒙的黑夜里，仅凭一两盏明灯，是不可能让大家都看到光明的。但江老师却用他这盏中医的明灯，让他周围的病人，甚至医生都看到了光明。

事实上一个人确实可以影响一个医院，甚至一个时代。只要能量足，像太阳，照耀的不只是一个地方。所以每当谈起中西医的各种是是非非时，江老师总是笑着说，回去赶紧苦练内功，阴云密布不可怕，可怕的是你没有阳光。

在医院里实习，永远没有休息。喝口茶的功夫，马上又来了电话，急诊科又收了一例严重肺部感染的病人。病人快六十岁了，胸部有积水，有老慢支，痰堵在胸肺之间，呼吸不利，岌岌可危。

急诊室的医师迅速做了气管切开术，可是那些痰浊没法完全用机器吸走，肺部的感染越来越严重。用了各种抗生素，也不能有效地控制感染。

这就像挑着担子过独木桥一样，进退两难，搁在中间更难受。家属不愿意让病人出院，医院也没法再取得进一步的治疗效果。按道理，急性呼吸道感染是西医的长处，可是这么强大的抗生素都上去了，肺部感染为何仍然没能控制住？

医院提出建议，中西医治疗，家属没什么意见。于是江老师马上被请过去，望闻问切，视触叩听，每一样都精细、认真。看到这样的医生，病人家属没有不信任的。

急诊科的主任说，中医扶正的思想，对于慢性感染效果还可以，但对于这种急性肺部感染，有没有好办法呢？

急诊室主任向来说话非常霸气，在别人面前，他根本瞧不起中医，可是在江老师面前，他还是用商量的口气。毕竟前面有多例西医拿不下的疾病，中医一介入，马上峰回路转，柳暗花明。干医的人看的是疗效，相信的是事实，尊重的是有能力的人。

江老师察色按脉完毕后说，中医还是要辨证论治，不管是急性感染，还是慢性感染，总之离不开实则泻之、虚则补之的大原则。

急诊科主任说，可病人这么严重的肺部感染该怎么办？江老师说，肺部感染是因为肺部痰浊多，痰浊一日不尽，感染一日便不能控制，所以中医治肺部感染，关键要治痰。

我心中暗自叫好，这才是中医思维，一语点中要害。痰浊是滋生细菌病毒的温床，就像垃圾堆是滋生蚊子、苍蝇的好地方。用灭害灵不如清除掉垃圾堆。所以用抗生素，不如用化痰排浊的汤药，把痰浊清出体外。

江老师接着说，肺为储痰之器，脾为生痰之源。如果病人不是长期胡吃海塞，导致便秘、胃胀，加上烟酒不断，痰浊上泛，断然不会导致胸肺被痰浊蒙蔽。

急诊科主任说，那该怎样去掉这些痰液？现在又无法撤机，痰液怎么吸都吸不干净。江老师说，痰液黏稠属于浊阴，浊阴出下窍，应该从下面排。

这病人舌红苔黄厚，又多日大便不通，脉象弦数有力，一派实证痰堵便积，我认为应该用降本流末、清上通下之法，肺与大肠相表里，从大肠把肺、胃的痰浊泻下来，排出体外，令脏邪还腑，阴病出阳。

周围的医生都点点头，虽然他们多不是专业中医，但江老师讲课总是通俗易懂，不要说是能够讲得让医生点头，就连病人家属听后也点头如捣蒜。

于是江老师采用合方治疑难病的思路，联合了千金苇茎汤、二陈汤和小承气汤。这三个方一气贯通。千金苇茎汤是洗肺痰浊特效方，出自孙思邈的《千金要方》；二陈汤是化痰湿的总方，能让中焦痰湿下行，胃胀消除；小承气汤是医圣张仲景通大小肠便积的专方，能够打开整条消化道痰浊下行的通路。这样从上焦肺到中焦胃，一直到下焦肛肠，一路降本流末，清除痰浊。

病人只服用了1剂，就拉了满床大便，果然有效。第二天呼吸顺畅，痰居然变稀变少了，病人躺在床上说真舒服。第二剂药下去，肺部感染好了大半，终于脱离了危险期。连续住院六天，肺部感染彻底得到控制，最后终于痊愈出院。

病人家属懊悔地说，早知道中医疗效这么好，就不用动手术把气管都切开了。

江老师说，话也不能这样讲，如果没有西医的及时处理，一口气上不来，没法呼吸，人就去了，你中药再好，在后面也用不上。

我知道，如果不是后期中医及时干预，胃肠不开通的话，痰浊源源不断泛上来，再怎么在肺部打歼灭战，最后只会病菌滋生，导致一发不可收拾。所以中医这招釜底抽薪，把痰浊大本营端了，是疾病向愈的关键。

急诊科主任露出了笑容，对江老师更加客气、热情。江老师在做人方面，讲究用中医的和法，必须团结一切有利的力量，共同为治病服务。

江老师说，一个真正的中医，如果心中有很多对抗，不能达到一团和气，那他就难以领悟到中医的精髓。所以真正的中医，他的人缘会很好，从他的嘴里很难听到不良的对抗情绪，还有很多杂事上的纠纷较劲。

江老师就是这样一位让很多西医大夫都佩服的中医。

11、不润肠而便通

见惯了生与死的较量后，再面对寻常的疾病，就很淡定了。就像一个人经历过大世面后，再去处理一些平常的事，就不会乱了手脚。所以以前在急诊室练的那一套非常受用，碰到大场面后不会惊场，遇到常规的疑难杂病，能够镇得住。

江老师也不是经常从悬崖边上把病人拉回来，有更多的病人是寻常的疑难杂病，这些看似寻常的疑难杂病，却是很多医生绞尽脑汁也难以治好的。

江老师总是能从其他医师出招之中看到疾病的一些破绽，治病如理乱麻，用药若解死结，有时五脏之间气机紊乱，真是不容易理顺，你只要错过任何一个蛛丝马迹，都难以用药直达疾病本质。

消化科住着一老头儿，是老病号了，消化科医生没有不认识他的。也不是什么大不了的病，就是顽固性便秘，从麻仁润肠丸，到开塞露，用了所有能用的通便手段，都是刚开始小有效果，后来就耐药，没有效果了。有时一周多近十天也不排大便，大肠那团气堵在那里，使得他都没法吃饭，最后只能靠打吊瓶来维持营养。医生几次都建议手术，看看肠道里面究竟出了什么问题。这老头儿挺顽固的，他说，我宁愿死于病，也不死于刀。这样医生也就无可奈何了。

确实，如果是肠道长肿瘤的话，应该能够检查出来，为什么整个人检查没什么大碍，怎么就是大便不通呢？

我跟江老师在喝茶，听到消化科一个医师提到这件事。正好科里没要紧事，江老师说，走，我们去瞧瞧。江老师上下楼层，一般不坐电梯，他喜欢安步当车的感觉，所以有时搞得跟他实习的学生，不是思维跟不上，而是腿脚跟不上。

江老师总是笑笑，看着喘着粗气的学生说，你们要练功啊，不练功就要未老先衰，你们瞧瞧，我都老当益壮，你们怎么可以落后呢？

大家听后都觉得很惭愧，确实身体健不健康，强不强壮，跟营养、睡眠都有关系，但最大的关系在于有没有养成锻炼的意识。刀不磨不亮，人不练不壮。

一个不经常拉筋练骨、锻炼肌肉的人，他的关节筋骨一定会很僵硬，耐力也跟不上，生活质量肯定会下降，所以这个世界上有人未老先衰，有人老当益壮。

一到消化科，消化科主任马上笑脸相迎，说，先喝口茶吧。

江老师说，刚喝过了，过来逛逛，想看看你那老病号。消化科主任说，本来我都想请你上来的，这老病号老来医院，我们治不好，都觉得过意不去。

当我跟江老师踏进病房时，就听到一两声轻微的咳嗽，原来今天这老头儿又没胃口，吃不下饭，屙不出屎。江老师拿起病历翻了翻，发现都是常规的处理方法，然后再切了下他的脉，说，脉有点浮啊，浮脉该怎么样呢？

我说，浮脉主表，浮脉应该用其在皮者汗而发之的大法。江老师说，指月，你口袋里不是还有两包感冒清热冲剂吗？现在冲给病人吃吃看。

旁边的主任，还有实习生都愣了，这么轻率就给药，而且给的像是驴唇不对马嘴的药。这老头儿并没有感冒的症状，再说感冒清热冲剂跟便秘怎么搭得上钩？稍微有点医学常识的人都知道这有点乱搞。如果不是江老师的威望，消化科主任早把这用药方案给毙掉了。

大家就准备看看江老师的胡搞瞎搞，江老师也不多说什么，就回去了。消化科主任原以为江老师一定会出个让人眼前一亮的方，谁知就出了这么个莫名其妙的小招法，而老头儿也以为这是安慰剂，住院那么久，都没把病治好，凭着两包感冒清热冲剂，那不是打发打发吗？肯定也没什么效果。

谁知当天晚上，老头儿大便就很顺畅了。从此以后，他就专买这个牌子的感冒清热冲剂，每隔三两天吃一次，大便特顺，呼吸畅快。

这下整个医院又传得沸沸扬扬，两包感冒清热冲剂治好了多年的顽固便秘。这是不是江老师瞎猫碰上死耗子了呢？

江老师看到我似乎没什么疑惑，便说，指月，你不觉得用感冒清热冲剂治顽固便秘是个天方夜谭吗？我笑笑说，江老师应该用的是提壶揭盖的大法。

江老师点点头说，提壶揭盖，常规的思路是通过宣肺来利小便，就像揭开茶壶的盖，茶壶里的水就会很快流出来，把茶壶盖盖紧，茶壶的水就很难倒出来。

我接着说，宣肺可以利小便。因为肺为水之上源，膀胱为水之下游，宣肺同时还可以通大便，因为肺与大肠相表里。这都是提壶揭盖法。对于第二种宣肺通大便的办法，人们知道的就比较少。

江老师点点头说，唐宗海在《医经精义》中讲到，大肠之所以能传导者，以其为肺之腑，肺气下达，故能传导。当时我听到病人咳嗽，再一摸他脉，浮中带数，知道风热闭肺，表气不开，所以里气不通。正巧你包里有感冒清热冲剂，诸症当先解表，不管他大便通不通畅，先把表证解开，想不到表解便通，表解一身轻，这感冒药居然成了他的通便药。

这种神奇的疗效，其实并不神奇，只能证明中医基础理论中肺与大肠相表里理论的正确性，只要保持肺气宣通，大肠传导糟粕的功能就能顺畅进行。

我边听边记，这些可是中医最精髓的干货，不含任何水分，是经得起临床考验的真金。江老师没有被便秘的病名框住手脚，而是从整体下手，辨证论治。所以江老师常说，中医看病不能只看病，还要看脏腑。中医治病不叫治病，而叫调整，调整的是整体脏腑阴阳气血的平和。

12. 不止咳而咳止

医院院长的女儿叫小美，平时喜欢吃水果。西医有套观点，水果维生素多，吃了可以润肠通便，可以美容。只要谈到跟美容有关的，女孩子总是特别感兴趣，所以商场里美容护肤品总是很好卖，而且做美容生意的总是腰包鼓鼓的。

小美在一所中学当教师，最近老是咳嗽，以为感冒了，吃了感冒冲剂，未见好转，后来又熬川贝雪梨水喝，越喝越咳，然后又买些枇杷露糖浆之类，吃了也没什么效果。现在连顿饭都吃不好，大口一点就咳出来，不得已住进医院，做尽各种检查。结果只是显示，支气管有些炎症。可是抗生素、消炎药上去，炎症没消下来，反而咳得更厉害了。这下可搞得院长头大，绞尽脑汁，用尽办法，甚至请来了县里最厉害的治咳专家。

大家都知道专家厉害之处就是对他的专业特别熟悉，但正因为这样，对于专业以外的就可能了解得较少。西方医学喜欢把疾病分解成各个门类，咳嗽的归呼吸科，肠胃不好的归消化科，小便不好的归泌尿科，每个科的专家都专到了极点，就像用放大镜、显微镜可以入微入细看到毛孔，但是这毛孔周围的环境却被忽视了，这专科相关的五脏功能却视而不见。所以专家有个特点，符合他专科疾病的，他可能一下手就治好，如果是其他脏腑引起的疾病，他往往就无能为力。

打针吃药都没有效果，一个医生就对院长说，院长，我们医院里就有高手。

一般人都有这样的思维，外来的和尚会念经。可是请了这么多外来的医生，也没见把病治好。这时院长说，那你就去把他叫来看看。

我跟着江老师到了病房，发现小美还在咳嗽，吹点风都咳，窗户关得紧紧的。

江老师问，白天咳得厉害，还是晚上咳得厉害？小美苦着脸说，晚上咳得没法睡觉。

江老师看着桌上摆了一大堆苹果、葡萄、香蕉，摇了摇头，苦笑着说，你不断掉这些凉果，你这咳嗽永远也好不了。

断掉凉果，就像断掉小美的命根子。因为她一直有一个根深蒂固的意识，一天一苹果，疾病远离我。要想容貌美，就要吃水果。

江老师耐心地说，水果营养好，维生素高，没有错，但是对于脾胃虚寒，甚至睡觉还流口水的人来说不适合吃。

小美愣了，说，大夫，你怎么知道我睡觉流口水呢？我没告诉任何人啊？

原来这一切都瞒不过江老师的眼睛，江老师一进门，看到小美脸色苍白就知道她体寒，再看她枕头边有一片湿，就推断小美睡觉时口中容易流清水。

这下小美就觉得这大夫不简单。江老师说，中医既讲营养，更讲寒热。如果身体虚寒，再吃凉的，叫雪上加霜，再好的营养都消化不了，吃了等于白吃，还伤身子，不如不吃。

小美说，那我该怎么办？江老师说，我教你三招。第一招，今天中午你就从食堂打两份胡椒猪肚汤，别急着吃，放在锅里，再切一大块生姜去煮，煮到这汤水辣辣的，你再喝下去看看。连续吃三个中午。

小美说，我不敢吃辣的啊。江老师笑笑说，你看四川的辣妹子皮肤那么好，怕什么？小美一听，这对皮肤好，马上说，那我就试试吧。

江老师又说，第二招，平时去买点姜糖吃，要那种带姜肉的，不要纯是糖果。小美说，这个容易办。

江老师又说，第三招，每天对着太阳做深蹲动作，深呼吸，一天最少做一百个，你可以分十次做、二十次做，都没关系，只要达到这个数目。

小美听后点点头，江老师就走了。

第三天院长请江老师吃饭，江老师把我也带上了。院长笑笑说，小江啊，这次多亏你，我女儿按你的办法做，当天晚上就咳嗽很少了，睡了个好觉，第二天就不咳了，到现在都没有再咳。以前她在家里脾气犟得很，谁的话都不听，她居然听你的话，真是个奇迹，真是一物降一物啊。

江老师笑笑说，不敢当。人在生病的时候，意志是最脆弱的，只要医生有本事，她就会听医生的。你女儿身体没什么大毛病，就是平时不爱运动，吃点凉东西就容易咳嗽，肚子不舒服。院长点点头说，是啊，她把冰箱里塞满了水果。

江老师笑笑说，身体的病容易治，观念上的病难医。这次小美病了一回，就知道凉冷的东西不能乱吃。即使营养再好，也要分寒热。身体消受不了的，就算是山珍海味、满汉全席，对他来说，也是一种负担，一种伤害。

院长说，对了，还没看你用药，怎么就把我女儿的病治好了？江老师笑着说，那胡椒猪肚汤，把姜的量加重，就是温中健脾汤。小美的咳嗽是因为脾胃虚寒，土不生金，这猪肚入脾胃，配合胡椒、生姜，能温中散寒，起到培土生金的效果。脾胃气足，肺气就会宣发；肺气宣发，肺部的寒气就会消散。

院长边听边点头说，原来这样，你这是寓药于食啊。

江老师说，这只是中医食疗方面的知识，寒热辨分明，知道是寒咳，只要喝些姜枣茶，吃些姜糖，就会慢慢好过来的。

院长说，你的意思是我女儿虚寒，身体缺乏姜这些温热的东西，而不是缺乏水果这些维生素？江老师笑笑说，不仅缺乏姜，更缺乏阳光、运动。要想少生病，就要多在阳光下运动。院长听了哈哈大笑。

13、不利水而肿消

镇上有一个扩张性心肌病的病人，快八十岁了，心脏搏动无力，周身上下水肿。先是脚肿，后来肚腹肿大，就像怀孕的妇人。刚开始用西药利尿药，水利走了，病情稍减，可回家没几天，又因水肿回来了。后来并发胸腔积液，导致呼吸困难，只好抽取胸腔积液。连病人都知道这只是一时治标，令身体稍安而已。果然每次抽液，只能顶个五六天，然后又有积液了。搞得老人家谈到上医院，就死活不肯去。但是全身高度水肿，胸闷气促，每天小便只有以前的五分之一，喝进去的水排不出来，那真叫苦。心脏超声检查，发现心脏扩大，肝也大，肺部感染。

在镇上医院来回治疗了三四个月。医院说，像这种情况，属于重度心衰，人老了，就像树木腐朽了，想枯木逢春真的很难。家属听了早有心理准备，很无奈地准备后事。这时镇上医院的一位医生说，何不送到县里去，县里的医院有高手，说不定可以有机会挽回，即使挽不回，家人也算是尽了份孝心。

这家人一听，马上就叫了救护车，把老人家送到我们医院来。我跟在江老师后面，一看这老人家行将就木，就感到心痛。

医生经常要面对将死之人，但这老人看似视死如归，心中却是有很多东西放不下，他不想在医院经受"折腾"，但又希望有万分之一的生机。

江老师听了镇上医生的病情介绍后，知道以前都是用常规的利尿药，一听并没有用中药，江老师说，利尿药要减量，开始用中药介入。

可是该用什么中药呢？江老师写了红参 30 克，附子（先煎）30 克，黄芪 60 克。而且江老师只开了 1 剂药，水煎，分为三碗，先喝第一碗。

这老人家当天下午喝了一碗，晚上老人家说，还想再喝一碗。中医认为各随其所欲而治之，当病人喝药有些舒服时，说明方向对了。第二碗药喝下去，老人家觉得挺舒服的，晚上撒了两次尿，特舒服。撒完尿，老人家主动要喝第三碗中药。第三碗中药下去，第二天早上起来，老人家又撒了一次尿，他自己感到脸肿得没那么厉害了。老人家说，这是什么药啊？我生病这么久，都没有睡过这么好的觉，这药我喝下去，睡得太好了。

江老师看到这种情况，点了点头说，把西药速尿（呋塞米）停掉。第二天效不更方，再喝这汤药。老人家信心大增，喝药当喝水，这汤药一下去，排尿更多，而且随着尿量增多，老人家身上的肿胀像退潮一般，一天比一天消退。

为了验证这中药的效果，我从第一天就给老人家称体重、拍照片。整个浮肿的身体，160斤的体重，连住了十天院，吃了十天中药，每天尿量都在2升以上，这短短十天，病人减了将近20斤，这20斤是什么呢？当然是水了。

这20斤减下来，老人家如释重负，刚开始我们摸他的脉，由于手腕水肿，基本很难摸到脉象。现在一摸，脉象应指有力，非常清晰，可见衰弱的心脏渐渐变得有力。我知道江老师从死神手中又挽救回一条生命。

老人家感动得哭了，我很少看到将近八十岁的老人哭，周围的护士，还有实习生看了，鼻子都酸酸的。像这种场景，实在太感人了。老人家说，我一辈子没有见过这样好的医生，把我的命救回来了，而且还让我少受罪。老人家在家属的陪同下慢慢地离开了医院。老人家刚来时是被抬来的，现在出院，拄着拐杖，自己能够慢慢地走了。

我们都松了一口气，大家都想知道为何红参、附子，加上黄芪三味药，就把水肿消了，这三味药现代研究可没有利水的作用，又不是利尿药，凭什么让这个重度心衰，周身严重水肿的老人家水去身轻，健康出院呢？

江老师说，中医看到水，更要看到水背后的气；看到阴，更要看到阴背后的阳。就像你看到湿毛巾，就要看到毛巾里的水分蒸发后变干、变轻松，看到阴云密布，就要看到阳光出来后，阴霾消散。脏腑阳气不够的时候，身体里的那些阴分物质就气化代谢不了。像老年人，本身阳气就像日落西山。你们想想，日落西山的太阳，能否把衣服晒干？

大家摇摇头，都知道晒衣服最好的是中午的阳光，这时阳气最足，热量最足。

江老师点点头说，所以我们用制阳光消阴翳之法，红参强心脏阳光，附子强命门阳火，黄芪补中焦大气，红参、黄芪、附子，上、中、下三焦阳气并补，让周身阳气振奋。这样制造一个春夏阳光的气场，那么病人体内的水湿得到蒸发，冰雪阴寒得到消融，就像春阳融雪，尿水就能够涓涓滴下。

我马上脱口道，《内经》曰，膀胱者，州都之官，气化则能出矣。用速尿利水是治其标，用红参、附子、黄芪补阳气，助气化，使脏腑有力排尿是治其本。

大家恍然大悟，原来中医可以不用利尿而达到利尿的效果，通过红参、黄芪、附子补阳气、化水湿，达到不利水而肿消的目的。

14. 不消炎而火退

反复用消炎下火药，仍然不能把火气消掉、炎症控制的时候，江老师总是立即换个思路——扶正气。很多中西医结合的大夫都不知道这里面的道理。

江老师形象地比喻说，正邪两股兵马在作战，当你不断地给正气这方送去武器，你发现正气这方仍然打不赢，因为兵力太弱，最好的武器也用不好，发挥不出作用。只有兵强马壮，才能彻底打赢这场歼灭战。所以这时不是给不给武器，如消炎药、抗生素的问题，而是能不能提高身体正气的问题。

决定一场战争胜利的是人，决定一场疾病疗效的是正气。

今天我跟江老师出门诊，来了一个泌尿系统反复感染的老妇人，尿道炎、膀胱炎快有两年了。我看她病历记录里用了不少去火的中药都没效，用了常规喹诺酮类抗生素，只能控制一时，迅速又耐药了，无奈之下，医生居然开了最强的泰能，可泰能下去还是耐药。已经把最强悍的抗生素用上了，可是细菌的耐药速度居然超过了抗生素的研制速度。

老妇人非常忧苦，说，为什么那么多火气，我吃了这么多下火药还在发炎？江老师笑笑说，最好的办法，不是选用最强的下火药，也不是不断地寻找最厉害的抗生素，而是提高身体的正气，提高抗感染的能力。如果你正气足，随便开一剂导赤散，都能把你的尿道炎、膀胱炎治好。正气不足的话，即使八正散下去，不仅杀不了炎症，反而把正气搞得更弱，把急性炎症变成慢性炎症，缠绵难愈。

我看这老年人也是典型的脾虚气弱，倦怠乏力，腿脚沉重。老妇人说，劳累过后，或者家务活干多了，就容易犯病。从这疾病的诱因，我们就可以知道，这是因虚而得的泌尿系统感染，根本不是什么炎症火气，所谓的炎症火气只是疾病的结果，老年人体虚气弱才是疾病的原因。

江老师说，只要把体质增强了，细菌病毒在你身上就不敢作乱。老妇人听后很高兴，终于有一个医生说出如此振奋人心的话了。

随后江老师叫老妇人去买三盒补中益气丸。三盒吃完后，一个月后来复诊，老阿婆满面笑容说，我的病好了，还要不要继续吃？

江老师笑笑说，有谁过了河，还把船背在背上呢？病好了，就把药扔了，加强运动锻炼，才能让今后少生病。老妇人高高兴兴地回去了。

有些实习生还不明白，为什么翻书没查到补中益气丸能消炎去火啊？江老师笑笑说，眼睛不要只面向现代研究，要面向古代典籍。《内经》里讲，中气不足，溲尿为之变。当中气不足时，大小便就容易出问题，特别是老年人中气下陷，导致那些浊气化不了，停居在下焦，就容易肥肿沉重，产生各种慢性炎症。

我点点头说，天阴雨湿，阳台周围容易有积水，积水里就有很多细菌蚊虫，可是太阳出来，水被蒸干，阳气足，那些细菌蚊虫就都消失了。所以我们既要看到表面的细菌蚊虫，更要看到天空的阳气，这样在应对各类慢性炎症时，就可以达到不消炎而火自退的效果。

15、不消脂肪而肥胖自减

跟随江老师在呼吸科待了两个月，真是度月如日，快乐的时光总是像流水那样很快过去。这段时间学习特充实，充足了电，相比以前只是机械地写病历、开化验单而言，现在自由充实多了，以前的日子像便秘一样难熬，度日如年，看不到中医，就像黎明前黑暗看不到阳光一样在赶路。

江老师放了我一天的假，说，出去放松放松，这两个月你基本都没停下来过，发条不要上得太紧了，年轻人不要变成工作狂。勤奋是好的，但是放松也是必需的，没有放松，何来灵感？

江老师以为我会去超市看看、公园逛逛、山边的寺庙游游，或者去书店转转。而我却拿起本和笔，去广生堂找及时雨何润老前辈。何老看到我很开心，示意我在他旁边坐下，早有七八个病人坐在凳子上等着他看病。

南方人都爱喝茶，也善于泡茶，我看到茶几上有个紫砂壶，旁边还有用竹筒装的碧螺春，原来何老喜欢喝这种带着春意的香茶。于是我就小心翼翼地泡了一壶茶，茶香四溢，整个小诊室里都充满了山林之气，闻者莫不神清气爽。

何老说，好茶，给病人们都泡上一杯吧！我边泡茶，病人边过来接过茶。

茶的最高境界是回归自然，所以茶的造字就是上面草，下面木，中间有个人，人在草木间，不就是人在大自然吗？所以喝茶提示我们，茶虽好，但回归自然才是茶之真谛。中医就是回归自然的医学。现在很多人之所以得病，是因为离自然越来越远了，他们不爱爬山、运动，不爱森林、公园，只爱看电影，玩电脑，逛街，去超市，吸进废浊的空气，千人呼万人吐，人怎么会舒适？

这时一个中年妇人走上前来，高兴地说，何大夫，我吃了你一个月的药，减了十多斤，以前我怎么都减不了肥，而且人到中年发福胖得厉害，难受死了，就像馒头发暄，烤面包变大一样，我不知道吃了多少减肥茶、消食的山楂，都没有把肥减下来，怎么一吃你的药，效果就这么好？

何老谦虚地说，我教你少吃荤，多吃素，公园山边常漫步，这是减肥最重要的。你能管住嘴，迈开腿，就成功了一半。我用点药不过是把你身体的火力加强，使脏腑能够彻底地燃烧脂肪，气化水湿。

我一看何老的方子，从始至终都是肾气丸加减，马上明白了这个道理。传统中医认为，脾胃如同锅，肾中阳火就像灶下的火，灶下燃料火充足，锅内水谷就能够变得好消化，方便身体吸收。所以中医在治疗很多营养物质代谢不好、吸收不良时，从脾胃论治效果不理想，必须要从肾中去找原因。锅中的菜炒不熟，是不是锅下的火太小了？冷锅如何腐熟食物？如果命门火力不足，如何燃烧脂肪？

大家看，什么人最容易肥胖？人在孩子时期，或者中老年以后，容易发胖。孩子时期，还没完全发育好，一般吃得较多，所以小孩子七八岁的时候，常有婴儿肥，脸上胖嘟嘟的，五官很容易被挤得相对集中，农村常称之为竹节还没长开，就像肥墩墩的竹笋。一旦阳气足，开始拔节，人就瘦了，清秀了，五官也开始有成人的样子。而四五十岁以后，为何容易发福发胖？因为这时候身体阳气像日落西山一样，力量不够，说白了就是火力差，多余的脂肪燃烧不了，故稍微吃得多些，就容易发胖，或者管不住嘴，随便吃零食，你想不发胖都难。对待这种发胖，用下火药、消食药、通便药，没有把脂肪彻底清除掉，反而把阳气搞得少了，这样就会有相反的效果。常言道胖子十个有九个都是虚的，只有你火力壮，多运动，晒太阳，远寒凉，身体才会慢慢地把脂肪燃烧掉，回归清瘦健康的感觉。

这个道理想通后，不仅对中老年人肥胖的问题有治本的思路，很多中老年人疑难病、慢性病，都有一些新思路。

何老就说了一句话，肥胖是身体衰老的标志，肥胖不是提醒你赘肉多，你要透过现象看本质，是身体阳气不够，气化不了水湿脂肪赘肉。

所以见脂肪切莫只是一味地消脂肪，喝减肥茶，而一定要提高身体阳气水平，强大脾肾，增强能量代谢，这才是中医治肥胖的真正出路。

16. 腋汗症

爷爷曾经跟我说，崎岖的山路走多了，平坦的路走起来就特别轻松。疑难怪症见多了，治多了，平常的小毛病治起来就不难了。

难者不会，会者不难。一个医家要善于攻克疑难杂病，善于攀登疾病的珠穆朗玛峰，那么其他山峰你将会如履平地。所以碰到一些奇难怪症，我总是特别关注。

上午跟何老抄方时，有个奇怪的男子，他每天要换三套衣服，早、中、晚各一套，为此他苦恼了一年多。为什么一天要换三套衣服呢？

这男子说，我 35 岁时出国，去了一趟非洲，回来后老是烦躁多汗，特别是两边腋下出汗特别多，把衣服都湿透了，而且平时晚上还睡不好觉。

何老仔细地听这男子诉说，然后点点头，有针对性地问，你平时是不是容易犯口腔溃疡？男子点点头。何老又问，是不是尿黄赤，容易口干？

这男子又点点头，然后说，大夫，我看过十几个医生，他们给我用了各种治汗的方子，这汗从来没有止住过，几个小时，腋下衣服就湿了。

我边听边翻看他以前的病历，发现前面用了益气固表的黄芪，滋阴清热的生地黄，调和阴阳的桂枝汤，疏肝解郁的逍遥散。真的是名方名药用遍了，居然还没有效果。

何老说，治病不能盲打，没瞄准就开枪，很难打中靶心。何老问我有什么思路？

我说，汗为心之液，这脉数，一派热象，还是不要管他汗出，先清清心气，心清凉了，汗就出得不那么猛了，就像夏天到避暑山庄，清凉清凉的，就不那么容易汗出如雨。何老问我用什么方子？我说，可不可以用黄连解毒汤？

何老点点头说，黄连解毒汤对于上、中、下三焦火热，效果不错，但对于这种纯粹心经热盛，迫汗外出的，病人又容易口干，口腔溃疡，尿黄赤，用导赤散更为合适。我听后恍然大悟，拍拍脑袋说，我怎么没想到呢！

何老笑笑说，你看他身上的各种症状都显示心经有热。第一，口舌容易生疮，心开窍于舌。第二，口容易干，火迫津伤，心主火。第三，舌头痛，诸痛痒疮，皆属于心，伴随舌尖红，乃心火上炎无疑。第四，小便黄赤，黄赤为热火之色，乃身体自救，反映心火炽盛，借尿外出。第五，手少阴心经之脉出腋下，有一穴名曰极泉，当心火旺盛时，会蒸发心液外泄，从腋下泉眼里流出来。

我听后点点头，何老把这个反复治疗一年多的腋下汗症，用几句话就点到根子上了，就像瞄准了靶心，要上子弹了。

我迅速把导赤散写下来：竹叶、生地黄、木通、生甘草。我以为何老会再加些药，加强这古方的疗效，但何老说，开方子又不是搞满汉全席，用药辨证准确，三两味药就有效。

可病人却不太相信，以为医生只是应付他，但看在 3 剂药不到十块钱，也就拿走了。一个月以后，我打电话随访时，结果完全出乎我的意料。我以为能把汗症减轻就不错了，可这男子说，吃了这几剂药，出汗一天比一天少，最后腋下汗出好了，尿清澈了，烦躁消失了，睡眠也好了。老先生实在太牛了，不到十块钱的中药方，解决了折磨我一年多的怪病。

其实怪病本是常，没有找出原因，就以为奇怪疑难。一旦找出原因，像找到开门的钥匙一样，你会轻松地出入。导赤散，清热利尿，导心火从小便出，病人的浊汗纷纷出下窍，而不会从腋下冒出。这种给邪以出路的方式，就像打太极，又像挖沟渠，引这些病邪疏导出体外，邪自去，身自安。

17. 诊病细穷源，用药大方向

有个六岁的小孩子，他母亲带他来看病，这孩子老是叹气，中医叫善太息。家人问他怎么了？他说，我胸中很闷，叹叹气才舒服些。

一般有经验的医生都知道，如果孩子老是叹气，出长气，可能是肝郁气滞，气郁久了，就会化热化火，导致诸多变症。

何老笑笑说，这是一团气堵在那里。你把窗户关得紧紧的，空气不流通，屋里的食物当然容易变质，身体也一样，容易产生变症。

我一听，何老话中有话，可是这种小孩子怎么会肝郁气滞呢？按道理孩子应该天真活泼，没什么情绪上的困扰啊？

何老说，孩子很多病是家庭关系不好的反映。夫妻吵架较劲，孩子就容易自闭气闷，自闭久了，发育会不好，心胸会不开阔，什么问题都跟着来了。

这妇人听了点了点头说，所以我尽快带孩子来看医生。何老笑笑说，带孩子看医生是治标，不如多带孩子去跑步运动，去玩耍。

这妇人皱着眉头说，我们大人都开心不起来，哪有心情带孩子去玩。何老说，母病及子，整个家庭都处于一种气郁的氛围，孩子是最敏感的，能不郁闷吗？孩子都快成受气包了。

这妇人叹了口气说，是啊，我老觉得咽干口燥，吃饭都吞不下，有团气堵在咽喉这里，医生检查说是咽喉息肉，建议动手术，我也一直没去做。

何老说，很多大病，甚至癌症的病人，他们在回忆过去时，都能够想到以前某段时间，曾经生过大气，或者长期情绪低落压抑，得不到释放疏解。你这梅核气或咽喉息肉，还有你孩子的问题，都不算是大问题，可是时间长了你体内的那团气得不到疏解，不仅将来家庭会出问题，孩子的成长也会出问题。

经多世事的老人眼光总是比较长远，何老不仅想把孩子的肝郁气滞，母亲的梅核气治好，还想让他们将来走上一条少压抑的幸福之路。

这妇人终于说出了她家里的问题，原来她老公隔三岔五到外面赌钱，而且还酗酒，她跟老公闹得不可开交，几次都想离婚了，转念又想到孩子，这才忍住了。但这样一忍，反而把气压在咽喉、食管这里。这种强忍的气得不到疏泄，将来容易得大病。

孙思邈在《千金要方》里早讲过了，当家庭成员里有人有不快，必须要早早疏解调和，如果没有及时调和，将来就会变成难治之症。

何老说，县里有个圣贤教育中心，你没事带孩子学学《弟子规》，也算是情志转移，如果你心平气和了，问题就能够得到解决。世界上的很多问题其实都是心理问题。

随后何老也不管什么咽喉息肉，就叫我开个逍遥散。妇人看了很奇怪地问，怎么只开一个方啊？我和我孩子都要治病的。

何老笑笑说，母子连心，母子同病，这个逍遥散熬了你喝一大半，孩子喝一小半，喝一周看看。我也很奇怪，一方治两病，真有意思。

何老说，诊断细穷源，用药大方向。诊断疾病就像抽丝剥茧，要真正找到根源。中医用药叫作处方，药单子叫汤方。不仅是方子，更是一种方向，只要大方向没错，你开逍遥散有效，柴胡疏肝散也有效，总之要把病人的气郁疏解开，把胸闷憋屈理顺。

一周以后，孩子胸闷憋屈叹气的症状不见了，母亲也觉得吃饭顺畅了，咽喉梗阻感消失了，也没有去做手术。后来她天天去圣贤教育中心，陪孩子学《弟子规》，到公园陪孩子玩耍，不生气了，病也少了，她也懒得跟丈夫吵架，一心把精力放在孩子身上。再后来，丈夫居然浪子回头，改掉了赌习，家庭气氛越来越好，孩子也越来越聪明。

我不知道是逍遥散的威力，还是圣贤教育中心的威力，或者是何老洞悉病源，找到了一条让他们家庭能够走出郁闷吵架阴影氛围的人生之路。

18、厚土伏火治口腔溃疡

县城里有家大超市，超市里应有尽有，甚至连一些常用的保健药物都有。有个专门负责推销商品的员工，口腔溃疡三个多月了，反复烂嘴角，先是吃下火药，后来又吃保健品、维生素，口腔溃疡还是没有完全愈合。

这次他带上其他员工，来到何老的广生堂，非常礼貌地说，老先生，我上周吃了你的 3 剂中药后，三个多月的口腔溃疡不痛了，你这是什么好药啊？为什么我吃了那么多的中药，用了外敷药都没治好，在你这里吃了几剂药就好了？

我翻出他的病历本，发现何老用的是理中汤的思路，党参、白术、干姜、甘草，只不过甘草用量20克。一个汤方里用量特重的那味药，肯定有门道。

何老说，他的口腔溃疡久治不愈，未必就是实火。中医认为，气有余便为火，气不足乃是寒。我上次摸他脉，不是很有力。他也说，没什么食欲，而且平时说话老觉得气不够用。

我马上反应过来说，这完全是一个脾土不足，脾主肌肉功能减退，所以中气虚，肉长不好。很多肌肤溃烂，久治难愈，都要寻到脾胃中去才能治愈。这就是重用炙甘草培土伏火、修复伤口的道理。

何老说，我用的是《寓意草》里厚土伏火的办法。在临床上发现，很多口腔溃疡的病人，急性期用些下火药可以稍缓，但是慢性迁延期还下火的话，就容易导致正气亏虚，更不容易愈合。所以不能只看到局部的口疮炎症上火，要看到整体的肌肉有没有长得丰厚，脏腑功能强不强大。

他的两个同事也是顽固性的口腔溃疡。一个都快半年了，疮口雪白，还吃消炎药、下火药。何老给他开了3剂补中益气汤。用补中益气汤来消炎，很多人想都想不到，但是效果却是出奇得好。另外一例还有腰酸腿软，何老用引火汤，壮水之主，以制阳光，重用熟地黄导火下行，也是几剂药就治好了。

后来这几个销售员都成了中医的铁杆粉丝，甚至业余时间还学习中医。

何老说，现在很多医生容易一条道走到黑，真正的传统中医，一定是秉承中庸之道，像开车一样，把握方向盘，在左右旋转之间把车开好。我们中医也是在调理阴阳之间把病人的病治好。你不能只有一个下火汤，而没有一个提气的汤。

凡是祛邪这条路子走不通，就要多想想扶正。很多慢性病都要遵循长期扶正治本、适当祛邪的大思路。

我听后，对何老的医学观点领悟得更深了，中医就是要这样治病，当你身体强大，病邪就会自动跑出体外，当你积贫积弱，就很容易生病。内乱不是因为刀兵多，战火多，而是因为国家的力量弱。

19. 重症肌无力

我刚回到医院，就听说呼吸科转来一例重症肌无力的患儿，呼吸困难，非常危重。这小孩子才十来岁，得了重症肌无力后，就一直靠呼吸机维持着。半年间，孩子家人筹钱，在省里的医院维持着，一旦出院，病情就加重，到后来孩子不能自己走路，眼睑耷拉下来，四肢由于没有力量，渐渐萎缩。在省里医院老这样待下去也不是办法，每天要花大把的钱，这场与疾病的持久消耗战，孩子承受不住，家人也承受不住。孩子的父亲为了省钱，背着孩子来到县医院就诊。

碰到这种严重的病例，一般的医生都会推开，而孩子的父亲却说，大夫，救救我的孩子吧，你们尽力治疗，不管结果如何，我都不抱怨。

江老师看后说，常规的西医护理还不能停，中医在扶正上应该重拳出击，迅速介入。江老师叫我开补中益气汤，加仙茅、淫羊藿、巴戟天。

我把常规汤方剂量写好，江老师看后说，黄芪要用 120 克。我以为听错了，即使是大人也很少用到 100 克以上的，何况是一个小孩子。

江老师再用中肯的语气重复说，黄芪用 120 克，重剂起沉疴，欲起千钧之石，必用千钧之力。而且江老师还专门签了字，这样在药房才能抓到药。因为一般的药物超大剂量使用，超出《药典》规定，在药房是抓不到药的，尤其是这种严重超出《药典》常规剂量的，一般药房会不予抓药。但如果有医生签名保障，又当例外。

这个孩子患了这么重的病，整个人很消瘦，两个眼眶黑得像熊猫，眼睑耷拉下来，都快睁不开了，说话声音也听不清，脉弱得都快摸不到了，肌肉松垮得像八九十岁的老人。这种严重的重症肌无力，如何能够死里逃生？

一个十几岁的孩子，病得像百岁临终的老人一样，谁见了都心疼。江老师说，这也是最后一招，如果这招都难以反败为胜，这个病我也真没办法了。

大家都以为江老师开这个方就是安慰安慰家属，谁都没放在心上。反正人家在省里的大医院治疗了半年，都没什么好转，在你这县医院里治，也不过是尽人事而已。一周后，小孩子气色好了些，有些胃口了，能够喝些用豆浆机打碎的食物，眼睛睁得比刚来时大了，眼睑下垂也没那么厉害了，呼吸听起来没那么喘了。

家人看了后就像淹水无助的时候抓住一根救命绳一样。一个月后，孩子开始身上有劲了，脸色转红润了，能自主呼吸了，胃口也更好了。

真是奇迹，能够停掉大部分西药，以中药为主导，把病治到这种程度，其他的医生都有些不相信自己的眼睛，这些根根草草，怎么有如此的神效？

后来江老师继续叫病人回去用这汤方服用了五个月，各种症状均减轻，孩子能够自己行走，不用拐杖，加上一些基本的功能恢复锻炼，干瘦的身体壮实些了，就像久旱耷拉下来的干瘪菜叶，突然一场甘霖露雨，变得饱满充实有力了。

刚开始每个人看了这孩子耷拉下来的脑袋，都觉得没治了，靠这么多先进的药物维持，还阻挡不了每况愈下的病势，凭中医这些根根草草不是安慰吗？

但是奇迹却出于平常，后来治了一年多，彻底扭转过来，发育得不错。孩子的父母送来"医术精湛，医德高尚"的锦旗，并且要孩子跪下去，拜江老师为义父。

确实救人一命，形同再造。我问江老师当时是怎么想的？江老师说，我只想到脾主肌肉，小孩子脾常不足，脾虚气弱，肌肉怎么长得好？如果这条路走不通，我也难以想到更好的办法。想不到天无绝人之路，不是我有多厉害，而是古人创造的补中益气汤确实厉害，李东垣的《脾胃论》确实是治疗很多疑难病、慢性病、亏耗性疾病的良方。

我问，为什么要加仙茅、淫羊藿、巴戟天？江老师说，脾胃为后天之本，肾为先天之本，这两个本如果保不住，疾病就没法治，把这两个本固住，我们就算尽人事以听天命。所以我们不仅要补中气，还要固肾气，肾主生殖发育，脾胃主消化运化，只有发育好，胃口开，这病才有一线生机。

20. 泌尿科医生的惊讶

一般七八十岁的老人家，前列腺都容易出问题。这位老人家八十多岁了，因为尿不出来而住进泌尿科。西医称之为尿潴留，中医称之为癃闭，意思是小便点滴难下，甚至根本撒不出来。泌尿科检查显示，这是前列腺增生，压迫尿道，堵住尿管。于是大夫建议把前列腺切除了。

老头儿一听要割掉他的前列腺，死活都不肯。因为已经有先例了，一些老人即使割掉了前列腺，过一段时间，有些还是尿不出来。因为经脉缺乏一股气，管道就会变瘪，肌肉就会失去弹性，这是人衰老后一种必然无奈的状况。

于是只能用利尿药，还有导尿管。后来对利尿药耐受，对尿管依赖了，只要一拔掉尿管，就没法排尿。由于经常插尿管，容易尿路感染。老头儿尿赤尿痛，没有舒服的时候。结果，泌尿科先用了抗生素消炎，再用中药利尿通淋，那些五淋散、琥珀散、车前子散，最厉害的利尿清热药纷纷用上，发现也没有好的效果。最后医院给出建议，必须前列腺切除，不切除，尿排不出来可能有性命之危。

老头儿的家人建议请中医会诊。泌尿科没办法，便来呼吸科请江老师过去。他们一般不认为干呼吸的能搞好泌尿。但是江老师认为，真正的中医应该是整体协调，不管是呼吸、泌尿、消化、神经、心血管，它们都是息息相关，一荣俱荣，一损俱损。就像很多老人呼吸不好，大小便都会出现异常。你想想，呼吸气力都不够，还会有气力排糟粕吗？而中医也认为肺与膀胱别通，肺为水之上源，膀胱为水之下游。

江老师察色按脉，望闻问切，前后看了有十分钟，光是这种仔细和认真，就让家属动容。很多医生草率地问几句就开方下药，家属看了会很郁闷，特别是没治好的病人。江老师就叫我开四味药，红参、黄芪、生姜、大枣。我以为还要继续写药，可江老师却说，够了。

这红参可是人参经过晒干、蒸熟、脱水炮制的，比一般的生晒参组织更固密，药性更烈，补益力量更强劲，是很多久病体虚、老人力弱的特效药。

泌尿科根本没想到用这些补益之品，因为老人家本身尿管就堵住了，越补不就越堵？况且天干物燥，稍微吃些热的补药，很容易就上火，甚至还尿路感染，你一补下去，不会助长炎症感染吗？所以他们只有一条思路，清利化湿去火。

江老师笑笑说，一根筋有个好处，就是逢山开路，遇水搭桥，就像愚公移山一样，即使山堵在眼前，也要费尽一切力量把山移开，不然誓不罢休。但是他们没想过绕路走有时也能柳暗花明。所以精神可贵，但是手段方法有时还有待商榷。

泌尿科的医生认为本来就尿不出来，再喝这些汤药，不会加重膀胱、尿道负担吗？江老师说，可以喝汤药，如果不喝，身体都"渴"死了。他们主任还有点犹豫，江老师又说，要么就先试1剂药，有效果再开。于是主任就点头签字了。

大家都认为这些补益之品上去，不上火也加重炎症，一上火、炎症加重，尿更排不出来。谁知中药喝完，老爷子觉得有些精神了，晚上自己起来撒了一泡尿，居然不用尿管了，这可是老爷子尿潴留一个月来第一次自己能排尿。

第二天整个泌尿科都轰动了，大家纷纷讨论，怎么红参、黄芪、生姜、大枣可以代替前列腺切除术？究竟是中药厉害，还是手术厉害？如果这样都有效的话，那么多前列腺切除的病人不都白切了？

泌尿科马上开会反省这个问题，我实习的这家县医院之所以远近闻名，是因为在医学很多大的根本的问题上，大家都懂得谦虚学习。反省过后，他们立马制订了一套方案，如果是万不得已要动手术的就动手术，如果有一线希望用中药调理的就选择用中药调理，这样就真正能够为病人的身体健康考虑。

其实我明白江老师的用意，《内经》我都读透了，早知道"膀胱者，州都之官，津液藏焉，气化则能出矣"。膀胱里的尿水津液之所以会潴留，是因为周身气化力量不够，只有气化有力，津液才能排出来。就像造酒一样，下面火力一蒸，一气化，那边管口就会流出琼浆玉液，所以真正的能量阳气火力才是排尿的动力。

江老师开红参、黄芪、生姜、大枣，就是通过壮人体阳气火力，把尿推出去。这有点像打针一样，想从针管里流出水来很难，但你把针柄往下一推，针管里的水很快就射出来，所以推力很重要。这股推力就是身体的阳气。

　　阳气能把水液推出来，中医就叫作温阳利水。不管是尿道感染，还是阻塞，只要知道是中气不足，脉管虚瘪，少气乏力，把气充足，管道舒张打开，尿水自然畅流。就像自行车充足气，就会轻快地飞奔，气瘪了就骑不动一样。尿道也一样，充足气，排得就快，气瘪了，排得就点点滴滴，非常艰难。所以老年人很多便秘癃闭都与阳气不足分不开。

21. 阳和汤治工伤

　　县城周围有好几家私人工厂，如锁头厂、拉链厂等。有些工厂安全意识不强，经常有些小伙子被机器夹伤手指头，甚至被夹断，所以骨伤科就比较忙。

　　有个小伙子是北方人，来我们这个南方县城里打工有两年多了，算是老手了，熟悉各种机器操作。越是熟悉，越容易出问题，因为你会掉以轻心。就像在高速公路上，车开得越顺，你就越不可能警惕，问题就越容易出现。在崎岖的山路上，你步步留心，战战兢兢，结果平平安安；而平坦的大路，你走马观花，不顾脚下，一不留神，就有可能被绊倒摔伤，甚至崴着脚，这叫矮凳绊倒人。

　　这小伙子在自己最熟悉的岗位上，一个操作没留神，大拇指被削去半截。在送往医院的过程中，流了很多血。小伙子住进骨科后，先是清理伤口，消炎止痛，然后又补血补液，才算基本稳住了。但没有两三个月，不可能彻底康复，伤口不能轻易碰水，以免引起开裂，反复感染。

　　可小伙子的伤口迟迟愈合不了，用了最好的抗生素、消炎药，伤口炎症依然没彻底消退，反而病人吃了大量消炎药后，觉得没胃口，吃饭不香，脸色苍白，胃部发凉，隐隐感到浑身不舒服，手脚冰凉。原来这就是长期用药，过度寒凉，伤了人体的胃气。

　　中医认为四肢皆禀气于胃。四肢发凉，明显是中焦脾胃生化气血少了，能量热量不能源源不断送达，再加上中医认为脾胃属土，主肌肉，拇指伤口反复炎症不退，肉也长不好，愈合不好，这是水谷精微没有供应上。就像一个国家为什么边疆老容易出现战火？不是因为敌人太强大，而是因为我军兵力太弱，粮草和军队正气不能迅速布散到边疆将贼邪彻底驱散。所以一个国家积贫积弱，边疆就容易受到骚扰。一个人若体虚力弱，即使一个普通感冒，一个鼻炎，一个伤口，都迟迟难好，总会受到外面的细菌病毒骚扰。细菌病毒骚扰只是外因，里面正气不足才是真正的病根。

西医一般都只从外因入手，比如外科手术、消炎、抗生素治疗。而中医是重视调内脏、调人体正气的。就像训练兵马，囤积粮草，待我军声势威震，敌军自然不敢乱来，边疆建设也很容易得到巩固和保障。这些皮肤伤口修复，其实就相当于人体边疆建设。

原来小伙子在没受伤之前就经常反复感冒，体质不好，又加上手淫过度，肾气亏虚，造血造肉功能自然减退。吃进去的大好营养从下面流失掉，怎么能充分供养到指端去、长好指头呢？所以这小伙子手部只要稍微运动过度，局部就会发黑，如果再度严重感染，甚至有截肢之患。

骨伤科没什么招了，就请江老师过去会诊。江老师说，凡是请我们会诊的，大都是病人身体早就成为战场废墟，就像地震后一样，我们所做的治疗不是拼命地用飞机、坦克，扔炸弹，而是要着重灾后重建，战后修复。

对于很多慢性感染疾患的病人，江老师都不主张大量用消炎药、抗生素，而是建议用中药，扶脾胃正气，让正气去修复伤口，吞掉炎症，内化这些毒素。

所以江老师主张培土。刚开始我很不解，怎么纯用培土可以消灭炎症毒素？江老师笑笑说，你看，垃圾怎么处理？

我说，两个方法，一个是用土埋了，一个是用火烧了。江老师说，孺子可教。培土可以把炎症埋掉、吞噬掉；强大肾阳、心脏，可以把慢性毒素焚烧炼化掉。

江老师问我用哪个方子，既可以强大脾土，又能够把心肾阳气扶壮起来，这样把垃圾燃烧炼化，还要埋到土里？我想了想说，那就用理中汤加上肾气丸。

江老师说，你这是两个方子，大思路没错，我们可以用一个方子，就用阳和汤。

我恍然大悟，阳和汤不正是治疗阴疽疮疡的妙方吗？一般医生看了，都会大惑不解，你这治疗疮疡的方子，拿来治疗创伤，真是不可思议，是什么道理？

其实不管是疮疡，还是创伤，只要局部的伤口老是修复不好，即使大量消炎，也灭不了炎症，急性感染转为慢性的，这都是气血两虚，阴阳俱损，哪里有什么炎症火气呢？说白了，都是一派寒风霜雪，万物不能生发，这时用阳和汤，就是取它阳春布德泽、万物生光辉之意。要在手部周围创伤的地方，制造一个春夏的场，令阳光充足，阴血滋生，要让阳生阴长，使这些看得见的形体修复好。

江老师又说，指月啊，如果这棵树拦腰被砍掉，哪个季节修复生长得最好？

我笑笑说，当然是春夏天，不是秋冬天，因为春夏主生发，秋冬主收藏。

江老师说，所以创伤劳损的病人，久治不愈，当然不是用消炎药、抗生素，进入秋冬肃杀的天气，而是要用温暖的阳和汤，让他进入春夏草生树长的季节，肢体就康复得快。

我把阳和汤七味药写上：熟地黄、鹿角胶、肉桂、白芥子、麻黄、干姜、炙甘草。正准备等江老师再做加减调整，江老师点点头说，可以了。古代名方只要对证，不用多加减，效果都很好。

结果，这小伙子吃了3剂阳和汤，四肢发暖，手指创伤部感染得到控制，疼痛减轻。最让人不可思议的是，本来乌黑的指端居然变得红润了，看来局部血液循环变好了，恢复得不错。又吃了7剂阳和汤，伤口结痂，感染消除，小伙子胃口大振，饭吃得香，面色转红，周身暖和。看来那些过度使用消炎药的不良症状都消失了。小伙子说，我的胃本来凉凉的，吃了这药立马就不凉了，很舒服。

江老师说，看来我们的判断是正确的。老祖宗没有骗我们，《内经》阳生阴长的思路是对的。你身体阳气不够，再怎么用厉害的消炎药去打击炎症，这场仗也未必打得赢，因为消炎药、抗生素只是武器，人的脾胃脏腑功能强大，才是真正使用武器的力量。

22、成熟早了，寿命短了

老在医院里待着，看到的都是白大褂及病人的哭脸，当然还有红色的鲜血，黄色的炎症，这确实很考验一个医生的心理素质。

难怪有人说，不要说面对生离死别，就算是面对人体解剖，一个医生也必须具备较强的心理素质，所以医生绝对是一个压力重重的职业。

江老师说，指月，走，今天我们去逛一下花市，疏肝解郁去。

原来中医认为花者善于开放，代表着快乐、疏达的氛围，而且花木归肝，当人肝脏功能不太好时，就要多亲近草木，最好是住在乡下山边，木气比较多的地方。

江老师说，现在抑郁的病人越来越多，肝病的病人越来越多，我们从这城市的建造就可以看出来，都是钢筋水泥，没有张力，所以人久住在里面，血管容易硬化，脾气容易变大。住在山里就不同，空旷，人立马减压。可在这县城里，虽然四面有山，但还是爬山的时间少。

平时有空，江老师就喜欢去逛花市，看看花鸟市场里千奇百怪的榕树，灿烂开放的牡丹、芍药，还有小巧的茉莉花，闻着这些花香，让人郁闷疏解，忘我陶醉。

江老师在前面边走边深呼吸，对于一个吸惯医院里消毒水味道的医生来说，能够闻闻这大自然花草的气息，那真是莫大的享受。江老师感慨地说，真希望我有一片园地，是一个花场的主人。每次逛花市，江老师都会买几盆花回去，要么放医院办公室里点缀，要么放在病房里给病人增加点生气。

我很奇怪地问，江老师，为什么这些花能够冒寒吐蕊，迎风开放？不是要阳光足，温暖些，它才开得好吗？江老师说，指月，你观察得很仔细，刚开始我也疑惑，后来我就问种花的人，花农说这是养花的一种技巧。

我更加疑惑了，养花还有这样的技巧，可以叫花开就开，叫它不开就不开？江老师看我疑惑的样子，笑着说，当然了，养花人为了卖个高价，就必须有一种本事，要使那些还没有到开花季节的花，在严寒之中可以提前开放。

我愣了，说，还有这种事？江老师说，当然了，而且还是用中药。用中药让花提前开放，我怎么也想不到。

江老师说，那些花匠们把硫黄埋在花盆里，用它来催花早开。我说，硫黄不是火中精吗，大毒大热大燥啊！

江老师说，正因为这样，才利用这股巨大的热量，把还没开的花催开了。但是这样提前催开有巨大的弊端。我追问道，什么弊端呢？

江老师说，花早开者必早谢，这个你应该听过。像这种早开的花，开过后就凋谢得早，到正常该开的季节，它也就不会再开花了，甚至这些花木会很快枯萎死掉。

我说，还有这种事？江老师说，这不仅是园艺的问题，更是一个时代问题，健康问题。你看，有些来看病的小孩子，女的还不到十岁就开始发育，男的十二三岁就遗精，这是什么现象呢？

我说，这是小孩子早熟啊！江老师说，没错，现在的孩子普遍比他们父母辈提前早熟三四岁。我说，是什么原因导致早熟呢？

江老师说，不外乎两个原因，一个是心理上的，一个是物质上的。心理上的是信息太发达了，性启蒙得早，不健康的视频、照片、书籍看多了，把孩子催早熟了。

另一个是现在的孩子普遍脂肪、蛋白质吃得太多了，营养太丰富。你想想现在的养殖场，几个月可以把鸡催熟长大，这些鸡吃的激素最后都落在谁身上？

我马上想到，看来不是人把鸡催熟了，而是鸡把人催熟了。江老师说，所以民间老百姓都知道成熟早了，寿命就短了，也知道早熟的孩子个子矮，要么就长得像竹竿一样，总之，畸形发展，不能全面健康成长。

然后江老师就举了一个例子。他以前看过一个病人，这孩子家里是开养鸡场的，天天有鸡肉吃，结果孩子十三岁，长得肥墩墩的，过早发育，骨骺闭合得太早，再也长不高了。父母都有一米七的身材，孩子只有一米五。

　　我摇摇头说，像这些我们医生也没办法。江老师点点头说，确实，我们医生没办法的事太多了。医生，医生，有很多生命是医不回来的，如果人们不知道觉醒，那么疾病就会没完没了。

　　江老师又说，还有一个最致命的——骨质疏松，这不是补钙能够补回来的。很多中年人借助壮阳药来纵欲，虽然取悦于一时，但随后衰老得更快。就像种花的人一样，用硫黄来催快开花，结果是提前枯萎。

　　所以纪晓岚在《阅微草堂笔记》中写道，盖郁热蒸于下，则精华涌于上，涌尽则力槁尔。古代的纪晓岚也知道养花的诀窍，他说，观察那些善养花的人，培以硫黄，则能够冒寒吐蕊开花，然盛开以后，其花木必枯萎。

　　我感慨地说，把生命能量提前透发出来，当然提前衰老了。现在人们普遍追求提前消费，提前享福，这不是在提前透支生命能量吗？把生命的精华提前用了，最后生命的库房空虚，老得当然快了。

　　现在为什么那么多疾病年轻化，道理就在这里。这个时代太多的人提前透支生命，不管是用熬夜方式，用药方式，还是营养方式，如果不知道保养，想要尽终天年，真的很难。

　　江老师说，所以我们医生，其实在治疗疾病的结果，还没真正了解疾病的原因。

　　一个疾病就像剥洋葱一样，剥的层次不同，治疗的效果就不同。你没有剥到本质去，就永远难以真正斩断病根，治好疾病，所谓的治病求本，都将成为一句空话。

　　我原以为江老师应该很自信，对疾病很有把握，但是今天看到江老师也是很无奈，虽然他临证无数，跟疾病不知打了多少场仗，很多时候都起死回生，逢凶化吉，转危为安。但江老师仍然认为自己没治到根本，没有真正打赢疾病，没有攻克疾病。只要人不觉悟，疾病永远会没完没了地变化增多。

　　江老师莫名其妙地问了一句，指月，这个世界上什么最苦呢？我想了一下说，是衰老吗？还是死亡，或者是绝症？要么就是失恋？

　　江老师摇摇头，苦笑着说，这些都不是最苦的。我问，那什么是最苦的？

　　江老师说，不觉悟是最苦的。人生天地之间，如果一辈子浑浑噩噩、糊里糊涂地活着，生病了不知道哪里出问题，把命交给医生，做错事情了不知道哪里错，把错误归咎于别人，这样迷惑的人生是最苦的。

23. 土虚则木摇

儿科每天都有不少感冒发热的小孩，儿科主任感慨地说，现在生活变好了，病也变多了，以前三个医生游刃有余，现在又加了三个医生，还显得捉襟见肘，忙不过来。单是各种小儿体检，就会消耗掉大量的时间，更不要说去研究各种小孩疑难杂病。

近来有好几例小儿多动症，医生都觉得难以下手，用平肝息风的思路，有些有效，有些没效，又用滋阴息风、养血息风，甚至清热息风的大法，处处不离肝木。遵循《内经》讲的诸风掉眩皆属于肝的治疗大法，可还是收效甚微。后来有个医生另辟蹊径，从怪病多痰的思路治疗，用了祛痰息风的思路，结果有好几例都治好了，最后剩下的是一些老顽固，个别最难治的，经常来医院复查。

有个小孩，因为多动症，没法上学，严重时他自己控制不住自己的手脚，八岁了瘦小得像六岁的孩子，人家都上三年级了，他还在学前班里玩。小孩的父母为了治好孩子的多动症，没少花心血，听说哪里有名医高手，就带小孩到哪里。最后西医归结为精神障碍。儿科主任在反复用药、效果不理想时，就请其他科善治疑难杂病的医师前来会诊。

江老师带上我去看这小孩，果然动个不停，吃那么多东西都长不胖，都消耗了。小孩眼睛瞪得大大的，明显神气外越，心神收不住。他父母叫他坐下来，可他的头和上肢还老在动。

江老师说，这么小的年纪不可能有多大压力，也不可能是情绪问题。指月，你觉得是什么问题呢？我看了看说，孩子的病大都是肝常有余，脾常不足，这个小孩脉象有弦硬带急之势，肯定是木火过盛。

江老师点点头说，为什么说是木火过盛呢？这下我就想不出来了，应该问孩子父母。江老师说，凡事要多问为什么，再往上一层问，问到源头去，你就会找到答案。这时江老师走到阳台外面，问我，指月，你看这盆花长这么大，大风一来，会怎么样？

我笑笑说，花那么大，花盆那么小，大风一来，当然容易连花带盆被刮倒了。

江老师说，那如何让这盆花不被刮倒呢？我马上说，有两个办法，一个是换一个大花盆，再者是把花种在土壤深厚的地方。

江老师笑笑说，说来说去，还是要土壤丰厚，树木才不容易被刮倒。所以中医认为，土虚则木摇，土实则木牢。肝木之所以会摇动会抖，不是风大，而是土虚不能根深蒂固。你看看，如果是一棵参天巨木和一棵花盆中的小玫瑰，同样大风一来，参天巨木纹丝不动，而玫瑰花可能连花带盆被刮倒。

这时我恍然大悟说，肝苦急，急食甘以缓之。现在病人脉弦急，体瘦，不是因为肝火亢，而是因为脾土涵不住，伏不住。江老师点点头说，那还不赶快把四君子汤用上，再加上小建中汤。

就这两个汤方，不再加减，纯粹补土虚，缓肝急。结果孩子吃后效果超好，5剂药吃完，抖动感减少一大半，再吃 10 剂药，居然胃口开，睡觉好，晚上不磨牙了，白天也不焦躁了。

这时儿科主任点点头说，用这么简单的思路就治好了，我们以前都走弯路了，老以为诸风掉眩皆属于肝，眼睛只看到肝，想不到江老师还看到肝下面的脾土，木下面的土壤。看来我们的中医整体观思维还不够整体，还要继续深化学习。

24、皮肤湿疹背后的元凶

一般的湿疹在中医手中都不是太难治了，但是很多湿疹的治疗只是短期效果尚可，时间一长又容易复发。大家都以为湿疹是小问题，可是严重的湿疹却足以让病人住院。

这个妇人做海鲜生意，常年碰凉水，皮肤瘙痒。刚开始周围长丘疹、小水疱，一挤就破，会渗出很多液体，瘙痒难耐，然后病人自己搞些治皮肤病的外抹膏涂涂擦擦，周围结痂，慢慢就好了。但过不久在别的地方，特别是小腿周围，又大量地出现丘疹、水疱，晚上翻来覆去睡不着，痒时就抓，抓破则皮肤破溃，容易引起感染，所以她两条腿常年伤痕累累，体无完肤。

由于长期皮肤搔抓，导致皮肤增厚粗糙，色素沉着，甚至皮肤变得暗黑色。她在医院里已经看了两年多的病，皮肤科每个医生都认识她。从湿毒清胶囊、清热除湿颗粒，到瘙痒灵，以及各类外洗的汤方，所有皮肤科能用的药都给她用了，皮肤照样瘙痒难耐。最后皮肤科主任说，这跟你的工作有关系，应该是职业病，经常接触水的人容易得风湿痹痛、湿疹瘙痒。

病人苦恼地说，这该怎么办呢？我不可能丢下生意不管，也没到老来享福的阶段，孩子读书还要靠我的生意呢。皮肤科主任说，这样吧，我请其他科的医生过来，帮你会一下诊，说不定你这不全是皮肤方面的疾患，看他们有什么好办法。

江老师带上我去了皮肤科。常言道，治啥别治皮，治皮丢脸皮。皮肤病是最难缠的，因为五脏六腑的问题都会影响到皮肤，你要透过皮表，看到里面脏腑哪里出了问题，真不容易。即使你有透视眼，现在有 X 线机，也未必能够明察秋毫，找出皮肤病幕后的凶手。但是我相信在江老师的手中应该无难病，跟在他后面抄方总能柳暗花明，有很多临床上的启发开悟，以及各种疗效的惊喜。

江老师看了病人，开始问，你平时是不是容易心慌心悸？病人点头。

江老师又问，你这皮肤瘙痒是不是晚上厉害？病人又点头说，晚上厉害，痒得有时还睡不着觉。

江老师问第三个问题，你是不是很怕风？因为江老师看她比我们多穿了一件衣服，而且还戴了个帽子。病人惊讶地又点了点头。

江老师说，你是不是秋冬天手脚冰凉，盖在被子里睡到半夜也暖不热？这病人又点点头。

江老师又问第五个问题，平时你是不是很容易梦到过世的亲戚？这下病人张开嘴巴，惊讶得无话可说。好像江老师是她肚子里的蛔虫，她有什么感受，江老师都清楚。

这下不仅病人惊讶，连周围的实习生，还有皮肤科主任，都有些惊讶，能够在短短的察色按脉时间里就明白病人的感受，说明江老师对这个病有把握。大家都想看看江老师究竟开什么除湿止痒的汤方。谁知江老师叫我用桂枝汤加红参，就这么轻描淡写的几味药，而且大部分还是食疗之品，这能治病？有点不可思议。

江老师说，你看她舌淡白，脉细弱，长期劳累，加上跟水打交道，导致她心火不足，将来容易犯心脏病。心脏的阳气能够布散于肌表，如果心阳不足，肌表得不到阳气疏布，就会阴冷潮湿，瘙痒疼痛，怕风怕凉。而且《内经》里讲，诸痛痒疮皆属于心，用这温阳强心止痒法，我治疗了几例，发现效果不错。

结果病人就用这六味药，连服 7 剂，心悸心慌、胸闷之感消失，手脚暖洋洋的，瘙痒也未再出现，更神奇的是，晚上容易梦到过世亲戚的这种怪现象也消失了。

而且病人还高兴地说，我的手脚以前早上起来有些僵硬，吃了这汤药后消失了。以前老是没笑脸，吃了这汤药后，我开心多了。这汤药里是不是放了一些帮助人开心的药啊？那些老顾客都说我比以前有笑脸了。

江老师笑了笑说，笑由心生。这就是中医，中医讲究阴阳，你看天一阴沉就像人阴沉的脸，开心不起来，一个人开心，我们就称他阳光开朗，所以制阳光，可以消阴霾阴湿，强大心脏膻中的阳气，可以让人笑口常开。

桂枝汤加红参，就是直接让人心脏阳气强大起来的汤方，不是药方里有专门令人开心的药，而是病人膻中气足，其心自开。心其华在面，自然笑脸多多。

皮肤科主任也很佩服，中医竟然还有这一招，通过强大心脏来治疗皮肤湿疹瘙痒。江老师说，全身微循环上下表里血脉所到之处，都归心脏所主，不能只看到皮肤这些疆土，而看不到这疆土背后的主宰。

25. 健康真经

县里有一所寺庙，庙里有很多长寿的老和尚。老和尚依然遵循着自耕自种、自食其力的禅门祖风，秉承着一日不作、一日不食的寺庙规矩。

江老师边带我参观寺庙边说，以前有医学院的研究者，为这些粗茶淡饭、劳动干活的僧人们做体检，发现他们的健康指数相当高，那些"三高症"在他们身上很少见。江老师说，我们来寺庙取经，取的是健康长寿经。

我可没听过寺庙有这种经。江老师说，这是无字真经。

我看着这些忙碌的僧人，有的出坡，耕田种地，有的做佛事，有的淘米洗菜，忙忙碌碌，却有条不紊，实在看不出有什么无字真经。

江老师说，指月，你看，清淡的素食，简朴的生活，规律的作息，加上热爱劳动，天天运动不断，以及这禅堂独有的安静心态，这些都是健康的最大基石。没有在这些基石上铸造出来的身体，是难以达到真正长久健康的。

我一听，江老师观察得真仔细，这庙里的僧人们不正过着《内经》要求的生活吗？他们饮食有节，就一钵，装满饭，不再装第二次；起居有常，早早就集体关灯，早早就集体起来；不妄劳作，他们从来不会为了多干点活、多挣点钱而过度用力，也不会因为多做些事情而熬夜加班，搞得心力交瘁，一切都显得那么安详和缓。

江老师说，我就喜欢过这种悠闲缓慢的生活，这是生命的回归，健康的真谛。我说，那可以退休以后，常来寺院里生活啊。

江老师点点头说，正有此意。垂老归僧，这是很多文人生命最终的寄托，在这禅堂庙宇里，可以清心淡泊，唯清心可以淡泊，唯淡泊可以致远。

江老师又带我到大雄宝殿礼拜释迦牟尼佛，然后又沿着寺庙的林荫小路爬到山顶，爬山的乐趣是很多俗世间的乐趣难以比拟的。

江老师说，我就想不明白，像一些人抽烟喝酒，下馆子，搓麻将，看电视，这些能叫作乐趣吗？这些乐趣怎么能比得上爬山呢？

我点点头，《内经》里讲，以妄为常，是健康出现问题的最大原因。

江老师说，很多人都把不良的生活习惯当成正常，还沉醉其间，等到健康出了问题，还不知觉醒，这才是最可怕的。

我们迎着阳光，很快从翠竹之间的小道直接登到了山顶。我跟江老师额头都微微出汗，江老师气色润泽，白里透红，目光炯炯。虽然他每天工作量相当大，有时还值夜班，到处会诊，但是从他脸上却很难看到扭曲和沧桑。

江老师说，人要少计较，少较劲，这是保养最重要的一条。

我问江老师，为什么很少看你疲劳？江老师笑笑说，疲劳是因为工作压力大，透支了身体和心灵。我没把工作当工作，我把我的职业当成我的兴趣，我的兴趣就是我的工作，所以我每天干的都是我喜欢干的事情。

我恍然大悟，把工作变成兴趣，带着兴趣去工作，难怪江老师学而不厌，诲人不倦。江老师说，确实每天都有很多俗务，有一次我在禅堂里看一位老僧，处理着寺庙大大小小、内内外外的很多俗事，老僧七十多岁，仍然精神矍铄，他干的活两个年轻人都未必干得过来。为什么年老了还有如此大的干劲呢？是不是他的身体先天精力就过剩？

这老僧说，我年少就多病，体弱不如常人。江老师就问他，为何如此能干？如此多的凡俗事情却能处理得妥妥当当？老僧说，终日俗物纠缠，终日逍遥法外。

我一听马上说，这可是高人啊，用出世之心做入世之事，心无挂碍，不扭曲，不计较，所以能量不内耗，气血不内乱，故精神源源不断，力量用之不尽。

江老师点点头说，如果来这禅堂庙宇，能够得到这清心安神、少私寡欲的真经，那么就不虚此行了。

26. 打败病毒用人参

我跟江老师下山，山边有些泉水，我们发现有些游客在那里嬉戏玩水，看似很快乐。

江老师说，凡是运动出汗厉害时，不要轻易冲凉玩水，要等毛孔汗出顺畅，慢慢平息后再去冲洗。这个小习惯，一般的人都不知道，以为运动后出了很多汗要洗洗，谁知一洗就容易伤风触湿，感冒打喷嚏，或者得鼻炎。

我一想，确实是这样，张仲景都讲到，很多风湿是因为汗出伤风触冷着凉了，运动后马上把手放在凉水里，就很容易被水湿所伤。

一般人认为细菌病毒才伤人，水湿怎么会伤人呢？江老师说，怎么不会伤人？你看你淋个雨，着个凉，怎么会发热呢？

我马上反应过来，也就是说，得病不是细菌病毒，而是风雨寒暑。江老师说，你讲对了一半，不仅是风雨寒暑，还有正气不足。

《内经》里说，不是因为人正气亏虚，风雨寒暑这些邪气都不能独伤人。

于是江老师就讲了一个案例。冬天时，有个小孩子跟他父母去冬泳，游泳回来就打喷嚏、头晕，当天晚上就发热，送到医院。医生认为，人体遇到病毒细菌感染，一般都要发热，所以这医院就给他用大量抗生素、消炎药。这些药一下去，孩子又怕冷又累，走几步就喘气，反复打喷嚏、头晕，热稍微退下来些，但身体特别不舒服。我马上说，这是虚人外感啊。

江老师点点头说，没错，病人身体想通过发热把邪气炼化，把病邪赶出体外，但是正气却不足，就像燃料不足，不能消谷腐熟食物一样。

我接着问，那怎么办呢？江老师笑笑说，用人参来杀灭病毒细菌。

我一听就愣了，只听过金银花、连翘、板蓝根能够抗病毒细菌消炎，人参没有研究表明可以杀灭病毒细菌啊？

江老师笑笑说，我就叫他搞点人参泡水，冲服感冒冲剂。原来他吃感冒冲剂没效，这下用人参汤一送服，马上出汗，身体放松，没那么累了，也没那么怕冷、气喘了。吃了两天的药，热退了，病好了。

病人的家人很奇怪，说，早知道这样能治好，就不用送到医院折腾一个多星期了，家里既有人参，又有感冒冲剂。真是自家有药，自家有病都治不了。

江老师笑笑说，现在我们这个时代不缺乏药物，物质丰富得很，缺乏的是使用药物的思维，而中医就有一种科学合理的治病思维。

身体为感冒实证，就用感冒冲剂，通过一汗而解，把病邪赶出体外。如果体力不足，正气亏虚，缠绵难愈，就稍微加点人参补助正气，把粮草补给充足，再行军打仗，战斗力更高，免疫力更强，身体恢复得更快。

我恍然大悟，原来江老师说打败病毒细菌用人参，不是因为人参能杀菌消炎、抗感染，而是人参提高了人体的免疫功能，把身体卫表元气的漏洞修复了，邪气就进不来了。

江老师说，如果病人舌苔不是黄腻，舌质不太红，就可以用这个思路。如果舌头偏红一点，有些内热的，可以改用西洋参。

我马上反应过来，其实说白了这就是人参败毒散的思路，就是人参加解表和通宣理气之药，让身体气足表解，疾病自愈。

江老师点点头说，所以不是一见感冒、发热、鼻炎，就消炎、抗病毒、灭菌，中医看的不是病毒病邪，看的是人。但也不是所有体质亏虚，都立马用补药。

我疑惑道，虚则补之，难道也有错？江老师说，如果病人舌头比较干净，那说明什么？

我说，脾开窍于口，整条消化道都通于口，如果舌头干净，代表他身体虽然虚，但是肠胃是干净的。

江老师点点头说，这时可以用人参，但是如果舌苔很厚浊，那就要先清肠胃，等肠通腑畅，舌苔干净了，稍微用点补药，效果就很好。否则你盲目地用补药，药性发挥不了，还会影响消化吸收。

27、未来中医的发展

下山的路边有一些亭台，可以供上下山的人累了歇歇脚，也可以看看山川美景。很多游客，或者虔诚的信众，爬完山后，都会在这亭台里小歇片刻。

可是我看到江老师站着，没坐下来。我不解地问，为什么？江老师说，在门诊办公室里坐多了，出来了总喜欢站着。我说，是不是久坐伤肉？

江老师说，没错，久坐的人湿气重，容易压住气血，循环不太好。我遇到过一个病人，他很怕吃药，如果坐着吃药，一吃就吐，他吃药都要站着吃。可见站着的时候，身体气脉处于通畅状态，久坐压住血脉，还容易伤到心脏。很多心脏病就是懒动，久坐贪睡，加上大鱼大肉搞出来的。

于是我马上从石凳上站起来，江老师都不坐，我怎么能坐着呢？站着脚虽然有些酸，但精气神更足。江老师说，冬不坐石，夏不坐木，是何道理？

我说，冬天石头是凉的，夏天木是湿的，凉湿都会伤到阳气，所以要注意远离。

江老师说，我以前遇到过一例过敏性鼻炎的病人，很多医生都束手无策。病人以为是花粉过敏，既然惹不起，那还躲得起，于是他就不去那些花粉多的地方。可是过不久又发现是螨虫过敏、粉尘过敏，这些他躲无可躲了，天天打喷嚏，流鼻水，用掉一大堆纸，还觉得晕晕沉沉。

我问他，什么时候鼻炎发作最厉害？他说，阴雨天或者清晨起来，一旦阳光明媚，呼吸顺畅，就跟正常人一样。

我一听，就听出病因来了，这还是一个阳气不足的人，阳气足，发作少，阳气少，发作多。我以为江老师一定会说，过敏性鼻炎，要用扶正气、祛邪气、制阳气、消阴气的办法。

江老师好像知道我心中我想，偏偏没讲这点，他说，为什么会阳气不足？我心头一愣，江老师如果不提出这问题，我怎么想也想不到。

这病人也曾经找中医看过，中医给他用了桂枝汤、玉屏风散、麻黄附子细辛汤，但发现短期效果尚可，时间一长又反复。我一想，这些汤方正是我熟悉的，也是我认为治疗阳气不足过敏性鼻炎的特效方，为什么效果不理想呢？

江老师笑笑说，扶正气还不能把邪气赶出去，辨证大方向没错，还没法把病治好，这时就要从养生入手，从病人生活习惯上找病因，在养生里扶正气、祛邪气。

我第一次听到这种说法，一般用药物可以扶正气、祛邪气，靠改变生活习惯，不用药物，如何扶正气、祛邪气？

江老师说，你看年轻人得过敏性鼻炎的，一般三种情况：一种是频繁手淫，阳气从下面撤走，上面就容易受凉；第二种是喜欢吃凉饮雪糕，生冷伤脾胃，阳气从中焦消耗了，上不来鼻子，土不生金，也会使鼻子抵抗力减退。

我说，第三种呢？江老师说，第三种就是年轻人喜欢熬夜，打游戏，心力交瘁，过用心意识，心为阳气之大主，心脏阳气消耗得厉害，鼻子、呼吸道就会变狭窄，因为没有足够的阳气充满它。

我马上反应过来，原来是这样，治鼻子不仅要看到肺，肺开窍于鼻，更要看到心。江老师说，《内经》里讲，肺心有病，鼻为之不利，就是这道理。

这年轻人三样都犯了，所以鼻炎一直绵绵不休，不是外环境让他过敏，产生鼻炎，而是他正气消耗得厉害，稍微有点风吹草动，身体就有剧烈的反应。就像虚弱的人，问题总是层出不穷。

我恍然大悟，补虚弱，不能真正解决问题，找出虚弱的原因，不再让身体继续虚弱下去，这样才能真正治到根本。

所以结果很简单，江老师就用麻黄附子细辛汤强肾阳，玉屏风散固脾阳，桂枝汤温心阳，三方分别从下焦、中焦、上焦强盛阳气。

病人说，这方子我喝过啊，效果不太理想？江老师说，你在养生上注意，生活里扶正气，同时我教你一个养生动作，可以让这药效发挥得更好。

江老师教了病人一招扩胸运动，而且要求是阳光下做扩胸运动，打开胸肺，并且每天做十个双杠臂屈伸，让心肺容气量、容血量增大，鼻子就容易开通。

结果药没吃完，鼻炎就很少发作了，天天在阳光下做扩胸运动，做双杠臂屈伸，心情也愉快，郁闷也少了。

我终于明白了江老师说的生活上、养生上扶正气、祛邪气的道理。阳光下扩胸，以及做双杠臂屈伸，还有俯卧撑，都是在扶正气，补阳气；而少熬夜，玩游戏，少吃凉饮，不手淫，就是在祛邪气。这样正气日增，邪气日消，身体就慢慢变好。

这么简单的治病思维，却把这么疑难的病症搞定了。江老师说，不是医生辨证水平不高，也不是中药没效，而是未来中医要发展好，必须是治疗结合养生，用药配合纠正不良生活习惯，医患共同用力，力往一处使，疾病很快就会向愈。

28．阳光下做扩胸运动

我问江老师，为什么常建议病人在阳光下做扩胸运动？江老师说，首先，扩胸运动是中医舒展阳气、振奋生机最好的方法。现在很多人不是低头看手机，就是伏案在办公室，既得不到温暖阳光，也得不到充分的胸部运动，特别是现在颈椎病、腰椎病越来越多，很多年轻人就喊腰痛颈酸，背也弯。

中医认为有其形，必有其气，你有这样伏案趴着的动作，就有气机瘀滞的病态存在。所以在阳光下做扩胸运动，就是走出房间，打开心胸，消除伏案工作、玩手机和电脑的不良气机状态。

我点点头，原来这些动作都不是江老师凭空想出来的，而是有生活根据的。

这样江老师在阳光下做扩胸运动，站马步，在这山里，清风徐来，潺潺水声，阳光普照，都显得那么和谐舒适。

江老师再次强调说，现在的人一定要多在阳光下做扩胸运动、伸展运动，如果你体力强，耐力好，可以做俯卧撑，可以拉单杠，做双杠，这样能把经脉拓宽得更好。我说，拓宽经脉有什么作用呢？

江老师说，那可有大作用了。你看，为什么现在公路要不断加宽？

我说，车辆太多，不加宽，就会拥挤不通，容易堵塞。江老师又说，为什么现在网络不断在升级，从3G到4G，从4G到5G？

我说，这样信号覆盖面广，流量越来越大，速度越来越快，不会因下载一个电影都让人等得心急火燎的。

江老师笑笑说，你知道现在的人为什么普遍容易心急火燎吗？

我说，是不是生活的快节奏？江老师说，这是外因，有一定影响。但真正的内因是人体的管道脉络变狭窄了，河窄水急，道路如果堵塞，人开车就会着急，人体血脉管道变得狭窄堵塞，也会容易得高血压、烦躁、焦虑症。

我一想马上明白了。我说，原来扩胸运动不仅是针对胸部抑郁，还扩展周身血脉，因为中医认为心主血脉，肺朝百脉，阳光下做扩胸运动，能扩展周身百脉，流量快速，畅通无阻，身体就更轻快，不着急，不焦虑，不抑郁。

江老师说，那些爱运动的人，一般比较阳光。那些经常运动的人，一般烦恼比较少。所以没有一个长寿者是懒汉。

江老师又跟我讲他的一个亲戚，生完孩子后，得了乳腺增生。江老师说，先不管她增生还是炎症，说白了就是代谢产物堆积在那里，里面消化吸收不了，外面又排不出去。

江老师得知她有便秘后，叫她服用防风通圣丸，服用七天，再对着阳光，天天做扩胸运动，做一小时，持续发汗，湿透衣服，才算达到目的，而且做到手酸臂痛都要坚持。刚开始她做完手都举不起来，后来慢慢习惯了，上午做一小时，下午做一小时都没问题。

配合吃药，大便通畅，心胸郁闷感就消失了，反正没有胀痛，也没去理它。一个月后她去做检查，因为她自己摸到乳房的结节消散了，想看看是不是真的没了，检查结果一出来，果然消失了。这亲戚还以为是防风通圣丸的功劳，以为这是专消乳腺增生的。

江老师说，只有充足的运动，血脉管道拓宽，药物才能迅速到达靶点，那些吸收不了的代谢产物，通通都消耗掉了，排出体外。

我听后忽然醒悟，发现这才是中医，不是叫病人成为药罐子，反复地吃药，钻用药的牛角尖，而是要跳出来，通过运动疗法、饮食疗法，加上药物疗法，多管齐下，才能够真正根除疾病的烦恼。

29．斗鸡的启示

大热之后，戒食生冷。

江老师说，不是说只要运动，身体就好，运动也很讲究。我想了一下，确实有些经常运动的人，身体也不好。

江老师说，有个运动员，在健身房里，他是一级棒，各种运动，各个部位的锻炼，他通通都能来得了。每天都要湿透几套衣服，身体练得挺壮的，但他却经常去看病。

我不解地问，既然身体练得挺壮，怎么还会生病？江老师说，这个运动员得了一个奇怪的病，就是老咳吐顽痰，有时痰中带血。

我说，是不是运动太剧烈了，伤了毛细血管？江老师说，他也这样以为，听医生的，不再做太剧烈的运动，但还是咳吐成块顽痰，经常咽干喉燥。

我又说，那是不是经常吃大量煎炸烧烤的食物啊？因为煎炸的食物肯定容易上火生痰，中医认为烤肉炸肉肯定比蒸肉煮肉容易上火生痰。因为经过煎炸烧烤后，食物脱了水，水脱掉了，火气就大，就像失水的柴容易着火一样。

我以前跟同学去春游时，很多人喜欢吃点烧烤，回来后就咽干口燥，第二天就多痰，所以知道食物上的不谨慎会引起痰多，鱼生痰，肉生火，特别是煎炸烧烤更容易生痰助火。

江老师说，这个运动员平时吃得比较清淡，因为他是南方人，还经常煲汤，并不是很喜欢吃煎炸烧烤之物。

我一想，既然不是饮食问题，又非运动过度原因，那会不会吃了太多补药？

因为现在很多人的观念，都认为体虚了就要补，结果膏粱厚味，最好的营养，最好的补品，纷纷用上，这些东西在身体里面运化不过来，黏糊糊的，就容易生痰。

所以不是说越补越好，身体消受不了，再好的补药都会变为痰浊，黏在经络里，导致血脉不通畅，津气不流通，反而会变成病理产物，变成痰浊瘀血。

江老师摇摇头说，也不是补药的问题。这下我就真想不出其他问题了。

江老师说，很多医生给他开了陈夏六君子汤、清气化痰丸，甚至还有通宣理肺汤，把胸中气机转来转去，这些顽痰还是消不掉。

我说，那后来怎样了，难道辨证论治不准吗？还是用药剂量不够？

江老师说，都不是，后来有一次他来找我，我给他开了两次药，都是升降散，发现效果比较好，但不久又发作。这运动员说，在其他地方吃的药都没有这里的药效果好，所以凭感觉他又找到了我。

江老师就想，效果好没有根治也不行啊。于是就想起以前下乡务农的日子，有个善养鸡的老头儿，没事就会搞两只鸡斗鸡，斗完鸡后，绝对不能立刻给鸡饮冷水，而且要把鸡关起来，等鸡心平气静后，再给它稍微饮些水。江老师就不解地问，鸡斗得遍体鳞伤，怪可怜的，为什么不马上给它吃喝呢？

这老头儿非常有意思，说，以前我也是这样想，斗完后就给它们吃喝，很多鸡不是吃岔了气，就是吃伤了肺，导致鸡也有痰，也会喘，严重影响发育，甚至有些鸡当场就暴死了。

原来在古籍《鸡谱》中记载，斗鸡后不可饮水，因为鸡五脏如焚，以冷水入烁热之脏腑，若热铁插于凉水中，安得不病？

是说这鸡相斗后，五脏内热，气血上越，亟待宣发而出，大量代谢浊气要排，这时冷水浇灌下去，立马百脉收引，浊气排不出来，气血津液运行闭塞变缓，局部壅堵，就会产生好多痰浊，这些痰浊梗喉，就会变生痰喘，所以鸡就会拉些红白相间的东西，这样就会养不好。

我听了恍然大悟，以前从没听说过，看来从养鸡的农人身上也能学到医理啊！

果然江老师一问这运动员，发现他运动后要灌两瓶可口可乐才能解渴，而且吃饭前还要来瓶冰啤酒，这样才下饭，不然浑身燥热，根本吃不进去。

这下可好，气往上窜，冰饮往下压，相互撞车，痰饮这些病理产物就产生了。所以身体阳气不能够充分炼化这些冰饮可乐，通通都变为痰浊，壅塞在胸肺，故一天冰饮不断，一天顽痰就不休。

江老师让他带个温水瓶，只喝温水，不喝凉饮，药还是用升降散，升降胸肺气机。一周后痰饮就没了。病人高兴得前来感谢说，碰上了真正的医生。

我听后，再次震撼，不是因为升降散多么厉害，而是江老师运用的全是《内经》治病必求于本的思想。如果没挖到疾病的根本，倾尽药房所有良药，请遍天下所有名医，都无济于事。如果懂得剧烈运动后不可暴饮凉水，就像斗鸡后不能立刻饮水一样，那么就可以不药而愈。

以前我读古籍里讲"不服药，得中医"时还不理解，人不吃药怎么治病？现在明白了，有很多病根本不是药物能治得了的，是自身出了问题，才导致了疾病，把自身的问题搞定了，疾病也就没了。

30、肩周炎的病因

江老师说，都是我在讲，指月，你大学也读了四年，也实习了大半年，见识不少，你也来讲讲，让老师听听。

我知道江老师的意思，是要我讲一些方药外的治法，也就是很多疾病辨证论治后效果不太理想，但却通过养生保健、生活注意，把身体调好了。

我马上在脑海里开始搜索，第一个想到的就是肩周炎。肩周炎又称冰冻肩、五十肩，很多中老年人阳气不太足，到五十岁以上，心脏功能没那么强了，寸脉明显就陷下去了，跳得不是那么有力，只要摸到这种脉象，病人要么颈肩容易出问题，要么容易短气头晕，脑供血不足。

这是因为上焦阳气不够，风寒湿就容易痹阻经脉，碰到这种肩周炎该怎么办呢？常规的是消炎止痛。消炎止痛还没效果呢？那就推拿、按摩、针灸。推拿、按摩、针灸还不够理想呢？就上小针刀了，把粘连的筋肉剥离开。可是这些外治法虽好，并不一定能将疾病斩草除根。

一个妇人，两边肩关节痹痛，如绳索捆绑，活动严重受限，提个菜篮子都不行。肩周炎严重到这种程度，真是难以想象。所有常规之法，活血化瘀，舒筋通络，消炎止痛，补益肝肾，强大心肺，通通都用上了，还是一点改善都没有。

江老师边想边说，这很有意思，肩周炎不是大病，但却难倒了医生。这个肩周炎的病人，肯定有让医生难以发觉的病因。

我笑笑说，江老师真厉害，我刚说你就知道了。确实，这妇人有一个不良生活习惯，她睡觉时喜欢把手放在被子外面，睡醒了两条肩膀痛得更厉害。

江老师说，为什么不把手放到被子里面呢？我说，这病人手放进被子里心就烦，睡不着觉，可拿出来后睡觉睡沉了，不能及时收进去，就容易着凉。因为中医认为，人卧则血归于肝，精藏于肾。当一个人熟睡深睡时，气血是完全收到脏腑里的。所以一个人睡足了觉，睡醒后有时会忘了自己在哪里，甚至会觉得手脚软绵绵、没力气，慢慢坐起来才会恢复，这是真正沉睡的表现。

江老师说，如果不是修炼的人，平常一年要达到这种睡觉效果的机会很少，如果能够达到这种睡觉效果，那他的精神状态一定很好，而且很有劲，如龙精虎猛。

所以古人讲，药补不如食补，食补不如睡补，保证充足的睡眠很重要。

我继续说，这病人顽固肩周炎，治了五年多，都没治好，连衣服都没法洗，去市场买菜，她就拉一辆小拉车，这样才稍微好些，平时连孙子都没法抱。

江老师说，有意思，这么顽固的肩周炎，最后就在这里找到了病根。

我说，所以最后很简单，给她搞点竹叶、莲子心泡茶，清心降火，睡觉时不烦了，再让她睡觉时要把手收到被窝里，她收进来也不觉得闷热了。

半个月后，也没有服用其他特别的药，肩关节慢慢不怕风了，由僵硬变为柔软，原来活动受限的地方也松解开了。平时教她多甩甩手、拍拍掌，打通手部的经络，很快就经络畅通，不受风寒，臂痛自消。

江老师又想了想说，看来以后碰到肩周炎的病人，要问他睡觉怎么样，看他是不是有这个坏习惯，把手露到被子外面。如果是这样，又不能察觉，那就算是国医大师，也未必能够把这肩周炎治好啊。因为一边努力帮他治，一边他又拼命地受凉，这样就像用桶打水，而桶是漏的，水永远打不满，小小的肩周炎也永远治不好。

31、痤疮的病因

有痤疮未必要看医生，可是满脸痤疮，满目疮痍，那真该治治。

这个妇人月经推迟，月经一推迟，她的脸上就长痤疮，心烦，睡不好觉。等月经顺畅了，这些痤疮就会顺利消退。

从这病人的述说，我们医生就可以找到治疗的方法。有些病人说，大夫，我这病晚上加重，白天阳光好时就减轻。你就知道给他温温阳，通通脉。又有些病人说，大夫，我这湿疹秋冬天好些，夏天就发作得厉害。这时你就知道给他建立一个秋冬天的场，用一些降气收气的药，比如杏仁、枇杷叶、龙骨、牡蛎。

而这个病人也明显告诉我们，她月经一旦推迟，排不出来，气血往上攻，就会满面痤疮。等气血一通顺，痤疮就会减轻。所以聪明的医生都不用看她的痤疮，直接调理她的月经，用调经的思路帮她治病。

江老师边听边点头，他知道我下面要讲的是什么，就是用调经的思路治痤疮。

这病人吃了几剂桃红四物汤加红藤、川牛膝，经水一通顺，痤疮就消退了。可是第二个月月经又推迟，满脸痤疮死灰复燃，然后吃几剂汤药又好了，接连几个月都是这样。

病人就不解地问原因，医生只能跟她说，你这痤疮是因为月经不调引起的。妇人就郁闷地说，难道我一辈子都要吃调经水的药来治我的痤疮吗？

直到她找到一个医生，这个医生跟她说，什么情况下月经会推迟呢？一个是碰上工作压力大，长时间紧张，身体就会憋得慌，月经自然推后，痤疮也会出来，直到月经顺畅，痤疮才会消退。第二个原因是这妇人怎么也想不到的，她平时最喜欢吃的东西，居然是引起她痤疮的凶手。她以为这东西吃多了能美容，反而毁容。那是什么东西呢？就是生冷瓜果。经医生一讲，她马上回忆起来，确实月经来临前多吃水果，月经要么减少，要么推后。

这下找着原因了，她索性就月经来临前不吃水果、冰激凌，也不管工作压力，该去放松就去放松，后来痤疮就很少再发了。

江老师说，这是真正的中医思维，找到痤疮的原因是月经不调，月经不调的原因是情绪紧张，或者吃生冷之物，导致子宫受寒，凝滞不通。

看病能看到这层次，离根除疾病就越来越近了。所以用药只是治某个层次的病，有时再怎么辨证论治、治病求本，你可能还会觉得力不从心，药效不理想，那是因为制造疾病的源头没有找准。懂得溯源直上，治病就多了几分把握。

32、网上普及中医

一回到医院，又进入了忙碌的生活状态。

江老师突然问，指月，你经常上网吗？我点点头。

江老师说，天涯网、爱爱医、丁香园、华夏中医论坛，你有没有经常上去逛？

我说，这些网站和论坛还是比较热门的，学生都比较爱看，当然还有中医吧，以及各个中医知名人物的博客。对了，江老师，你怎么不建个博客呢？

江老师说，我也想，但一直没去弄。

我说，现在上 QQ、博客都显得有些落后了，他们都搞微信、微博。

江老师说，时代变化太快了，现在应该是一个网络中医的时代。

江老师虽然上网比较少，却对中医的前途做出了这种预测。

江老师说，现实生活中医生治病，范围很小，出几本书，会流传远点，范围稍广些，如果在网上普及中医，不管是广度还是深度都会更好。

我点点头说，是啊，现在很多人的微信、博客都有成千上万的粉丝，每日点击率高的成千上万，如果有这么多人看中医，学中医，那么中医的普及与发扬光大指日可待啊！

江老师说，所以我们也不能落后，我这里有些文章，是我这几年的点滴积累，你花时间帮我整理整理，建个博客之类的，在上面发发，一个是别让我们的很多宝贵经验埋没了，另一个是放到网上晒晒，让大伙儿批评指正，提提意见，或许我们还有提高。

我最喜欢整理名家经验、宝贵心得了，激动得用双手恭敬接过江老师的稿子。既受宠若惊，又暗下决心，一定把这些稿件整理好，如实介绍江老师的临证经验，为普及中医尽点力。

江老师说，指月，你这几天就别忙着写病历抄方了，来这里都有几个月了，很多思路你都明白了，你现在就安心到我办公室整理这些稿子吧。

我疑惑地问，那我管的病人怎么办？江老师笑笑说，别担心，我会叫其他实习生帮你管着，你只要把这些临证经验的中医思路理顺理顺，在网上发发，让更多人看到、学到、用到，那远远比管几个病人价值高。

这我就放心了，做案头工作是我的长处，而且在整理名家经验的同时，可以提高自己对中医的体悟。我欣然走向江老师的办公室，打开电脑，开始整理。

33、后继乏人

中医的振兴发展是时代的需要，可中医振兴发展这条路却曲折多艰，如果我们中医人不振兴中医，最后将难有立锥之地。而振兴中医的关键不在于现代科技，也不在于国家政策，而在于中医人自身的素养和学术。只要中医人不断地进取，不断地提高，中医这艘轮船便会真正航行起来，谁也阻挡不了。

江老师文稿第一页就写得这么高瞻远瞩，而又情真意切，我立马为之一震。

那么中医人的素养该如何培育，中医的学术该如何振兴呢？面临现在中医发展乏术乏人的现状，如何做出最大的努力，扭转这种现状？

江老师提到，中医人的素养要回归传统，中医人的学术要回归经典。

学医者有学医者的威仪，当中医人自身威仪不够，对生命不够敬畏，那么病患凭什么相信中医，来看中医呢？

江老师讲到有一次会诊，病人鼻子出血如泉涌，各种治疗手段都用了，打了三天止血针都控制不了，血色鲜红，大量的流血让病人头晕目眩，脸色苍白。管床医生基本的威仪都没有做好，在病房里他随便靠在沙发边，把一条腿跷在沙发扶手上，甚至时而抖腿，完全不像是病人以生命相托的医者。

我不是那个科室的主任，想要发话管管，欲言又止，觉得这种中医人的素养现状，绝不是我一个人能管得过来的。看着医学生心不在焉地玩手机、上网，真不知道他们把生命当成什么，把前途看得怎样。

所以当江老师仔细认真地询问病人、把脉开方时，这病人特感动。前面几天的汤药，这病人根本就不想喝，因为他看到医生素养不值得信任，就不敢喝那汤药。但这病人看这江老师威仪好，有素养，仔细认真，就特放心。

江老师只开了三味药，生大黄、黄连、黄芩各10克，这是经典的泻心汤。

就用这三味药泡水，喝了一次，血就止住了，第二天再喝，大便通畅，鼻血就消失了，人慢慢变精神了。

江老师说，医生用药取效很关键，不是埋头于辨证就行，提高个人的素养更是不可缺少。你如果很随便，病人怎么放心把自己交给你，你如果仔细认真，病人怎么能不信任你呢？

所以中医的发展不在于医术，而在于传承中医的人，人的素养上去了，病人信任了，中医自然会健康发展。所以后继乏人、后继乏术的问题，最终落实点在于培养人才，提高中医人的素养，必须把培养人才这关努力做好。

34. 医生的素养

病人来找医生是请医生，恭敬医生，恭敬的是医生的职业，像医生这种神圣的职业，需要有一颗纯洁的心。

很多初学医者，确实很谦虚，一心想学有所成，可后来就慢慢变了，一旦学有小成，执业医师资格拿到，主任做牢，教授当好，他的眼睛里就没有病人了。他以为周围人听他的，又奋斗了这么多年，就渐渐养成傲慢的习气，这是非常不好的。

江老师就讲他在会诊皮肤科一例带状疱疹的病人时，这个病人意见很大，花了这么多钱，吃了这么多药，住了这么长时间，怎么还没把病治好？

皮肤科主任就不客气地说，病有好治和难治，治不好，就另外换个医生，换个医院算了。谁知这样一说，病人的脾气就来了，我在你这里交钱住院，你还这态度，于是跟主任吵了起来，闹得不可开交。

这时江老师过来了解了情况，马上把病人拉到一旁，问清前因后果。原来病人是典型的肝胆湿热的带状疱疹，没完没了，长在肋下，还长到背上，神经痛得像放电，真是活受罪。医生查房时还没碰到他，他就立马躲开，疼痛不止。

江老师认为，病人之所以是病人，因为有病痛，所以闹些情绪，发些牢骚，有些烦恼是正常的。凡大医治病，必当安神定志，你要跟他解释说理，理顺了，脾气就顺了。

江老师说，带状疱疹是病毒感染，一旦感染到肋间神经，就会像一条缠在腰上的龙一样，沿着肋间神经分布，所以又叫缠腰龙，严重的还会长到眼睛、耳朵里，真是活受罪。

病人见医生体谅他的痛苦，口气立马和缓，说，为什么知道是病毒感染，用抗病毒的药没效呢？江老师说，针对病毒治疗，只能控制，很少能根治。为什么会产生病毒？中医认为你体内有湿热，湿热是病毒繁殖的大温床。这病人点点头。

江老师又问，你平时是不是口干口苦，尿黄尿赤？病人又点点头。江老师又说，那你是不是晚上做梦乱七八糟，什么打架斗殴都有？

病人接着说，你怎么知道？以前从没有人问过我这些。江老师说，你这是肝胆湿热体质，肝胆湿热不除，不仅病毒难清，还会有其他杂症。

病人说，那该怎么除掉肝胆湿热？江老师说，你先吃几天的龙胆泻肝汤看看。

病人说，龙胆泻肝汤，以前医生跟我说过，我不吃。江老师说，你为什么不吃呢？

病人说，听说这药会损伤肾功能，网上很多报道说，很多人吃伤了肾，得不偿失。江老师说，错不在药，而在用药的人。他们会吃伤肾有两个原因，一个是没有辨证论治，不属于肝胆湿热，却用这方，驴唇不对马嘴，当然错了。

第二个原因是长期大量地吃，不知道中病即止的原则。大凡祛邪解毒的药，一般不能长时间地服用，如果药过病所，就会进入脏腑，无邪可祛，必耗伤正气。

所以如果辨证准确，用三五天就有效，绝对没事。听医生讲出这样负责任的话，病人心安神定，马上就按江老师说的服用龙胆泻肝汤，清泻肝火。

中医认为肝经布胸胁，而这病人带状疱疹所长的地方正是胸胁周围，属于肝胆经络所过之处，又伴随口苦咽干、尿黄尿赤等一派肝胆湿热症状。这龙胆泻肝汤吃了2剂后，病人疱疹周围火烧火燎的疼痛居然消失了，第三剂吃完就好了。

病人身体一好，就露出了笑脸，居然主动去找皮肤科主任赔不是，说那天没有体谅医生也不容易。而皮肤科主任也觉得那天没有控制好自己的情绪，说了一些不该说的话，也向病人道歉握手。这本来闹得不可开交的局面，却以皆大欢喜而收场，这不得不让人佩服江老师。

第一，医生的修养很重要，你没有耐心地跟病人解释清楚，矛盾裂缝就会越来越大。第二，辨证用药的思路很关键，如果不是找到准确病机，药中病所，病人也没那个耐心当小白鼠来给你做试验啊！

所以最后江老师说，提高医生的素养和医术，是医生时刻要思考的问题，这样不仅病人受益，医生更受益，连中医都可以扬眉吐气。

35．夜游症

文章在网上一发，关注的人特别多。古人讲，秀才不出家，而成教于天下。在当今时代，网络发达，通讯快速，这种不出门天下知的教育模式正成为现实。

有个乡村医生，他看了网上我发的帖子后，居然治好了一例他以前反复治都治不好的怪病。什么怪病呢？小孩夜游症。原来这小孩从小吃奶粉长大，平时多痰，到五六岁时患了一种奇怪的病，一个月有好几次从睡梦中惊醒，然后自己跑到外面去，却依然处于沉睡状态。

家长到处求医问药，治了五六年，收效甚微，所以家人晚上不得不把门锁上，还要亲自陪着孩子睡觉，不然出去太远了，容易跌伤，甚至找不到回来的路。

这孩子有时出不去，半夜起来就玩扑克牌，或者扫地。家人叫他，他也不知道，大声喊他，他马上倒在地上睡着了。等第二天醒来，问他发生了什么事？他也不知道。家人天天都操心得很，总怕他出了大事。后来才知道这叫梦游，又叫夜游。这病不好治，网上那位乡村医师治了大半年，收效甚微。

而江老师恰好治过两例梦游症的病人，效果还可以。我就将他的医案整理了一下，写成一篇《夜游症之我见》的文章，发到网上去，点击率相当高，因为大家都关注怪病。奇难杂病搞得定，平常疾病就不成问题。

江老师认为，夜游症一方面要祛邪，邪气主要是痰，因为怪病多由痰作祟，所以痰浊偏多，脉弦滑的，以十味温胆汤加减变化。

那么虚证呢？虚证主要是五脏气血不足，特别是肝血不足引起的。《内经》讲，肝痹者，夜卧则惊。也就是说，邪气伤肝，晚上睡觉时容易发惊，可是发惊归发惊，惊起来和夜游是两码事。虽然是两码事，但病机如果相同，那么只是病症的程度不同而已。

大家看为什么夜卧惊醒而不是白天发作呢？《内经》讲，人卧则血归于肝。人在睡觉时，大量的气血归藏于肝脏，在那里休息加工，储积能量，醒过来后，气血就流散到四肢去。而梦游的病人，既不全醒，又能动，可见是肝脏血藏得不够多，有一部分分散到四肢去，但分散得不够，所以不清醒。很多人痴呆，不清醒，记忆力减退，就是气血分散出去少了。

再加上《内经》说肝藏魂，神魂不定也要治肝，而治肝什么呢？治肝血，因为《内经》讲，肝藏血，血摄魂。这就像把池塘里的水放掉一样，水越来越少，鱼就越来越不能安定，水足了，鱼就优哉游哉，很平静，所以人的神魂有时定不住是因为血失所养，故魂不守舍，轻的导致梦中惊醒，重的就导致梦游。

所以江老师就创了一个归肝汤，用当归、酸枣仁、白芍之类的药补肝血，又配合朱砂安神片、磁朱丸，定肝魂，安神志，这样肝血得养，神魂得定，孩子很容易就入睡了，一觉到天亮，很难再惊醒、梦游了。

而这乡村郎中就用江老师的思路，原封不动地照搬，吃了一个月的药，患儿只发作了一次，家长很开心，以前一个月要发作五六次的。又吃了一个月的药，居然不发作了，随访大半年都没有再发作。

正像古人说的一样，药若对证一张方，药不对证满船装。这样网上对江老师的关注度越来越高，都等着我发帖发文章。

江老师笑笑说，非常好，一家的经验能够让各家受用，我们中医就要这样分享出去，不能搞秘方收藏。所以我就加紧整理文章。

36．情志与风疹

平常的疾病，如果反复治疗，效果都不理想时，反而成为疑难杂病，成为怪病。治疗怪病就需要用"怪"的思维，怪的思维也是平常思维，只是独辟蹊径，想别人不敢想，做别人不敢做。

皮肤科有一个荨麻疹的女病人，怎么治都没治好。有认为是表闭的，用解表药，风疹风团稍好些，随后又复发。有认为是血虚的，用补血的思路，用消风散，想通过治风先治血、血行风自灭的医理来调节，可血补足了，荨麻疹还是不好。

细心的江老师仔细地问病因。病人关注的是病苦，医生关注的是病苦的原因。病人畏果，医生畏因。只有在病因上用药修复，才可以杜绝疾病复发。所以诊病歌诀里讲，九问旧病十问因。不把病因问明，治疗都是隔靴搔痒，不治根本。

原来这病人发作最厉害的时候是夏天，特别是紧张激动、情绪不稳时，发作更厉害，工作不顺心、两口子吵架时，发作得就更厉害。所有的药都是在祛风除痒、清热除湿，没有人看到郁闷、紧张、激动。

江老师说，诊病细究源。疾病之所以流毒无穷，是因为病源没有找到，那病源是什么呢？江老师说，肝郁。这病人发怒动气后，乳房胀，头痛，失眠烦躁，风疹加剧。很多疾病都是情志因素而加重的，这时调其情志，可以大大减轻症状。

于是给她用了加味逍遥丸，这不是调理内科肝郁化火的名方吗？说明书上也没写这方子能治皮肤风疹啊？但这病人却莫名其妙地好了。

江老师说，肝气通于风，风疹要考虑调肝，如果肝生发条达，就像春风又绿江南岸，皮毛开合便会正常，风疹等皮肤病就会减轻。

人体的肌表毛发相当于大地草木，大地草木逢春，就郁郁葱葱。人体皮肤需要肝疏泄生发条达顺畅，才能开合如常。

最后江老师写了一句医嘱，少生气是却病方，不计较乃延年药。

37、咳嗽也遗尿

一老妇人，经常尿频、尿急、小腹胀满。有一次很早出门，天又很冷，坐在摩托车上，吹了很多风，回来就猛烈咳嗽，小便次数明显增多。她想忍住，不去解小便，越忍越胀，结果咳两下小便却失禁了。这样严重影响到生活质量，搞得她都不敢多喝水，也不敢外出买菜，因为只要走出家门几百米，尿意就来了。

她去医院做检查，既不是尿道炎、膀胱炎，也没有发现泌尿系统有什么问题。医生就不知道怎么下手，随便开了点消炎药。老妇人不吃消炎药还好，一吃消炎药就更糟，越消炎小便就越频繁，肚子越胀，这是怎么回事呢？

江老师说，这个怪病有两个典型症状，一个是泌尿系统的遗尿、尿失禁，一个是呼吸系统的咳嗽，两者之间必有联系。

后来一摸她的脉，脉浮，重按力量不够。脉浮主表，重按力量不够为有里虚，这样里虚招邪风，不正是她的病机吗？为什么招邪风会影响到排尿功能？

江老师说，肺主皮毛，足太阳膀胱经主表，当一个人皮毛受凉时，膀胱气化功能就没那么强，所以尿多。大家可以从两个现象来看。第一个，为什么很多中老年人夜尿多，白天不像晚上小便那么频繁？原来白天阳气足，蒸腾得厉害，津液被气化蒸腾上去了，而不会漏下来，尿频尿急。

第二个现象，是夏天尿多还是冬天尿多？夏天阳气蒸发得厉害，所以不容易有尿，而冬天阳气没那么足，很容易就有尿意。

说到这里，江老师再翻出古籍，《张氏医通》里有句话，咳而遗尿者，春泽汤主之。什么是春泽汤呢？春泽汤就是五苓散加人参。五苓散温阳解表利水，人参补气令气足水行，这就像春天既有阳光，雨露又顺畅一样，所以叫春泽汤。

其实在《伤寒论》里管这种脉浮、小便不利、腹胀之症为太阳蓄水症。也就是说，当一个人足太阳膀胱经受寒被约束后，小便就不顺畅，老是一点一点的。这时通过阳化气，把水液蒸化，小便就顺畅了。

这妇人吃了5剂春泽汤，尿量是以前的好几倍，而且不尿频了。原来膀胱功能加强后，表寒之邪又解散开，排尿就不会点点滴滴，尿意也就不会绵绵不绝了。

江老师写了一点总结，尿道炎、膀胱炎，眼睛不要只看到"炎"字，要看到尿道、膀胱气化功能，气化功能不好，越消炎，水津代谢越差，炎症越厉害。气化功能好，一个循环，就把炎症冲刷出体外。

所以有时跳出炎症来治疗，从整体入手，从阴阳选药，往往有意想不到之效。

38. 黄蜂蜇

一般被蜜蜂蜇了，痛痒几天就会好。可有些人体质差，却没那么幸运。还要看是哪种蜂，如果是普通的采蜜之蜂容易好，如果是那种大黄蜂，就没那么容易好，有时还要送到医院抢救。

有个刚上大学的学生，跟着大伙儿去春游，他们往深山里逛，一不留神，碰到大黄蜂的窝，手臂被狠狠地蜇了一下，还好反应快，及时跑掉，不然多被蜇几下，那就严重了。虽然只被蜇了一下，但这个学生的手臂马上肿起来，像面包一样，回去的时候很快发热，虽然尽力用万金油涂抹手臂上的蜇伤，依然无效，只好送到医院。医生马上进行消炎止痛退热处理，热退得快，痛也稍止，可局部的痛痒却没有丝毫变轻之势。于是学生家长便要求中医会诊，介入治疗。

不是有清热解毒的中药吗？可是用了大量清热解毒、消肿止痛的中药，比如板蓝根、大青叶、连翘、栀子，皮肤肿痛处反而变得硬硬的，局部变成暗黑色。医生看了说，这可能需要动手术。这学生害怕了。

后来江老师过去了，得知那个学生难受之处一个是局部肿硬，一个是肿硬处痛痒。江老师再摸他脉象，沉取无力，浮取易得，偏缓，明显是心脉动力不足、表有邪气所致。这也难怪，学生被蜂蜇后有这么大的反应，如果体质好根本不会让肿痛扩散。

这时江老师就开了一个方，叫荆防败毒散，把桂枝汤也加进去了。大家都愣了，你这里头哪有清热解毒的药，也没有明显消肿止痛的药，这不是一张感冒方吗？

可效果却出奇得好，1剂肿软，2剂痒轻，3剂痛消。又开了2剂，局部肿硬居然消失了。真是奇怪，没用那些消肿化积的特效药，比如三棱、莪术、乳香、没药、鸡内金，效果怎么会这么好？

江老师说，荆防败毒散里有一派风药，风药可以治感冒，也可以理气机，还可以提邪出表治疮痈，还可以止痛。仙方活命饮，这疮疡第一方里就用了一些风药，如防风、白芷，把邪风拔出来，周围疮肿很快就解散了。疮肿可以看成一团邪气包裹，而解表的风药就是把这团邪气解散开，解表，善于解除表闭邪郁也。

为何要加入桂枝汤？因为中医认为，诸痛痒疮皆属于心，强大心脏，帮助血脉运行，可达到痛解痒消的效果。

这种合方的思路源于对病因病机的准确把握，古人没有教你蜂蜇用这些风药和强心的药。但是从这个病人表象看来，有脉浮，被蜜蜂蜇于肌表就有表证，又有痛痒肿，说明心脏动力不够强，没办法把局部的瘀塞化开。这样强心加祛风，就把他的病治好了。

这个案例一发到网上，大家中医思维大开，很多粉丝反馈意犹未尽，像这些奇难杂症的中医辨证思路应该大力推广。因为很多人得了平常疾病可以解决，但得了疑难杂病却迟迟难好，患病之人犹如身处水深火热之中，能够及时济人以汤药，如同久旱逢甘露，所以功效非常大。

39. 四肢者，诸阳之本

江老师虽然不是风湿科的，但是也经常治疗风湿痹证。江老师说，中医是不分科的，即使搞专科也要建立在对大内科熟悉辨证的前提下，再去钻研专科。而对大内科进行深入研究，最好的途径莫过于钻研《内经》。有时《内经》一两句话就能够启人思维，治疗疑难疾病时可以大开思路。

我看到江老师手稿里记述，一例膝痹的女病人，膝是膝关节，痹是痹阻不通之意，也就是说膝关节屈伸不利。这个病人膝部痹痛多年，本来她家里是用蹲厕的，后来不得不改用马桶，因为她蹲下去排便很困难，有时蹲下后就起不来了，非得拿条棍子扶着才行。她到处寻医问药，从推拿、艾灸、拔罐、刮痧，到最后用小针刀，还是没有效果。后来，她就长期吃药。

医生说，竹从叶上枯，人从脚下老。人老是先老足，而管理足部的便是腰肾。这就是中医基础理论里讲的肾主腰脚。于是就用大量强腰固肾的药，吃了不仅腰腿没灵活，反而上火，搞得她也不敢随便吃补药了。

后来江老师看后，发现这病人寸脉非常弱，问她是不是容易心慌短气、手脚发凉？病人点点头。

江老师说，四肢为什么能动？是因为有阳气，因为阳主动，当阳气渐渐衰退时，四肢就会变得越来越难动，本来灵活如狡兔，衰老后就会缓慢若蜗牛，这都是阳主动功能减退的表现。而管理周身阳气的莫过于心脏，心为阳中太阳，心脏对于五脏六腑的作用，就像太阳对地球的作用，不可谓不大。

于是江老师就开了桂枝汤加红参，完全没有被她的膝痹病名所缚，为了把阳气引到腰脚去，江老师又特别加了怀牛膝。

古人讲，非牛膝不过膝，牛膝是一味引药，能引气血到达膝部。

兵无向导不达贼境，药无引使不至病所。用药如果没有一个方向引导，就像开车，没有导航定位，结果在城市里兜来兜去，没法准确到达目的地。

江老师就是想借用桂枝汤加红参，强大心脏动力，然后借助怀牛膝，把源源不断的心脏阳气引到膝脚去。

大家看，为什么小孩子活蹦乱跳跑得快？因为小孩子阳气足。为什么老人腿脚沉重，阴天雨湿厉害时，走起路来很难抬起膝盖，弯也弯不下去？这是老人阳气衰微，阳主动功能减退，所以腰腿动不起来。

于是江老师又用《内经》里的一句话，把治膝痹要注意扶阳的道理点破。

《内经》曰，四肢者，诸阳之本。大家看，四肢能够活动，摇来摇去，是阳气足的表现。如果看一个人走路，腿好像抬不起来，手不太挥动，心脏一般都出问题了。而那些朝气蓬勃的年轻人走路很有活力，手挥得高，步迈得大，这就是年轻的资本。所以当病人从外面走进诊室，你望他的形态动作，就知道他脏腑气血能量到了什么程度，衰退到了什么地步。

病人吃了桂枝加红参、牛膝汤，当然还配合江老师独门心法——运动疗法，就是每天做深蹲，越慢越好。刚开始做不了的，可以扶着墙壁、桌子或凳子做，等适应了时，就慢慢不用扶任何东西了。

十天后，病人抛弃了马桶，选择蹲厕，她高兴地说，从蹲厕到马桶，我就感觉我老了，从马桶到蹲厕，我又感到我有活力了。这 10 剂药吃完，配合运动、练功，不仅膝脚痹痛消除，而且走路有劲，屈伸自如。这妇人天天练功，看来只有真正尝受过病苦的人，才能体会到锻炼身体的重要。

江老师经常让我在博客上留言，告诉大家，现在生活水平好了，运动少了，吃了大亏啊！很多疾病是因为吃了不运动的亏。人不接受运动苦，就有病苦来磨，很多人之所以怕运动，是因为怕累怕苦，其实你只要运动了，阳气会越来越足。不要窝在居室里，每天吃丰富的食品，看好看的电影、电视，玩好玩的手机、游戏，这无异于慢性自杀。

如果江老师不教病人深蹲动作和用药配合，就很难有这么好的效果。

江老师说，医生治一半的病，病人听医嘱去努力运动锻炼，又治好另外一半的病，这样用药配合锻炼，才算真正彻底地治根。

40. 皮肤硬化病

皮肤病一般不容易治，顽固的皮肤病更难治。但江老师认为，难是因为没找到好思路，找到好思路，难的疾患会变得容易治疗。案件难破，可是在体察入微的侦探手中就迎刃而解。我们不能因为疾病挂上"疑难"两个字就不去钻研，相反，应该努力寻求方法，只要有思路就有出路。

有个妇人皮肤硬肿大半年了，严重时连关节都屈伸不利，整个肤色变暗，病人自觉皮肤粗糙，触觉退化，遍身麻木，干点活感觉很累。特别是早上起来，如果不好好活动一番，根本就没法正常运动肢体。她去了很多家医院，怀疑是硬皮病，按硬皮病的思路治疗，却没有效果。后来病人想看看中医，就找到江老师。

江老师就思考，皮肤为什么会莫名其妙地硬起来，肢节僵硬，屈伸不利？江老师摸这妇人的脉象，也是弦紧偏硬，就像一条枯枝，拗都拗不弯。

江老师就问，你是不是平时觉得怕风，一吹浑身都不舒服？病人点点头说，是啊，是啊，吹风后皮肤更硬，更难受。江老师说，这就是中医所谓的血痹。

什么是血痹呢？血痹就是血脉亏虚后痹阻不通。我们看水管，当水减少时，水管就会瘪下去不通，当水充满时，水管就会膨胀通畅。所以对于这种血痹之症，要补其血虚，通其痹阻。于是江老师用《金匮要略》里的黄芪桂枝五物汤，是专治血痹的特效方。用黄芪大补气血，用桂枝汤的思路通开痹阻。

然后江老师又教这病人练一个八段锦的动作，叫两手托天理三焦，拉伸从头到脚的经脉，坚持几分钟不动，可使气血流通，经脉畅达。经过用药和练功，半个月下来，病人自觉呼吸气足，面部由灰暗色变为淡红，皮肤硬肿之感大为减轻。

江老师说，你看秋冬天为什么枯枝败叶多，因为阳杀阴藏，阳气减少后，树木就会枯落，枝条就会僵硬。《内经》讲，阳气者，精则养神，柔则养筋。身体的阳气充足时，精神振奋，筋骨柔弱，就像春夏天的树木，纯阳融雪，杨柳翩翩，枝条柔软，随风而动。所以春天枝条柔软，拗来拗去都不容易断，秋冬天阳气不足，枝条僵硬，一拗就断。

故治疗皮肤僵硬，应该恢复病人的阳气，阳化气，阴成形，当阳气充足，就会很柔软，像小孩子。当阳气不足，阴气盛时，就会很僵硬，像老头子。

而黄芪桂枝五物汤，就是在制造一个春夏的场，黄芪助气化，桂枝汤温阳，如离照当空，这样周身阳主气化功能加强，僵硬的肌肉就会慢慢变柔软，特别是黄芪在桂枝汤的带领下，更能够把这气带到皮肤去。所以这汤方是把脾胃气血运化到肌表，以助肌表修复。

这个病人足足吃了一个多月的药，肌肤终于变软，关节屈伸不再僵硬不利，脉象由弦紧变为柔缓。看来中医还是要用这种灵活的取象思维，更好地解读经方、古方，以活用于临床。

41、伤科点睛之笔——大黄

跌打损伤谁都知道用活血化瘀，但是活血化瘀只能解决一半的问题，有些局部瘀肿疼痛，甚至瘙痒的，单用活血化瘀，远远不能彻底解决问题。

这个小伙子在学校跟人打架，面部被打肿，局部瘀血堵塞，肿得像鸡蛋那么大，左边的眼眶都被打黑了。急忙送到医院止血消炎止痛，很快局部不出血了，疼痛也没那么厉害了，但局部的肿胀迟迟不消，都快半个月了，面部还是肿胀、隐痛，看来那团瘀血很难化掉。

于是小伙子又找中医治疗，医生给他开了治疗伤科的特效方——桃红四物汤。桃红四物汤，由四物汤加桃仁、红花组成。四物汤是血家第一方，补血活血，而桃仁、红花两味药，一个仁类药，一个花类药，根据花升子降的观点，这组对药能够让瘀血升降化散开，共同达到破除瘀血的效果。

这桃红四物汤吃下去，面部肿胀缩小了些，但还是有蛋黄那么大。如果不彻底治好，看起来就有些毁容了。吃了十多剂中药，只是稍微好转，也没能够彻底消散瘀血。后来这病人找到江老师。

江老师看这汤方大思路没有错，就问病人说，打伤的周围是不是老觉得痒痒的，想去抓？病人点点头。

江老师又说，你这打伤后是不是排大便不畅，好几天才排一次？这小伙子又猛地点点头，说，医生，你怎么知道的？

江老师笑笑说，这就是经验。有很多跌打损伤的病人，大便都不太好，因为跌打损伤伤的是气血，但气血是同源的，你脸上打伤了，需要大量精气来修复。当脏腑精气不够时，就拼命地向肠道榨取津气。当肠道津气被榨干，大便就很容易变得干结难排。有些骨折病人，一星期都不拉大便，他还以为肠麻痹了呢，其实是大肠津气被调到伤损处去修复。

从这个经验我们就可以得出，跌打损伤要适当加些润肠通腑之品，而桃仁不正有润肠之意吗？还能活血化瘀。但一味桃仁毕竟力量不够，所以江老师又加了两味药，一个是既有活血化瘀、又能通畅排便的大黄。《药性赋》讲，通秘结，导瘀血，必资大黄。也就是说，要想把秘结的大便通开，把瘀血导下来，最不可缺的就是大黄这味药。大黄通大便的功能广为人知，但是活血化瘀的效果却鲜为人知。如果伤科医生不懂得用大黄，那伤科汤方的疗效就会大打折扣。另一味是荆芥。为什么加荆芥？原来局部打伤后皮损容易遭风邪所袭，中医认为，风盛则痒。当风邪侵袭人体后，局部就容易瘙痒。所以伤科汤方必然会加一些风药。

江老师就在桃红四物汤的基础上加了大黄、荆芥，祛风通肠，活血化瘀。肌表外层的风邪被荆芥提走，桃红四物汤让中层血脉流通，加强局部血液循环，那些局部的瘀肿，大黄把它们排到肠道去，把浊邪排出体外。

病人吃了1剂药，大便顺畅无比，局部瘙痒减半。连服5剂药，局部气血循环大好，瘀肿消下去了，青黑色的伤痕慢慢地缩小变淡。

江老师说，这时可以不用药了，保持每天大便通畅，胃口开，瘀肿再过段日子就会彻底消失。果然半个月后瘀肿消退，面色恢复。

江老师说，瘀肿用大黄，特别是瘀肿局部发热，又伴随大便难通的，这大黄可是点睛之笔。为何复元活血汤这首专治损伤积血的古代名方里必用大黄配合风药柴胡呢？一个向外疏解风气，一个向里通泻浊瘀，升清降浊，疾病易去，瘀痛得愈。所以医者要善于领悟古方，活用古方，善于找出古方里的点睛之药，要明白古方用这味药的道理何在，这样才能更好地古方今用，服务于临床。

42. 最好的保暖衣——火龙道袍

有一个茶农，她到了退休年龄，儿子也有出息了，就不再在山里住，把茶园租给别人，到城市里享福了。以前冬天她只穿两件衣服，谁知到城市享福后，发现秋冬天越来越怕冷，身体开始发胖，腰开始痛，上厕所都蹲不下，小肚子比以前大了一圈，稍微劳累点，就上气不接下气，吃东西稍不注意就拉肚子。到大医院一检查，发现有脂肪肝，血脂偏高。

她去找中医，中医说，你的脉细得像线一样，很难摸得到，难怪身体这么差。

人的血脉就像大自然的江河，江河水少，船就会开不动，垃圾就冲不走。当人体气血亏虚后，体内脂肪代谢就会不正常，垃圾败浊不能被搬运走，所以人越来越臃肿肥胖，乏力沉重。

吃了几个月的中药，身体越来越不行。最后没办法，这茶农说，即使身体垮了，也要在村里度过。落叶归根的心态越来越强，所以她就回到了小山村。

她第一次找江老师时，江老师一听，这茶农是由农妇变成不干活享受的人，知道这身体肯定是闲坏了。机器不用会生锈，电器不用更容易坏，何况是身体？

江老师说，人享福，闲着没事干是最苦的。病人听后长吁短叹，点点头。

江老师笑笑说，重操旧业，你以前在山里砍柴种地，采茶挑水，身体硬朗得很，啥事不干了，身体就开始生病了。

这茶农说，大夫，我手脚冰凉，吹点风都受不了，你看我穿了两件长裤，四件衣服，都觉得不保暖，怎么办？

江老师笑了笑，就跟这茶农讲了火龙道袍的故事。以前有个长工，衣裳单薄破烂，他一天到晚都干活，身上微微出汗，气血很旺，所以他只穿两件衣服，也觉得温暖舒服。而财主老爷穿最好的貂皮大衣，里面还加了四五件衣服，还是嫌冷，冻得打哆嗦，看到长工却浑身热气腾腾，羡慕极了。财主就说，小伙子，你穿的什么衣服，哪里可以买到，能不能让给我？要不我用我的衣服跟你换。长工听了哈哈大笑，我这件衣服叫火龙道袍，你别看它破烂，但却温暖得很。原来这长工经常干活，蒸蒸汗出，他就显得阳气十足。

最后大家都猜到了，这财主老爷把他所有的衣服换了长工的火龙道袍，为的就是穿在身上暖和。其实天底下哪有什么火龙道袍，火龙道袍就是你的运动，运动可以御寒，可以暖身，可以疏通经脉。

这茶农听后，再次点点头说，医生，你说的真有道理，看来我这一两年没干活，身体才这么弱。江老师笑笑说，就是吃了没运动的亏。俗话说，吃亏是福，可是你老是吃亏，不知道觉醒，那就不是福了。

随后江老师就给这脉细得很难摸到的茶农开了剂当归四逆汤，治她的手脚冰凉，浑身不热。原来《伤寒论》里说，手足厥寒，脉细欲绝，当归四逆汤主之。

现在很多人秋冬天手脚不热，容易出现冻疮的病症，大都是血液不足，阳气不够。血液不足，脉管就空瘪；阳气不够，脉搏应指就无力。而当归四逆汤除了补充人体血液，还能大大加强阳气。

病人回去吃了十天的药，开始种种菜，干干活，拔拔草，结果越干越有劲，越有精神。她一个人在茶园里锄草，周围的人都说，现在什么年代了，还用锄头锄草，为什么不用除草剂呢？既快又彻底。

这茶农笑笑说，我锄草是为了锻炼身体，用了除草剂还能锻炼身体吗？原来世人只关注外在的收成、金钱，而懂得健康之道的人，关注的是身体里面的气血。迷惑的人以钱财为宝，觉悟的人以内在精气神为宝，宝聚则人寿人康，宝散则人夭人病。

天气变得越来越冷，而这茶农由五件衣服变为四件衣服、三件衣服，最后只穿两件衣服，在茶园里挥舞着锄头，身上蒸蒸汗出，脸色红润，精神十足，手足寒冷怕凉之症俱消，脉象再摸上去应指有力。

后来这茶农送来十斤茶叶，来感谢江老师的救命之恩。江老师笑笑说，医生没有救你，是你自己救了自己。

这茶农说，没有你的药物，怎么会有如此效果。大医院的医生都说我脉象微弱得很，儿子都担心我回家顶不住，可吃了你的药，我的身体恢复到五六年前的健康状态，身体健康才是最大的享福。

江老师笑笑说，健康要付出代价，不是花钱的代价，也不是吃药的代价，而是要出去劳作，不能让身体闲坏了。人体勤劳于形，则百病不能成。

现在很多人都在担忧疾病、衰老，他们不知道疾病、衰老不是最可怕的，最可怕的是不运动、不锻炼，没有运动锻炼的觉悟。

43、升阳益胃汤治脱发

有一个师弟，因为考英语六级，几个月来熬夜苦学，终于考过了六级，但是人却脱了层皮。为什么这样说呢？以前这师弟下午会去踢球、跑步，因为考试压力大，他不得不放弃他喜欢的运动，把运动锻炼的时间都用来学习。

以前他头发乌黑浓密，经过这次拼命苦学后，过用身体，居然开始掉发，后脑勺掉了一大撮，同时这几个月还经常拉肚子。

师弟说，拉肚子无所谓，这头发是面子工程，掉了丢人。于是他到处找治疗脱发的方法，从西药到民间秘方，从洗发水、生发胶囊到内服补肝肾、乌须发的中药。可治了大半年，脱发之处非但没长好，反而又脱了几片。这种未老先衰的感觉，让师弟非常不爽。师弟知道我中医学得不错，就在网上跟我聊这件事。

我了解到师弟有慢性腹泻，就跟他说，先治你的腹泻吧。师弟说，腹泻无关紧要，我最想治的是脱发，拉肚子自己难受，可是脱发让别人看了不舒服。

我跟师弟说，你这是先天下之忧而忧啊，你这脱发和拉肚子还是有关系的。

师弟说，为什么呢？我说，脾胃虚则九窍不利，五脏六腑之精气皆禀于中焦脾胃，脾胃不能健运，精华就像水土流失一样，往下走了，不得土气，如何成长树木？脾胃功能不足，如何滋荣毛发？

师弟听后说，你讲的有道理，看来是长期拉肚子，损伤了土气。我说，《内经》里讲，清气在下，则生飧泄。清气往上才能生头发，你现在清气往下掉，不往上供，所以不仅掉头发，还容易眼花耳鸣，记忆力减退。

师弟说，你怎么知道？这些我都没跟你讲啊！我说，脏腑就是这样的，互为整体，一荣俱荣，一损俱损。

于是师弟让我开个方子，我第一个想到的就是李东垣《脾胃论》里的升阳益胃汤，这方子能够升阳气，缓解脾胃泄泻、慢性久痢。只要阳气往上升，就有能量去长头发。《内经》叫阳生阴长。阳气不往上升，这些阴成形的物质，比如头发就不可能长得浓密牢固。

师弟就摒弃了生发胶囊、消炎药、止痢药，直接服用这升阳益胃汤。他吃了一周，觉得人有劲了，本来说话有气无力，声音低微，现在变得声音洪亮，精神振发。师弟信心大增，又吃了20剂，毛茸茸的头发长出来了，耳也不鸣了，眼也不花了，脑袋也清醒了。

我就想，不刻意去治脱发，却能把脱发治好，是因为找到了脱发的原因。

大家看，树木为什么长不好？一个是没肥料，树木枯黄，所以要补肾；一个是水土流失，土壤贫瘠，这个要健脾胃，厚培其土；第三个是秋冬天阳气不足，树木被冻死了，这时要升阳气。而升阳益胃汤，就兼顾升发阳气，保护脾胃，厚培其土，同时还有补益之药以施肥，所以这头发就像大自然的草木一样，渐渐浓密起来。

44. 舌尖长肿块

江老师被认为是善治疑难杂病的名医，所以很多疑难杂病病人都来找他。一般的疾病，容易治的，江老师很少记录。但碰到一些奇难怪症时，江老师总是说，这能够激发一个医者向困难挑战的勇气。越难的病我就越感兴趣，而且越难的病我越想把它治好。因为你一旦治好了，就会有信心，同时还得到宝贵的经验。

大家听过肝长瘤子，肠长瘤子，很少听过舌头会长瘤子的吧？还真有这么一个病人，五十多岁，脾气大，身体差，喜欢跟人家吵架，锱铢必较，斤斤计较，别人跟他说话，都能感到他话中带刺，言语难听。

有一次他跟人大吵后，舌尖上长了黄豆大的瘤子，他先不以为意，认为是上火了，搞点下火药吃吃，可吃了没效果，瘤子由黄豆大变成桂圆大，这下可麻烦了，吃饭不敢触碰，说话不敢大声，连喝口水都苦不堪言。

他去了医院，医生认为最好的办法是手术，把舌尖的瘤子割掉。这割舌头不是要人命吗？他死活不肯，只好到处寻访中医，看看有什么特效的中药。

他先用了各种消积化聚的药，如三棱、莪术、乳香、没药，瘤子却没有消。按道理瘤者留也，是气血留居在那里，用点行气活血药，使气血流通、经脉畅通的药，效果应该会很好，可为何如石沉大海，不见疗效呢？

　　最终病人找到江老师这里来了，他也是听别人介绍江老师擅长治疑难杂症。

　　江老师一摸他的脉，发现双脉亢盛，如火燎原，一派火起上攻，脉象弦硬，明显性子刚硬得很，容易跟人较劲。

　　江老师说，你这舌头长瘤子还好，将来你大脚趾头还要长瘤子，转移就麻烦了。这病人说，大夫，我这病有救吗？

　　江老师说，有点希望，但是你这病是气出来的，如果气不能消，还爱跟别人较劲，用药也没效啊。俗话说，脾好医，气好医，脾气不好医。你这脾气不改一改，我估计吃药也白吃啊。病人大惊失色，他不得不好好反省一下自己。

　　江老师认为，一个善于治病的医生，就像一个精神导师一样，必须善于引导病人反省自己，只要能够改掉自己的坏脾气，疾病就大有机会治愈。

　　江老师说，你能够做到不发脾气，不跟别人吵架吗？你如果做不到就要另请高明，做得到我就给你开药试试。

　　病人一想，我都找了那么多医生，都没治好，再请怎么可能？于是马上点头说，医生，我做得到，我做得到。

　　江老师说，行，不发脾气，加上每天金鸡独立，导火气下行。然后又开了导赤散，加了点蒲黄、莲子心、车前子。

　　大家都很奇怪，古方导赤散是治小孩子尿热赤、心烦躁的，用来治瘤子，可从来没有这样的记载。

　　可是病人吃了10剂药，瘤子一天比一天小，一个月后瘤消无根蒂。病人高兴地来送锦旗致谢，连肿瘤科的医生都大惑不解，真怀疑是以前诊断错误、片子看错了？但是从片子看来，确实是瘤子。这些汤药下去，前后对比，确实瘤子消了。

　　于是一时之间，江老师这个导赤散加蒲黄、莲子心、车前子的方子，在科室内广为流传，他们都以为这是治舌尖肿瘤的效方。江老师说，没有死方，只有活法。疾病不是你用死方能够套得上的，治病不是公园里套圈。

　　原来导赤散能导心经之热从小便出，而心开窍于舌，心经热火上攻，会舌尖红肿痛，严重的就会成包块，这也符合诸痛痒疮皆属于心的道理。所以加了莲子心清心除烦。但还不够，配上车前子，能导上热下出，引火从水走。可为什么还加蒲黄呢？原来古籍里讲，蒲黄一味药乃治舌头肿胀之特效药也。所以就简简单单七味药，一剂不到三块钱，吃了十几剂，就把他的病治好了。

病人又来找江老师说，大夫，你说将来我这个脚趾要长肿块，我天天看都没有啊。江老师笑笑说，现在用药一起把你已经长成的病和将来可能要长的病都断根了。病人满怀欣喜地离去。

我们都很不解，为什么江老师断他脚趾头上要长包块？江老师笑笑，揭露了这个秘密。他说，病人一派火势上炎，心火旺，愤怒会加重心火，心火往上烧，越愤怒，肿胀就越厉害。像这种情志之病，不是寻常草木能医的。我教他金鸡独立是从动作上帮他气血下移，用导赤散加味，是从气机上把他周身的火气往下导。而说他脚趾头要长肿瘤，他一担心恐惧，加上时时刻刻观察脚趾，自然气血下收。中医认为，心属火，肾属水，水能克火，所以恐能够胜怒火，怒火的人一旦惊恐，气就会收。所以这种办法是从意识上使得病人气血下收而不外越。

大家听后哈哈大笑，原来江老师说了一个善意的谎言。

这样从神、气、形三个层面上，分别用到情志疗法、运动疗法与药物疗法，共同都把气血往下收，所以疾病好得快。

45、小儿脑积水

似乎时代越进步，疾病的种类越多，越复杂。江老师感慨地说，人简单了，疾病就简单，人越复杂，身体越差。

中医健康很简单，在于返璞归真。返不了璞，归不了真，疾病就会没完没了。以前吃的是粗米，喝的是白开水，哪有什么饮料、冰箱、维生素钙片，但身体却什么也不缺，现在什么营养都有，身体却动辄缺这缺那。说明不是营养匮乏，而是人们生活过得太复杂。

这个小孩子，天天喝牛奶，喝饮料，吃饼干，看到大米饭就不想吃，结果身体很差，又不爱锻炼。做父母的偏偏就迁就他，一到超市，孩子想要什么就给他买，以为这是爱。不知道这种爱是在助长孩子的欲望，那不叫爱，叫害。

但是家长自己都被迷惑了，不知道什么是健康，所以孩子养得病恹恹的，三天两头生病，要么拉肚子，要么感冒，要么喊头晕头痛。有一次拉肚子后，发热，送往医院一检查，发现孩子脑积水，在医院里经过半个多月的利水消炎退热治疗，效果不理想。孩子病恹恹的，像蔫了的禾苗一样。

江老师到儿科病房会诊，发现孩子脸色青中带黑，这可不是什么好色彩。真正的好的气色，是红黄相间，有润泽之意。如果脸色偏于青黑，一个可能有瘀血，另外一个可能是水气上泛。一摸脉沉涩细弱，果然身体有瘀血水饮，而且阳气不足。

再问这孩子，这几天恶心呕吐，吃不下饭。这该怎么办呢？一边有脑积水，另外一边脾胃虚寒，恶心呕吐，还容易泛清水，可见脾胃虚寒为本，巅顶上脑积水为标，这时必须要标本兼治。

于是江老师便叫医院自制五苓散，以米粥送服，化其积水，再送服附子理中丸，兼顾其脾胃虚寒。因为脾主运化，当脾运化水湿功能加强，不管你是积水在脾胃、四肢，还是在头顶，只要阳气送到那里，积水就能够得到蒸化。

就这么简单的思路，孩子吃了五天后，脑积水消失了，胃口开了，不再恶心呕吐。江老师叫孩子的父母给孩子喝稀粥，绝对不能再吃喝那些零食饮料了，很快孩子健康出院。

江老师说，现在很多小儿病，是因为做父母的健康观念出了问题，有健康的思想意识，才有健康的身体，做父母的自己都不懂得什么叫健康，孩子就容易养得病恹恹的。如果做父母的知道零食为害，主食为益，知道零食养病不养命，知道让孩子吃得清淡，回归正常，孩子就没那么容易得病，即使有病也容易治疗。

我就奇怪了，五苓散不是治疗太阳膀胱蓄水的吗？怎么能治疗脑积水呢？

江老师笑笑说，足太阳膀胱经上达脑部，下至腰脚，所以不管积水在哪里，只要属于足太阳膀胱经，气化不利，皆可用之。它能够引整条膀胱经水气下行，清气上升，使积水蓄水得化。

46、找出骨刺的原因

当今时代，手术技术越来越发达，但是并不意味着手术技术发达，人的疾病就少，也不意味着花钱多就能够治好病。

有个快餐店的老板，拥有十来家连锁快餐店，生意红红火火，财源滚滚而来，唯独让他头痛的就是自己的腰椎间盘突出越来越严重，腰痛得厉害。他就去医院，跟医生说，你们治病不要考虑钱的问题，用最好的技术，最好的药。

医院就请各科最好的专家会诊，又是推拿、按摩、针灸、火罐，又是小针刀，甚至还用了手术治疗。腰痛不但没有减轻，还加重了。一段时间后，又发现膝盖痛，后来跟骨上也长骨刺了。这老板傻眼了，难道又要动手术？

这次他再也不动手术了，不是因为省钱，而是他意识到再动手术，也不能保证其他地方不长骨刺，还是要找中医调理。

江老师说，中医跟西医最大的不同，是中医不仅关注局部的骨刺，更关注人为什么长骨刺。治疗各类疾病，大到肿瘤癌症，小到骨刺、腰椎间盘突出，你要在原因上下功夫，不要见到包块就切除，见到骨刺就割掉。如同你看到草长出来，把上半截割掉，它下面会长得更快。又如同南瓜结果，你摘掉东边这一个，西边又长出来一个，因为你没有治其根。有经验的果农都知道要给果树剪枝修叶，为什么呢？不是为了好看，而是通过剪枝修叶，刺激树身，使果树长出更多的果子。所以找到病根很重要。

江老师摸这老板的脉象，一派沉紧带涩，沉主里，涩为血瘀，紧为有寒，外有风寒，里面阳虚血瘀，应该温阳化气，行血通脉，配合祛散风寒。

江老师问，你平时是不是经常喝冰冻饮料、吹空调呢？这老板点点头。

江老师说，以后别干这些事情了。老板说，为什么呢？

江老师笑笑说，你看水在阳光下流动得顺畅，经冰箱一冻，受寒了，就板结成块。身体很多包块积聚，都是持续不断里外受寒引起的。喝冰冻啤酒是里面受寒，而吹空调是外面受寒，邪气里外夹击，经脉就会痹阻不通，津液就会运行不利，各种积聚就会肆无忌惮地生长。古书里讲，积之所生，因寒而生。这些积聚的根就是一个"寒"字。所以冬天寒冷，可以看到积雪积冰，春夏温暖，你会看到一切积雪、积冰、积水都得到气化。

所以你的身体应该缺乏阳气。运动少，晒太阳少，又躲到空调房，饮冰冻可乐，打麻将，还熬夜，阳气消耗得更厉害。本身阳气就不足，身体差，阳气消耗得再厉害、再透支的话，身体就会生病。

快餐店老板不是个愚昧之人，他一听江老师讲的句句在理，不禁点头说，医生，你真说对了，我就是像你说的那样。

江老师说，现在很多病人都是这样，病人不觉悟，医生真没办法。

于是江老师便教这老板做深蹲动作，深呼吸，并且交代他不可熬夜，少应酬，再给他开了 7 剂独活寄生汤。

这方子效果相当好，吃完后老板觉得腰部暖洋洋的，腿部有力，本来快步走，足跟会刺痛，现在刺痛点居然消失了，难不成这汤药有化骨刺之功？

一个月后，他到医院一检查，骨刺居然消了。不得不佩服江老师的医术。

大家都很不解，独活寄生汤不是治疗腰背疼痛、屈伸不利的吗？古人没说可以治疗足跟部的骨刺啊？江老师说，要灵活看待古方。独活寄生汤是治疗足太阳膀胱经亏虚，气化不利，被寒邪所闭的病症，你看腰在足太阳膀胱经上，足跟部也跟足太阳膀胱经相连，只要整条足太阳膀胱经气化好，你不用冰冻饮料折腾它，也不去吹空调，能够运动气化，上下气血通达，何患疾病不去，骨刺不愈！

大家听后思路大开，原来古方远远不止于书上记载的功效，灵活运用，可以用到很多古人都没有用到的地方去。

47、通肠强心法

王冰讲，将升岱岳，非径奚为；欲诣扶桑，无舟莫适。这是说，想要达到学术巅峰，一定要找对路子。每个行业都一样，学习的方法很重要，不得其法，就难以入门。

很多实习的学生都很困惑，学了这么多年，还是摸不到中医的路子，究竟该如何学好中医？江老师说，要回归经典。经典的一两句话，有时可以影响你一辈子，它的指导意义是不可思议的。

有个冠心病的病人，经常心慌心悸，胸闷难耐，这病人既服用保心丸、救心丹，又吃丹参片及各种活血化瘀的药，吃了半年，胸口越来越闷。到医院一检查，说冠状动脉的一条血管堵塞了一半以上，要放心脏支架，不放的话就会有生命危险。

这病人一下子就被吓住了，放一个支架最少要几万块，病人家里经济条件不好，怎么有钱来治病呢？正如古人所说，屋漏偏遭连夜雨，船迟又遇打头风。没钱做手术怎么办？难道没钱就没命了吗？

天无绝人之路。这个世界很奇怪，有时没钱的人，反而用不怎么花钱的方式能治好病。这病人找到江老师，想用中药调。江老师说，可以先用中药试试看。

江老师一摸病人脉，发现左寸脉弱无力，而右寸脉却实大，这是什么道理？原来心脏动力不足，肠道蠕动功能减退，因此肺肠气机不降。

这时江老师就想，治本必须强心，治标必须要通腑，而且这病人是因为肠腑堵得严严实实，导致心脏跳动辛苦。

江老师说，五脏不平，六腑闭塞之所生也。六腑闭塞不通时，垃圾不能及时排出去，就会增加五脏的压力。下水道堵塞，满屋子难受。六腑堵塞，五脏不得安宁。

于是江老师就跳出见病治病的框架，直接用整体观的中医传统思维，选择用通肠强心法来治疗心脏病，给肠道减轻压力，让心脏不再那么辛苦。

江老师开了瓜蒌薤白桂枝汤配合小承气汤。瓜蒌薤白桂枝汤能够保护好心脏，小承气汤可以给肠道减负。10剂药下去，病人以前三天解一次大便，现在吃汤药后天天排便，肠道清空，胃口大开。他说，这么多年都没有吃过这么香的饭。

半个月后他来复查，江老师问，为什么不及时来复查呢？病人说，我吃完药后觉得舒服，就没管它，现在也没有胸闷心慌了，你看要不要做个心脏超声检查？

江老师说，最好复查一下。病人说，我再吃几剂药，等我儿子把钱寄过来再去做检查，一个检查也要好多钱啊。

结果这老头儿没去做检查，胸闷也没有再发作。一年后他带老伴来看病，他现在精神振奋，说话有力，还天天干活，并没有觉得心胸堵塞闷胀。相反，比他年轻的冠心病病人做了支架手术后，很多人照样心慌胸闷，睡不好觉，还断不了药。

那些人奇怪地问，为什么你的心脏病比我们的还重，结果还不用吃药，免了手术？这老头儿总是笑笑说，因为我没钱啊，没钱人有没钱人的治法。

江老师说，经典一句话，价值非凡。你要仔细去思考，为什么《内经》讲五脏不平，六腑闭塞之所生也？五脏之所以会不安，跟六腑排空能力减退分不开。六腑以通为顺，六腑不通了，五脏就很难保持正常新陈代谢。

所以我们要有脏腑整体观意识，看到心脏病了，要想到心与小肠相表里，利用脏邪还腑的方式，把心脏的痰浊瘀血通过六腑排出体外。

那么其他的脏腑呢？是不是也适合《内经》的这句条文？我们下面再仔细来看看。

48. 宣白承气汤治哮喘

有一老头儿，哮喘，痰多，头晕目眩，一躺卧在床上就气喘，痰涎往上冲，辗转反侧，非常难受，没法安睡。刚开始吃了不少治哮喘的药，如祛痰药、平喘药、缓解支气管痉挛药，但还是喘促不宁，痰涎壅盛，后来不得不找中医瞧瞧。

刚开始中医给他用化痰顺气的药，痰化不干净，又用健脾除湿的药，痰还是源源不断。后来找到江老师。

江老师一摸他脉象，发现这病人脉象很奇怪，右寸脉独大，沉取有力，明显肺肠之气不降，痰浊壅盛阻挡。一问，这老人家咳痰黄浊黏稠。江老师笑笑说，病位虽然在五脏之肺，但病根却在六腑之肠。果然病人三五天才来一次大便，还经常拉不出来，肛门都被撑裂出血了。

江老师说，老年人要少吃肉，多吃素，多到大自然散散步。恰恰这老头儿就爱吃肉，不吃青菜，爱坐在家里看电视，不爱到外面运动、散步。

江老师说，你不动，你的肠道就不爱动，你的肠道不动，你的血管就不爱动，都不动了，堵在那里，吃再多的药也白搭。这老头儿听后马上警醒，医生没有骗他，没有一下子叫他大量吃药，而是教他要注意保健养生。

江老师说，现在很多便秘的人，都是坐在沙发上，躺在床上，不爱运动导致的，你不动肠道怎么能动？天天关在屋子里，就像小鸡被笼住、鱼被网住一样，你的气机都不自由，脏腑怎么会顺畅？

老头儿听后，若有所悟，点头说，我要到山里多走走，不看电视了。江老师说，这就对了，你只要肯运动，晚上就能睡好觉，就不会成为药罐子了。

然后江老师给他开了杏仁、瓜蒌皮、生石膏、生大黄。就四味药，这是什么方子呢？普通人都看不懂，而且一般方剂书上也没写这个方子啊，怎么治疗肺部痰喘的方子还用到大黄呢，大黄不是治肠的吗？

江老师笑笑说，这是宣白承气汤。说白了，就是宣肺承气汤，因为白为肺之色，宣白就是宣通肺部气机，承气就是顺承整条消化道气机往下行。

吴鞠通在《温病条辨》中提到，喘促不宁，痰涎壅滞，右寸实大，肺气不降者，宣白承气汤主之。这是说，一个人肺部有痰浊堵塞，喘促不宁，只要右寸肺脉实大，代表肺肠之气不降，这时不仅要治肺，更要治肠。通过杏仁、瓜蒌皮宣降肺气，石膏、大黄清热通肠，令得脏邪还腑，浊阴肃降，痰浊出下窍，不堵在肺中，就像阴云不停在空中，自然高空清爽，呼吸顺畅。

大家马上明白，原来古人都在运用《内经》里的经典理论，肺与大肠相表里。《内经》讲，五脏不平，六腑闭塞之所生也。五脏，像胸肺痰浊堵塞，是因为下面六腑下水道没通开，不通则塞，六腑不通五脏就闭塞。大肠不排，肺部就堵塞。所以哮喘的病人，肺中痰多，不应该只看到肺，应该看到痰的去路在大肠，中医治病从来不关门打狗，闭门留寇，而是要给邪以出路，赶走邪气。

中医不是局部消炎打歼灭战，也不是局部化痰搞清洁，而是看重整体气机的对流。

这病人就吃了5剂药，吃完后痰浊变少，胸气得开，最后每天都能保持一次大便。后来江老师又改用三子养亲汤配合二陈汤来收尾，几剂药下去，那种喘促不宁、痰涎壅盛之感彻底消失了。

病人高兴地说，现在呼吸空气都觉得新鲜多了，胸中那种痰堵感解除了。

江老师都会反复这样讲，读经典做临床，做临床回归经典，让经典和临床打成一片，融为一体，是真正学医的捷径。

49、降胆胃治脂肪肝

富裕的时代有富裕的病，物质日益丰富的今天，疾病越来越复杂多样，但总的都离不开饮食不节、起居无常、劳逸失调。

这个时代脂肪肝、肥胖的人越来越多。脂肪肝再发展就是肝硬化，为什么肝会堆脂肪、会硬化？因为糟粕太多，不能及时排出体外。

脂肪肝究竟是治脂肪还是治肝？是治肝还是治五脏？中医就是这样，由小到大，由局部看到整体。江老师认为脂肪肝还是肝不排糟粕的问题。糟粕堆积在肝里有两个原因，一个是吃进的糟粕太多，比如垃圾食品、零食、油炸之物，还有各种酒；另外一个就是排泄功能减退。

大家想想，一个城市经济发达，人口众多，每天产生多少垃圾啊。这些垃圾，如果不是环保工人清扫，用车运走，这城市很快就会变得臭气熏天。对于人体而言也是如此，每天吃进的米谷肉类，这些东西被吸收后，剩下糟粕，不被六腑排空清出体外，五脏马上就被熏得不能工作。所以六腑是人体的环保工人，六腑功能正常，才能保证五脏正常工作，一旦堵塞，五脏就会失调。

这个患脂肪肝的商人，烟酒多，应酬多，熬夜多，这"三多"决定了身体脏毒壅盛。中医认为脏毒应该还腑，但如果六腑堵塞，就像下水道堵塞一样，排泄的垃圾远远没有制造的垃圾多，这些多余过剩的浊毒就会以脂肪水湿的形式囤积在肝、肚腹。

这个商人患脂肪肝六年了，血脂很高，经常头晕，大便不通，颈僵，睡醒后口苦口干，胸胁胀。他吃了不少降血脂的药，每一两个月还要到医院打次吊瓶，清清血毒，但都不能控制住血脂往上飙的趋势。搞得他吃什么都不香，睡哪里都不安。

其实人很简单，日食三餐，夜眠八尺，懂得饮食有节，起居有常，不妄作劳，即使住瓦房，你都心有余欢，因为你是健康的，吃嘛嘛香。可如果饮食无节，起居无常，昼夜颠倒，劳逸失调，即使天天珍馐满桌，佳肴盈盆，你都食之无味，住豪华别墅，睡高广大床，睡觉也不安，因为你身体病了。所以回到正常生活，回归健康，才能回归快乐，回归幸福。

江老师讲的每句话都正中这商人的要害，因为他的生活习惯一塌糊涂，所以身体的气机乱糟糟的，脏腑升清降浊严重紊乱。肠道堵塞，浊气攻到肝胆就胀，攻到胃就口臭，攻到心就烦，攻到头部就晕，五脏没有一处得太平。

江老师说，五脏不平，六腑闭塞之所生。这句话教我们要养成脏腑相关的整体观。不能见脂肪，只懂得用山楂、决明子消脂，不能见肝，只懂得用柴胡、香附疏肝，应该懂得用脏邪还腑的整体观思路，知道肝与胆相表里，肝与大肠相别通，肝的邪气可以通过胆、胃、肠排出去。

江老师摸他脉象弦硬上亢，在大柴胡汤中加了香附、郁金、木香三味通胆管的药。原来这三味药能够疏通肝胆气机，打开胆肠循环的通道，使肝胆浊气归肠。

这商人说，哪味药是降血脂的？江老师说，没有一味药刻意给你降血脂。

这商人说，那我的血脂怎么办呢？江老师说，血脂是身体的浊气，只要脏腑通调，浊阴得降，何患浊气不去？保持每天大便通畅，就像每天都有清洁工扫大街一样，马路上还会乱七八糟吗？

果然这商人服了5剂大柴胡汤后，大便通，口臭减，胁胀消，头脑清。

江老师说，效不更方，再吃5剂。这5剂药再下去，这商人每天都有正常的大便。他说，这么多年没有这么舒服过，看来找对医生了。

江老师说，你自己才是自己最好的医生，你如果还继续熬夜喝酒，谁也治不好你。结果一个月后，这商人高兴地拿检查报告来说，我的血脂正常了！

江老师说，你回归了正常的生活，身体自己都有自愈能力，正常是很自然的。

健康是很普通的，现在的人之所以认为健康难得，是因为大家背离了正常生活，想通过钱、药物来换健康，哪有可能？你不通过规律的生活、规律地排便、规律地工作来养身体，再多的钱都没用。

身体需要的东西很简单，就是饮食有节，起居有常，不妄作劳，回归自然。

50. 口舌生疮

学中医的人要善于触类旁通，闻一知十。

当你知道肺中痰要通过降大肠，心火上冲要通过通小肠，肝经热盛要通过降胆胃肠，你自然能想到如果是脾经滞塞、火气上炎，就要通过降胃肠。

这个病人口唇经常溃疡，稍微熬夜，或吃一些煎炸烧烤之物，口腔溃疡就加重。病人不知道用了多少漱口药、外抹药，刚刚好了没多久，就又开始溃烂了。病人很担心会发展成口腔癌。

这是怎么回事呢？江老师说，还是离不开《内经》的一句话，叫脾开窍于口。当脾经有积热时，会通过口部发出来，所以口腔溃疡表面是口腔问题，其实跟脾脏郁积化热分不开。

江老师说，你平时思虑过度，又久坐不动。思虑过度，郁而化火；久坐不动则伤肉，所以你口腔肌肉溃烂上火。你只是不断地灭火，不找出火气上炎的源头去治理，怎么可能好过来呢？

病人听了心服口服，因为他是公司策划部里的成员，经常要做市场调查，穷智竭虑，同时还要到处跑市场，跟人谈话，有时一坐就是一上午。所以江老师帮他找到病根了，他不得不服。

江老师说，少思虑，多运动。并且教他站桩和快步走，动静结合，调理脾胃，同时给他开了泻黄散。泻黄散里既有防风、藿香畅脾郁，又有栀子、甘草、石膏降胃肠、膀胱之热，把脾脏积热引到膀胱、肠道排出体外。真是一个疏理脾气、清降胱肠的妙方。大家都知道栀子能够清三焦火从小便出，石膏能够降阳明之热从大便排。病人舌头还经常生疮，因为心开窍于舌，心火上炎要导赤下行，遂用导赤散清心利小便。把两个名方合在一起，共同起到清心脾、退火气的作用。

病人吃了 5 剂药后，口舌生疮消退，加上有了运动锻炼的意识，变得更加关注身体，勤于运动。不吃什么维生素片、钙片，也不再发生口舌溃烂了。

这真像古人所说的，脾开窍于口，心开窍于舌。如果脾经不滞塞，心火不上炎，自然口舌不生疮，溃烂处很快修复。

江老师说，你们看，是不是五脏不平，要调六腑啊？心经有热，用导赤散，里头有木通、竹叶，利小便下行。脾经有热，用石膏降胃肠之热下行。这样开通六腑排邪通道，五脏浊火得降，自然身心得安。

51、腰肾有湿热，利其膀胱

大家都知道运用脏腑相表里的整体观，使脏邪还腑来治愈五脏之疾的思路了。总而言之，要借助六腑排邪的通路，把五脏的浊毒排出体外，这样五脏就能得安，身体就能得强。

大家别小看排泄的通路，排泄不好，营养多了，反而会成为压力，现在人们普遍营养水平偏高，所以高血压、高血糖、高尿酸、高血脂之类的疾患纷纷不请自来。这时不是给身体再加强营养了，而是要加强身体运用营养的能力、排除糟粕的功能。所以表面上看，很多病是五脏的问题，其实跟六腑分不开。

古人讲推陈出新，你六腑不推陈，五脏怎么生新，怎么藏精华？如果六腑闭塞了，五脏怎么能安宁？

有一个司机，经常尿黄尿赤，口干口渴，小便有时涩痛，他有一个最大的问题就是腰部酸痛，走路都难受。他怀疑会不会腰椎间盘突出、长骨刺了？去拍片，医生说没有骨刺，是腰肌劳损。可用了一些补腰壮腰的药，没有把劳损治好，反而尿更赤、更灼热，心更烦，他就不敢再吃壮腰肾的药了。于是又去做检查，医生说可能是肾结石，拍片一看，没有肾结石，也排除了。那为什么腰还不断酸痛呢？走路连腿脚都迈不开。

江老师说，你这是湿热在腰脚。《内经》讲，湿热伤到筋骨肌肉，就会使筋骨肌肉废弛。病人说，那我该怎么办？

江老师说，你这是职业病，一开车就开几个小时，久坐不动，湿热下注，再加上开车比较费精神，耗气血，人一旦疲劳，气血不足，湿热会更加排不出体外。

这司机说，大夫，那你赶紧帮我把湿热清清。江老师说，不是随便搞点湿毒清，就能把湿热清走。这司机说，那该怎么办呢？

江老师说，你要配合运动，人不运动，就算是请扁鹊、华佗来下手又奈病如何。

这司机说，我天天开车，不也在运动吗？江老师说，你那是局部运动、相对运动，而不是整体运动、四肢伸展运动、跑步运动。

这司机听了笑着点点头说，我明白了。江老师给他开了四妙散，苍术、黄柏、薏苡仁、牛膝。这不是一派清利膀胱湿热的药吗？为什么没有用一些补腰肾的呢？

江老师说，肾与膀胱相表里，当膀胱排湿毒功能减退，肾代谢产生的湿毒不能及时排出体外，积在那里就是湿热湿毒。所以四妙散表面上是治膀胱湿热、下焦湿热，实际上间接达到治腰部酸痛、腿脚不利的效果。

果然7剂药下去，这司机腿沉腿痛腰酸之感，一天比一天减轻，每天慢跑半小时，最后症状完全消失了。刚开始他不敢把腿迈开大步跑，后来越跑腿部经脉越通畅，跑起来越轻松。他的邻居说，刚开始看你跑步时，拖泥带水像鸭子一样，现在看你一跑一跳，像兔子一样轻快了。原来这正是湿热去、腿脚轻利的感觉。

52、没有堵塞就没有压力

一句经典的话，就能够引出这么有效的临床思路、治病大法。

《内经》讲，五脏不平，六腑闭塞之所生也。这句话灵活使用，临证上能够开启很多思路，而古往今来，印证这句话的医案也非常多。所以当我把这些脏腑相关的整体观思路发表在博客上时，马上引来很多中医人士的赞赏。

他们纷纷说，这才是真正中医的思维，这才是用传统中医方法解决当今时代疾病的出路，这才是读经典做临床的精神。

有一个医生，看了文章后，心有感触。他说，我治疗了几例高血压，病人脉象弦数，烦躁，便秘，头痛目赤，都用当归龙荟丸，有龙胆草、芦荟清肝胆热，又有大黄通大便，排肠毒，给肝脏压力一条出路，很快就见效。特别是高血压，脉象弦数，脾气大，目赤口苦的，用上去没有不立马见效、立马减压的。这是什么道理呢？就是《内经》讲的，五脏不平，六腑闭塞之所生也。

现在很多高血压的病人，饮食肥甘厚腻，肠道堵得严严实实，血管压力就增加了，处于膨胀状态。血管压力越大，就越危险，一旦破裂出血，就有脑梗、心梗之危。所以给五脏减压是最好的治疗途径，而不是一味地在指标上降血压，搞对抗治疗，而是通过治病求本，给肠道减负，让压力自动降下来，这才是顺五脏之性的自然疗法。

没有堵塞就没有压力。就像你在城市道路上开车，交通顺畅时，你会觉得开车特舒服，人不烦，气不躁，没有压力。当马路上有交通事故，或者堵塞，你开得不顺畅时，或者上下班车多拥堵，你就会开得很郁闷，很烦躁，觉得压力很大。一旦堵塞疏通，人立马轻松。对于身体而言，一旦疏通脉管、肠管的堵塞，血压自减。

治高血压，眼睛不要只盯着血压，而是要看周身管道是不是通畅。如果四通八达，肠道脉管没有堵塞，压力就很容易降下来，五脏也不会受害那么大。这完全是从《内经》里领悟出来的降血压大法。

看似每个时代产生各种千奇百怪的新病，但人还是人，还是升清降浊，道法天地，还是用五脏藏精气，六腑排糟粕。这个大常规只要不变，身体就不会生病。如果这个大常规变了，身体当然就会有各种乱七八糟的病。

所以治病一定要知常达变，知道脏腑常规是怎么升降，你就知道各种病变该怎么治，你就不会今天害怕高血压，明天又头痛、脂肪肝，后天又觉得皮肤病难治。其实大道至简，你能够顺着五脏六腑之性去调，就得到了中医的要领、治病的心法。

53、肝胆循环

有一个医生在博客上留言说，这脏腑相关的整体观思路太好了。我治疗了一例脂肪肝的病人，经常头晕，眼睛红赤胀痛，在医院检查有胆囊壁毛糙、胆囊炎。

我就想到肝胆相表里，肝经的浊热可以通过胆道排于肠中。当胆管堵塞，不能脏邪还腑，胆肠循环不通畅时，肝中压力大，脾气就大。肝气上通于头脑，肝中压力一大，头脑就容易晕痛，肝开窍于目，眼睛胀痛看似眼睛问题，实则跟肝脱不了干系。这病人刚开始用止痛片，又用眼药水点眼，还吃安眠药，因为整天头晕痛，眼胀，睡不着觉，都是治标不治本。

我就跳开肝来治他的胆，根据"五脏不平，六腑闭塞之所生也"理论，给他用黄连温胆汤，清降胆肠，配合常用的通胆肠三药——木香、郁金、香附。

1剂药眼胀消，2剂药头晕减，3剂药下去，睡眠安。病人来找我，觉得不可思议，这是什么神药？早知道效果这么好，以前就不用走那么多弯路了。

当江老师看到博客上这些医生的反馈，高兴地说，中医传播不仅是普及大众，更要把医学精髓传到每个医生手中，培养种子、传播者。

当这些中医人自身素养提高，见识开阔，临床水平不断上升时，人们看到了疗效，中医就不会被人误解，中医才能真正传播开，中医才能真正扬眉吐气。不然的话，你一味地说中医好，临床拿不出好的疗效也不行。

一味地迷信中医，盲目吃药也不是办法。只有培养出真正的传统中医，培养出一些能代表中医的医生，那么中医的威望自然提高。不需要刻意去宣传，自动就能够传播开来。现在人们普遍不是很信服中医，最大的原因不在于大众，而在于中医的继承人。中医的继承人应该勤求古训，博采众方，并且善于思维，善于临床，取得好的疗效。这样经典不会被高高摆在书架上，而能够灵活运用于生活与临床中，那你就能够真正接通古圣先贤智慧的地气。

54．鼻炎排脓汤

江老师常到妇科、耳鼻喉科去会诊，去会诊就少不了交流经验。西方人说，你有一个苹果，他有一个苹果，大家交换之后，各自还是一个苹果。但是你有一个思路，他有一个思路，大家相互交换后，就有两个思路。

中医就是这样，它不仅是一种医药，更是一种文化，一种思想。如果你故步自封，不分享出去，也很难得到别人的优秀经验。所以江老师对自己的临床经验从来都是不保守的，对于很多医家秘而不宣的东西，江老师都看得很平常。

江老师认为，现在的中医传播普及弘扬都来不及，怎能还要去吝啬这些东西呢？老祖宗留下来的宝贵经验太多了，如果想用，一辈子都用不完。一个懂得分享传播知识的人，他将拥有更多的知识。这里江老师就讲到一个治鼻炎的方子。

大家都知道慢性鼻炎非常难治。江老师到耳鼻喉科会诊时，跟一个善治鼻炎的老中医交流，这老中医说他治反复难愈的慢性鼻炎，用一个方子，随证加减，连服15剂，效果颇佳。

江老师向他请教是何方，这老中医也不保守，因为他也知道江老师帮助科室救治过不少病人。原来这个方子就是鼻炎排脓汤。方子由黄芪、天花粉、茯苓、白术、桔梗、甘草、皂角刺、白芷、桃仁、苍耳子、辛夷花十一味药组成。

江老师把这鼻炎排脓汤试用于临床，治了几十例慢性鼻炎，有效率达到九成以上。真是个不错的方子，不愧为老中医十年磨一剑的经验。

江老师说，慢性鼻炎反复久治难愈，跟体虚分不开，所以这里用一派扶正之品，黄芪、白术、茯苓、甘草，补气排脓，托毒外出；加上桔梗能加强排脓功效；而像皂角刺、桃仁、白芷之品，能够迅速破开脓浊排泄的通道；至于苍耳子、辛夷花，引药入鼻，使药物更有方向性；天花粉润燥，防止诸药燥伤，又有利于排脓外出。

有一中年男子，两年前反复感冒几个月，感冒好后就留下鼻塞、流浓鼻涕的症状。他觉得这是感冒后遗症，也没怎么理会，就用各种滴鼻剂，来帮助鼻子通气。可是滴久后，发现没有这滴鼻剂就难以呼吸，鼻子老是流浓鼻涕，还经常头晕。天气温暖些，身体就好些，天气一凉，流大量黄色或白色的浓鼻涕。医院诊断说是慢性鼻炎。但是按常规慢性鼻炎治疗了半年多也没治好，更加怕天气变化，天气一变化鼻子就容易出问题。

江老师一摸他脉象濡弱，就知道是体虚没法排病气，正虚引起邪气久恋。《内经》讲，脾胃虚则九窍不利。一个人脾胃之气不足时，九窍容易闭塞，管道变得狭窄，所以脾胃不仅给五脏六腑提供营养，更给五脏六腑提供元气。

后来一问，这病人容易拉肚子，不敢吃凉的东西，一吃就肚子痛，明显是一个脾胃虚的问题。如果盯着鼻子治，怎么可能治好呢？

这时江老师便选用鼻炎排脓汤，用补气排脓的大法。因为黄芪在《神农本草经》里记载有排脓浊的功效，所以重用黄芪50克，配合白术、茯苓、甘草，大补脾气；加桔梗引药上行，令土能生金；再配合苍耳子、辛夷花，令肺开窍于鼻功能加强。同时加几味能够流通气血津液的药，比如白芷芳香之气特浓郁，能开气道；桃仁能破瘀血；天花粉流通人体的津液；皂角刺善于透刺，有刺皆消肿，能够把鼻子的肿包通透开。

就用鼻炎排脓汤原方，才吃了 10 剂药，病人鼻塞顿开，头脑清醒，能辨别香臭，天气突然变冷，鼻炎也没有发作，稍微吃点凉冷东西也没有拉肚子。他高兴极了，又服了 10 剂药，终于把鼻炎断根了。

江老师说，看来治鼻炎，还要五脏辨证，上病下取，看到七窍上面的问题，要想到五脏下面的原因。如果病人短气乏力，疲劳倦怠，属于一派脾虚少力症状，你就要通过大补脾胃之气，才能排脓外出。如果病人中气还行，你就把排脓外出祛邪的药物加重，比如白芷、皂角刺、苍耳子、辛夷花。

一个方子是灵活的，你可能看到不同的鼻炎病人都用同样的方子，但你没看到里面的剂量是不同的。在里面扶正的药物和祛邪的药物就像方向盘，调这两方面，就能以不变应万变。

现在很多人说古方不行了，不是古方不行，是因为你没有把这方子灵活辨证用好，究竟扶正为主，还是祛邪为主？药物剂量该如何拿捏？这都需要具体问题具体分析，需要到临床中去检验这真理。

55. 桂枝茯苓丸治子宫肌瘤

县医院里有一个妇科高手，治疗妇科杂病很有一手。他用一首桂枝茯苓丸治疗子宫肌瘤，用得出神入化。别人用的时候效果不怎么好，可这方子在他手中，效果却特别好。大家不得不思考，这究竟是药方的作用，还是人的作用？

这妇科高手说，刀不都是锋利的，要看在谁的手中。如果在普通人手中，很快就会被砍钝；如果在庖丁手中，就能游刃有余，极为锋利。

也就是说，学中医，学古方，最后不是用死方去套病治病，而是人要灵活地使用方子去治病，治病的是人，而不是方子。

有一个子宫肌瘤的病人，吃了不少桂枝茯苓丸，肌瘤也没有消掉。后来病人找到了这位妇科高手，他还是给病人吃桂枝茯苓丸，不过加上了小金丹。结果肌瘤很快就消掉了，为什么有这么好的效果？

原来这子宫肌瘤的妇人，脉象沉取带涩，有硬结，说明瘀血板结得深，就要加强活血化瘀的力度。在月经期间服药，顺着月经把瘀血逐出体外，就像兵法里讲的因势利导之意，可见用药的时机很重要。

江老师跟他谈桂枝茯苓丸的组方思路时，这妇科高手一两句话就把里面的道理点破了。他说，《内经》讲，寒、汁沫与血相抟，则病合凝聚不得散，而积成矣。这就是说，子宫受寒，寒气一包裹，把汁沫和血包成一块，汁沫就是津液，汁沫和血被包成一块，就变成瘀血、痰饮。所以这积块能够成长的前提条件是，有寒包裹着痰饮和瘀血，三大条件缺一不可，这三大条件也是构成身体很多积块的道理所在。如果寒气偏重的应该温阳散寒，痰饮偏重的应该渗湿化饮，瘀血偏重的应该活血化瘀。

同样一个子宫肌瘤包块，里面的病理性质侧重不同，用药的剂量也会有所不同。

江老师向他请教桂枝茯苓丸治疗子宫肌瘤以及各类妇科癥瘕积聚的道理所在。这妇科高手说，桂枝茯苓丸虽只有五味药，却都是针对寒气包裹痰饮、瘀血这个大病机的。桂枝能够解表，把寒气的外衣撕开解散；而茯苓是什么作用？它入三焦化饮，能够把痰饮水湿淡渗开来；至于桃仁、赤芍、牡丹皮这三味药，更是专对于瘀血而设，它们可以破血逐瘀，令气血对流。所以五味药就有三方面作用，分别为温阳散寒，化除水饮，驱逐瘀血。这样局部的积块，也就是子宫肌瘤之类的东西，就能慢慢消散。

我一听，豁然开朗，这中医治病原来这么科学。疾病的形成就像化合反应，寒气加上痰饮、瘀血，包裹在一起，化合成积块而成子宫肌瘤。桂枝茯苓丸令阳主气化，水饮流通，瘀血化散，这些积块又重新分解成浊阴，被排出体外，那么积滞在子宫里的包块就没有了。

江老师点点头说，你这样分析很好。中医就需要科学的思维去弘扬，需要辨证入细入微的精神，需要用药精准的态度。之所以这妇科高手治疗子宫肌瘤收效甚佳，那是因为他善于品读《内经》《伤寒论》，活用古方，勤求古训。

56、盆腔积液特效方

盆腔积液也有特效方。哪种类型的妇人容易得盆腔积液呢？那些穿短裙，喝冷饮，阳气又不够的，身体津水流动不利，停在局部就是积液。所以所谓的积液，说白了，就是一摊水。这摊水会影响三焦气化，导致局部不通则痛。如果你家门前有一摊水，你会赶紧想办法把它清走，不清走的话，你进出家门都会觉得很不方便。所以盆腔积液的妇人，容易腹胀，甚至痛经。

这妇科高手说，我用五苓散配合小茴香加减变化治疗各类盆腔积液数百例，效果颇为理想。

江老师说，这是一个金刚钻，是一个好经验。五苓散本身是治水方，助膀胱气化，令水津四布，而小茴香能行气化水。中医认为，气行则水行，气停则水停。气机动力不够而郁滞时，局部津液走不动，就会停而为积液，所以中医就要用助气化行水的汤药。

江老师说，小茴香这味药用得好。小茴香是种子类药，诸子皆降，善入下焦，而且它性温，能气化，所以这小茴香就跑到下焦去，把那些积水冷气化掉。

有个妇人，腹中经常冷痛胀满，一吃水果或冷饮就加重，每次月经来时都会痛经。这妇人去做妇科检查，发现有盆腔积液，就来找中药调治。

江老师给她用了五苓散原方加小茴香，因为她舌体淡胖，舌苔水滑，所以温阳化水。结果3剂药下去，积液冷气化掉，腹中不胀满、不冷痛了。再做检查，奇怪，怎么积液全消失了？连医生都惊讶，是什么方子把积液这么快给消了呢？

这病人跟检验科的医生说，吃了中药。大家不禁啧啧称奇，中药治盆腔积液，效果也这么好。

其实盆腔积液只是一团阴水，阴水非阳不气化，只要病人下焦阳化气功能够强，阴水自然留不住。就像阳光明媚，地上还会有坑洼积水吗？所以对于盆腔积液的病人来说，要懂得过一种温暖阳光的生活，要远离生冷凉饮，还有空调。

57、海马三七汤治跌打损伤后遗症

有个小伙子在网上说，他开摩托车撞到电线杆上，手和小腿都摔伤了，头部也擦破了皮。后来伤口愈合了，但是留了一个后遗症，就是伤口处老容易痛，稍微劳累或熬夜，伤口处就痛得厉害，手和脚都疼痛难耐。

这小伙子挺喜爱中医的，就在网上到处留言寻医问药，请求帮助。小伙子以身试药，试了十几剂药，都没什么效果，有些药吃了还拉肚子。

他看到江老师博客发了些个人原创的中医文章，知道江老师的水平一定不错。可是江老师一般对网上的求诊者只给建议，不出处方。

因为中医离不开四诊合参，看病要望闻问切，你没有详细地诊断把脉，不能随便给病人下药出方。这既是对病人的负责，更是中医的一种认真态度。

可是病人却说他在北京，要到南方来不容易，问有什么安全的食疗方？我把这件事告诉江老师时，江老师说，安全的食疗方是有，对于骨伤后的修复效果不错，就用海马和田七两味药打粉，配瘦肉一起煲汤，瘦肉要剁碎，连吃十天，强筋健骨，活血化瘀。

于是我在博客上公布了这个小经验，这小伙子立马采用了。十天后，他在网上留言说，这方子太好了，吃了后，伤处后遗症疼痛基本消除，偶尔熬熬夜，也没有再痛。本来小伙子对中医都失去了信心，吃了那么多中药方子都没有效果，那是因为不对证。用这小招法一试反而有效果，那是因为对证了。

所以说中医药有没有疗效，关键要看处方用药有没有对证，如果符合病人体质、疾病的，那么小小食疗方也可以大大减轻病痛。

58. 喉源性咳嗽

江老师在他的笔记里写道，学中医就像学道，需要沉潜内敛，不受干扰，并且一门深入，长期熏修，才有可能问道医学巅峰。现在很多中医学子，心难沉，气难静，老想一下子找个金刚钻、偏方秘方、铁饭碗，就吃一辈子。

江老师说，怎么可能有这种事情呢？不是方子在治病，而是人在治病，人没有智慧，再好的方子也没有用。你叫一个没有任何武术根底的人，左手拿屠龙刀，右手拿倚天剑，也打不过一个武功高强，拿个扫把的人。所以中医最宝贵的不是偏方秘方，而是一种破解疾病的思维。

有一例反复咳嗽的病人，先是吃西药止咳消炎，咳嗽不止，后来找中医，从五脏辨证，又是培土生金，又是引火归原，又是疏肝理气，但是咳嗽始终未得治愈。

这病人找到江老师，江老师看他的病历本上有十几首出名的治咳嗽良方，比如止嗽散、清燥救肺汤、小青龙汤、射干麻黄汤，但是这些方子吃了都没有效果。我们不能怪方子，应该不是方子的问题，而是人用药思路的问题。

于是江老师仔细问诊，发现病人有一个特点，就是每次咽喉发痒时就会引发一阵咳嗽，很难止住。特别是骑摩托车后，晚上咳得难耐，睡不着觉。

江老师说，这脉象又带点浮，乃风邪袭表，风胜则痒。你这是喉源性咳嗽，也就是说按常规的肺气通于咽喉，按肺咳来治是治不好的，这是咽喉有邪风引起的咳嗽。难怪骑摩托车，或抽烟厉害时，咳嗽必然加剧。那该怎么办呢？

江老师随手开出祛风止痒的药，比如荆芥、防风、薄荷、蝉蜕、僵蚕。然后考虑到这些药虽然能祛风，但是并没有针对性、方向性，必须要加上药引子。俗话说，兵无向导不达贼境，药无引使不至病所。用药没有一个引导，就很难达到病所。这时江老师又加了桔梗甘草汤进去，这可是专门引药至咽喉的一组对药。

把前面五味祛散邪风的药力集中作用于咽喉，病人吃了 1 剂药就感到有效，咽喉发痒减轻，自然咳嗽减少，连吃5剂药，就很少迎风咳嗽了。

真是太巧妙了，常规内科书籍里哪有这样的记载，这都是临证之中灵犀一点的体会。如果不是这种治病求本的中医思维指导，怎么能够对这么疑难的咳嗽直接用药，击中病机，把病治愈？所以学医不仅要背各种汤方，更要有这种宝贵的思维。一种治病求本的思维，往往比十个百个偏方秘方更管用。

59. 辨阴阳，效果彰

有个老人，腿脚严重抽筋一年多了，根本不敢伸直，晚上睡觉，常常一个动作不注意，脚就抽筋，难以入睡。严重时白天也抽筋，连站立走路都不能，不得不拄拐杖。他到医院检查，说是缺钙，于是用最好的补钙药，抽筋也没有治愈。

他就到中医院看中医，中医给他开了芍药甘草汤，这可是治疗寻常抽筋的名方，但是奇怪的是芍药甘草汤下去，抽筋还是没能得到缓解。唯独在针灸科用艾灸足三里可以稍微缓解缓解。这病人不得已又来找江老师。

江老师一听病人的主诉，就笑着说，张仲景讲各随其所欲而治之，你身体怎么舒服，就用什么办法。其实病人在口述病情时，已经把治疗的大法告诉大夫了。

比如这病人晚上抽筋加重，明显属于寒，而且病发于老年，明显属于阳虚。再加上艾灸足三里，抽筋能减轻，吃补钙药和芍药甘草汤不能缓解，说明不是缺钙缺营养的问题，也不是肌肉的问题。那是什么问题呢？是阳气的问题，是身体吸收营养、运化水谷精微的问题。老年人体虚，脾胃不足，不能把水谷精微运到四肢去，脾主四肢，主肌肉功能减退，才出现这种反复难愈的抽筋。

一旦弄清楚病因，江老师就给他开了附子理中丸，这方子看起来跟抽筋完全不搭边。但老人家吃了就舒服，晚上睡得好好的，没有抽筋。这样附子理中丸就成了他专治抽筋的秘方。他每天只需要吃附子理中丸，就可以保证很少抽筋。

我就很奇怪，问江老师，不是说抽筋用芍药甘草汤是特效方吗？江老师说，没有特效的，只有辨证的。芍药甘草汤对于阳亢的抽筋，它能够酸甘化阴柔缓，有效果，但对于阳虚的，属于寒证的，效果就不理想。所以张仲景在芍药甘草汤基础上加附子，吃了拘挛就会得到伸展。这也是《内经》里诸寒收引皆属于肾的道理。

我听后马上茅塞顿开，原来治抽筋眼光不要只看在筋肉上，还要看到阴阳这个层面上，中医不是在治病名，而是在治阴阳，不是在理疾病，而是在理阴阳。

只要阴阳得辨，其效必彰。

60. 食积咳嗽测试

博客越来越火，谈医论药的人多，求诊问病的人更多。我一般会跟江老师先商量一下，江老师把大致问题的要害讲明，我再在网络上跟他们交流。

有一个小孩子，一到晚上睡觉就咳嗽，两个多月了，用各种中西药治疗效果不理想。又拍片又抽血，都没有发现异常。孩子睡觉不好，吃饭不香，身体老是微微发热。孩子的父母在网上说，用了急支糖浆、蛇胆川贝液等十余种中成药，夜咳仍然不减。

江老师说，这种情况不能随便给方药，不能把小孩子的身体当小白鼠试验。

我说，那该怎么办呢？江老师说，给一种思路，而不是给一个方子。

我说，那用什么思路呢？江老师说，小孩子肝常有余，脾常不足，百病总离不开这个大方向。小孩子发育期间，容易饥饿，吃东西又没有节制，很容易吃饱吃撑，消化不了，这些食积滞塞在肚子里，不能运化消除掉，就会影响到肺。

我不解地问，食积怎么会影响到肺？按道理应该先影响到脾胃。江老师说，你看《内经》里不是有句话吗，其寒饮食入胃，从肺脉上至于肺则肺寒。这就是说吃的这些食物，如果积滞在胃肠中，它会循着肺脉，影响到肺。

胃肠中怎么有肺脉呢？原来《内经》里讲肺手太阴之脉，起于中焦，下络大肠，环循胃口，上膈属肺。这是说肺脉是从中焦往肺走，在胃肠周围绕了一个圈。所以很多肺病的原因在于胃肠，要调理胃肠，胃肠如果食积，伤于寒凉饮食，肺就会表现为咳嗽。肺的咳嗽不是病因，只是疾病的结果，而胃肠积滞才是病因。所以止咳化痰不能根治疾病，必须调理胃肠，去除积滞，才有助于治病。

我又问，可在网上我们又不能开方用药，怎么办？江老师说，可以测试他属不属于食积咳嗽。我有些不解，怎么测试？这个我可没学过。

江老师看我不解的样子，便笑笑说，如果属于食积咳嗽，只要不吃饱、不吃撑，咳嗽就会减轻。所以你可以建议孩子的父母，让孩子晚上别吃夜宵，平时不吃零食，这两三天只吃七分饱，给胃肠腾出空间，看看胃肠消化功能加强后，咳嗽会不会减轻。如果减轻的话，那就把这种咳嗽按照食积咳嗽来治。

我马上把这种思路写到网上去，结果这孩子的父母看到后，觉得自己孩子天天吃零食，很有可能是食积咳嗽，为了治病，就把水果、零食停掉三天。孩子居然安睡如常，偶尔咳两声，也不影响睡觉，没有像以前那样，一咳就连续不断，咳得没法入睡。

现在晚上吃到七分饱，也不吃那些乱七八糟的零食后，睡觉不踢被子了，手也不露在被子外边了。这孩子的父母高兴得不得了，说，医生真神，在千里之外就能够洞晓我孩子生病的原因，还没有用药，就把我孩子的病治好了一大半。

江老师笑着说，吃出来的疾病，还要在饮食上把关。张仲景很早就看到了这点，他看到很多生病的人，用药刚刚治好，乱吃东西，把脾胃吃伤，病又回去了，于是提出了损谷则愈的治疗思路。也就是说，要减少饮食，给胃肠休息，腾出空间，恢复胃气，同时可以适当用些消食化积之品，把那些高蛋白、高脂肪等各种难以消化的食物消磨掉，脾胃才会轻松，疾病才能得以根除。

最后结果大家都猜到了，这咳嗽的孩子就吃了一盒保和丸。像这种消食化积的药，压根儿就不是治咳嗽的，却把他的咳嗽根治了。

孩子的父母立马成为江老师的粉丝，非常佩服中医审证求因、辨证论治的思维。如果不是对因论治，这个咳嗽你吃多少止咳药都治不了，既花冤枉钱，也吃冤枉药。

而我感触最大的就是江老师对人体经络非常熟悉。如果你不知道胃肠和肺经络紧密联系，你就很难想到为何吃伤脾胃会引起小儿咳嗽。所以江老师反复强调，经络学一定要好好学，经络是人体脏腑表里之间联络的通路。一个出租车司机，一定要熟悉城市的道路，才能开好出租车。而一个医生，一定要很熟悉人体的经络走向，才能够分析病因丝丝入扣，用药才能直至病所。

61. 试探疗法——慢性咽炎

试探疗法，这是一种学医者在病证难以明白、举棋不定的时候的投石问路之法。

网上有一例慢性咽炎的病人，喝了很多凉茶，也吃了抗菌消炎药，咽喉还是隐隐作痛。一旦疲劳过度，咽痛就加重，这病人以为上火了，就搞点三黄片、大黄苏打片之类的吃吃。如此迁延日久，咽痛老是不能除根。他在网上寻医问药，请求一些下火良药。

江老师说，一般咽痛病属于火，但不是所有的咽痛都属于火，而且火也有实火、虚火之分，不能一概而论，见火清火，否则凉利太过，则会伤及无辜，导致最后无火可泻，就会泻伤正气。

这个病人有一个特点，就是睡觉时容易口中泛清水，稍微吃饱点，口中泛清水就更厉害。江老师说，就凭这点说明他咽喉疼痛不全是实火，必有虚寒夹杂其中。该怎么办呢？不可能隔空开药，也没有悬丝诊脉。

江老师说，这样吧，为了验证他是寒是热，我们可以用药一探，让病人拿一小片肉桂，含在嘴里，如果他喜欢，含了舒适，说明他的身体需要这些温热之药。而且肉桂厨房里就有，很容易得到。

病人看了这个建议后，马上试验，发现嚼了肉桂、生姜后，反而觉得咽喉舒服。

按常规，咽部炎症多属于热证，肉桂乃热药，这样下去无异于火上加油。可是服用后反而觉得温暖舒适，说明他这种咽炎久而不愈，属于虚寒。

一旦明确了，江老师就建议病人试用桂附地黄丸，因为这病人的慢性咽炎久而不愈，是因为服用了太多的寒凉清热药及消炎药，才导致身体一派阴霾，电闪雷鸣。看似火，实际上是阴火，只要把阴霾驱走，恢复晴天朗日，自然没有一派电闪雷鸣之象。而把阴霾驱走，最好的方式莫过于制阳光。因为制阳光，可以消阴翳。

一盒桂附地黄丸还没有吃完，病人就在网上反馈说，我吃了这么久的药，没有吃过这么舒服的药。吃完这药，胃口大开，身体暖热，咽中闭塞梗堵之感好像一下子消失了。后来他的咽炎也很少再发作。

看来这病人的咽痛不是因为火多，而是因为寒凉，反复用下火药不效，换一种思路，用温阳药、健脾药，把阴霾驱散，电闪雷鸣之象消失，换来晴天朗日，反而阴火不再。

江老师说，学中医，一定要执两端而用中，不能一条路走到黑。一个医生用药要能升能降，能寒能热，能阴能阳，这才叫中医。如果只懂得下火，那不算中医；只懂得扶阳，也不算是中医。像方向盘必须懂得左右旋转之道，才能执中调和，归于正常。

62. 用肉桂粥投石问路

又有一个妇人，眼睛老是红肿溃烂，三年多了，不知道换了多少医生，用了多少药物都没有治好，眼睛都快看不见了。绝大部分医生都说，这是火气上炎，应该用下火药，用清热解毒的药，都是一派菊花、桑叶、密蒙花等眼科常用药，效果也不理想。有些医生看得深一点，认为肝开窍于目，这可能是肝肾阴虚，所以目暗不明，眼眶周围红肿溃烂，就用杞菊地黄丸，可吃了后眼睛稍微好点，不吃了又恢复原状。总之，没有什么大的进展。

她的孩子一片孝心，就在网上到处求医问药，得到很多治疗思路，但却不知道用哪个好。换来换去，不过是不同的下火药、清热药、明目药、补阴药，基本上没有人敢用温阳药。大多数医生认为，目赤溃烂都是火性炎上。

唯独江老师问得比较细，病人说她溃烂之处色偏白，而且带点粉红，不是剧烈疼痛，而是隐隐作痛，久久难愈。这明显是一个虚痛，一个脾不长肌肉，一个阳不主光明。江老师说，治疗思路还是要温阳培土，加上补虚固本。

可是网上不能随便用方，所以江老师出了一个主意，叫病人打些肉桂粉，拌在粥里喝。肉桂是厨房里的调料，吃后胃会暖洋洋的，如果病人病症属于热火，就会加重病痛；如果属于虚寒，就可以减轻病痛。

结果病人喝了肉桂粥，觉得好像雪中送炭，眼睛亮了些，她就坚持喝了五天，越喝越舒服。最奇怪的是，眼部红肿溃烂之处居然开始长肉。而且以前一到晚上，眼睛灰蒙蒙的，看不清，现在稍微能够看得清晰些了。病人大喜。

江老师说，投石问路投对了。很多人就奇怪地问，肉桂一派阳火，怎么能治疗目眶红肿溃烂，甚至眼花，都快看不见了？

江老师说，人年老，阳气亏衰，就像太阳将下山，周围都开始昏暗，这时加点温阳之药，使阳主光明功能加强，所以目暗复明。而且中医认为阳生阴长，虚寒之地，草木难生，温暖之处，草长莺飞。人体肌肉亦复如是，当你老用消炎药、下火药，令肌肉火气得消，也伤了阳气，所以溃烂处迟迟难以修复。这时换一种思路，辅助阳气，使阳生阴长，肌肉就能慢慢丰满，修复过来。

后来江老师就建议病人用肉桂粥送服补中益气丸，加强脾主肌肉功能，眼眶周围红肿溃烂彻底修复，眼睛看东西恢复正常，而且睁眼也有力了，眼皮也不会耷拉下来了。

原来用这温热药能够治疗目疾，是因为病人本身虚寒，又误服凉药过多，导致冰伏邪气，令气血凝结，局部瘀滞，这时用温暖之药，如春阳融雪，雪中送炭，使得凝血消散，眼部血液循环加强，新陈代谢加快，张开闭合就有力，看东西就清晰了。

63. 乳腺小叶增生

有一个乳腺小叶增生的妇人，生完小孩后，因为奶水不够，就没有哺乳。一年后发现双侧乳房胀痛。妇科医生检查，发现乳房周围出现大量扁平状的小结节，推之可以移动，诊断为乳腺小叶增生。可病人服用了逍遥散、橘叶茶，还有乳块消等中成药，乳房胀痛仍然不缓解，那些乳房小叶增生结节仍然没有散开。

按常规，郁者达之，结者散之，用这种疏肝破气、解郁散结之品，应该很快就能缓解乳房周围胀痛，把结节疏散开。于是医生怀疑乳房会不会长了肿瘤，到肿瘤科一检查，发现没有肿瘤的迹象。

每每劳累过度，或生气烦躁时，乳房胀痛加重，或者月经前胀痛复发，一胀起来饭吃不下，睡不安稳，要几天才能渐渐平复。平时老觉得短气乏力，还容易烦躁焦虑。身体越差，脾气就越大。这妇人平时也上网，就把她的病情写出来了。

江老师说，常规逍遥散没效，不是说用疏肝理气的药不行，而是病情比较复杂，不纯是气郁，必然有痰饮、瘀血包裹其中，中医叫作气凝其痰血，那些过剩的奶水排泄不畅，堆积在局部，就会成为结节。这些东西在中医看来，就叫气凝痰血。所以疏肝理气之余，还要考虑化痰活血。

果然病人说，平时多痰，稍微吃饭吃饱点，痰就咳吐不完，而且身体略微肥胖，肥人多痰湿，所以治疗上要考虑到这点。

于是江老师便建议她少吃荤，多吃素，因为鱼生痰，肉生火，青菜豆腐保平安，吃清淡的东西人容易饿，人一饿，身上多余的脂肪就会燃烧为其所用。如果人一饿，就拼命吃东西，就没法充分动用到身上的脂肪，反而会因为吃东西过多，而不断囤积脂肪，越来越胖。

病人按江老师说的吃素，稍微加以扩胸运动，胸胁胀满疼痛之感居然减轻了一半。江老师说，如果清淡的素食能减轻她的病痛，说明她身体的乳腺增生、乳房包块确实是痰浊凝聚，而且通过吃素，她的痰变少了，也可以证实这一点。

投石问路成功，就教病人用逍遥散配合半夏厚朴汤，一方面疏肝解郁，一方面化痰降气。并且配合中成药小金片，破痰逐瘀。病人连服了半个月，胸中开朗如晴空，呼吸顺畅，胁下胀满感彻底消失，再一摸，乳房的结节包块消失了。

这妇人高兴得不得了，到处寻医问药，治疗效果都不佳，在网上却碰到了贵人，所以她把她的治疗过程发到网上去，让那些看到的人都有启发。

原来乳腺小叶增生不纯是气滞，还有可能伴随痰饮瘀血，所以单纯行气效果不佳时，要考虑到化痰活血，这样病理产物才能被彻底清走。就像地上有些灰尘，用扫把轻轻一扫就干净了，如果板结了一些砂土，就要用铁铲，扫把是没法把这些板结的砂土扫走的。对于久病结块的乳腺小叶增生，不仅有灰尘，还有砂土，所以用逍遥散就像扫把一样，可以扫其灰尘，半夏厚朴汤和小金片就像铁铲一样，可以铲其砂土。这样灰尘得扫，板结砂土得铲，地面恢复清洁，乳房结节则消无芥蒂。

64、守得云开见月明

心脏病可以说是当今人类最大的杀手之一，冠心病的病人越来越多。人老就老在心脏上，当心脏周围被痰浊瘀血堵塞，本身搏动动力又不足时，人就会变得心慌短气、胸痛，所以很多心脏病的病人，阴雨天加重，或者情志不畅、劳累过度时，容易心慌心悸发作。

很多人以为心脏病只是心肌缺血，心脏动力不足。其实有很大的原因是由于心脏负荷加重，每个人心脏承受的压力都是有限度的。肥胖，劳累过度，都会加重心脏压力，使心脏跳动步履维艰。

这个冠心病的老人，经常心慌短气，上下楼梯都要歇好几回，长期服用复方丹参片等药物。他身上还携带着速效救心丸，胸部痹痛厉害时，就赶忙拿出来含服。但是这些药物都是暂时缓解心悸、胸痹，随时还可能复发。病人看了很多中医，像天王补心丹、复脉汤、桂枝汤这些常用的治心脏的方药，通通都用遍了，但还是很容易胸痛。有时没有任何原因，就会胸部痹痛，心跳加速。

江老师说，常规的心肌缺血、心脏动力不足，用桂枝汤配合四物汤效果挺理想的，但是如果有痰瘀阻塞在心脉周围，就像一个机器很久没有使用，周围都是锈垢，或者把机器丢到泥潭里，粘满泥浆，转动不起来，不是机器动力问题，而是机器没有上油，没有把锈垢泥浆除掉。有时减少心脏周围的痰瘀挡道，就是对心脏最好的保护。

果然这老人家咳喘多痰，不仅有心脏病，还有慢性肺病、支气管炎，咳吐白痰，特别是稍微吃得饱点，痰就更多，吃得油腻、咸些，痰就咳吐不完。

江老师说，问题就出现在这里，痰生百病食生灾，一口痰如果堵在心脏脉络，气就顺不过来。特别是中老年人，不治痰很难恢复心脏正常功能。痰对于人体五脏六腑来说，就像机器的锈垢，对于机器而言，那可是相当大的阻力。有一分阻力，心脏就有一分压力；减轻一分阻力，心脏就有一分动力。

有时不是给心脏加强多大动力，而是要给心脏扫清障碍。好比同样的车，为什么开在坑坑洼洼、泥泞的道路上就特别慢，而开在柏油路、高速公路上就特别快？在柏油路、高速公路上行驶的车寿命都长，而在泥泞坑洼、阻力大的道路上，车的寿命都缩短。所以治心脏要看周身心脉所过之处是不是一派痰瘀挡道，有重重阻挠，如果有的话，先别忙着强大心脏，把这些痰瘀挡道清除了，障碍一减，心脏动力自然加强。

江老师先叫这病人减少饮食，减少五脏的压力，饮食清淡，每顿只吃一个菜，少油少盐。病人连吃了近一个月，发现痰少了，心慌胸闷减轻了，胸部痹痛偶尔发作，但很快就过去了，肚子也没有那么胀、那么堵了。

江老师说，这就对了。没有强大心脏，通过简单的素食粗粮，把他五脏的痰浊瘀血洗掉一大半，剩下的那些顽痰积瘀就要靠药物来化除。这就像洗碗，开始用清水一冲，有七八成干净了，但碗底还有一些积垢，必须要用瓜布或钢刷，把这些积垢刷掉，碗才会彻底洁净。这时江老师就用瓜蒌薤白桂枝汤，有桂枝、白酒强大心脏，瓜蒌、薤白、枳实、厚朴从心胸往肠腑把痰浊扫下来。病人吃了 5 剂药，觉得心胸大开，胸部痹痛很少出现了。

江老师说，胸痹病人好得没有那么快。病人又继续服用了 10 剂药，胸痹短气之感彻底消失，呼吸顺畅，走路步幅都变大了，精神振奋，胃口大开。但也不能吃多，要防止脉道、肠管通开后又重新堵塞。所以身体好了，吃饭也要七分饱。

吃完半个月的药，病人感慨地说，这几年我一直都感到心胸中有块石头压在那里，呼吸不畅，说话不敢大声。吃了这些药，发现心胸中那块石头一点一点消掉了。

江老师说，守得云开见月明。心胸中那块石头就是痰瘀挡在胸口，是胸痹心悸的凶手，现在痰得化，瘀得消，就像机器的积垢被清除，运转起来当然滑利轻松，这心脏又像汽车在高速公路上行走一样，变得轻松多了，不费劲。

最后江老师总结道，现在生活水平提高了，人的身体不是缺乏营养，而是营养过剩。人应该量力而行，量体吃饭，自己的身体能消受多少，就吃多少。

如果一顿饭吃下来，觉得肚满胃胀，痰多口苦，晚上睡觉容易口干，先别吃药，先减少饮食再说，别吃得太复杂，吃得简单点，别吃得太饱胀，吃得少点，即使有病再用药也容易治好。不然你本身痰瘀堵在那里，堵得严严实实，又吃进去大量补药，那不是往淤泥塘里加淤泥吗，只会加重堵塞。

65. 升阳益胃汤治阴道炎

一个学中医的人，一定要用中医的思维去看病，如果你丢掉了中医的思维，那就像邯郸学步一样，最后不知道怎么走路。这个道理很多人懂，但这个误区很多中医人都犯。

比如，西医检查发现是某某炎症，中医一拿到报告单，就要开消炎药、清热解毒药。很多医生都被"炎"字欺骗了，对于一般急性炎症，可能用清热解毒药有一定效果，可一旦病人身体免疫力低下，转为慢性炎症的话，往往越用清热解毒药，炎症越是缠绵难愈。因为清热解毒药大都苦寒败胃，最后会导致体虚生百病。所以医生的思维很重要，如果没有正确的思维，见病治病，见炎消炎，很容易造成各种误治失治。

有个慢性盆腔炎的妇人，伴随慢性阴道炎，经常白带异常，阴道奇痒，用各种妇科洗剂冲洗消炎，只是稍安，稍微劳累，瘙痒又会加重。她于是开始吃消炎药，痒痛不但没消，还把胃口吃得差了。她去医院检查，大夫说是炎症很严重，医院除了开消炎药，没有别的办法了。于是她又转而找中医。

江老师摸脉后说，本来你这是白带异常，湿性下注，成为细菌生长的温床，后来细菌肆无忌惮地生长，长期的炎症刺激影响到腹腔周围的肾经，导致腰酸、腹胀、阴痒。所以病理产物反而成为致病原因，如此才让病情复杂难愈。

这妇人说，为什么用这么好的消炎药、杀菌药还会长细菌？江老师说，正常的细菌对人体是有保护作用的，相反，你反复地冲洗，把阴道环境破坏了，消炎过度，损伤了免疫力。就像原子弹的杀灭力很大，也使战后的修复很困难。所以中医一般不轻易用对抗杀灭治疗。

俗话说，有一利必有一弊，消炎杀菌药是不长眼睛的，消伤邪气，同时也会消伤正气，正气消伤，阴道的防御功能遭到破坏，各类病邪就容易侵入，导致炎症。再加上现在很多妇人穿的是紧身衣裤，包得密不透风，分泌物、汗液不容易散发，这也成为细菌滋生繁殖的大温床。

所以妇科炎症不能只是盯着炎症，要盯着湿气，治湿不能看到湿就用清热除湿凉茶，要看到阳气、脾胃，因为脾主湿，升阳可以化湿。炎症反应只是枝末，而阳气不足、湿气泛滥下注才是源头，中医是治源的，治根、治本的。

果然这病人带下异常有几年了，自从做了流产手术后，妇科杂病特别多。

江老师说，像这种手术对人体的伤害是不可低估的。《傅青主女科》讲，带下俱是湿，也就是说要盯着湿来治。然后教这病人站桩、拉筋，助阳气化水湿，加强水湿代谢。

江老师开了升阳益胃汤，这里没有一味刻意去消带下炎症、杀虫的药。按常规来说，这《脾胃论》里的方子治疗胃下垂应该效果极佳，可为何江老师把它化裁了来治慢性盆腔炎、阴道炎呢？而且病人吃了 7 剂后，阴道瘙痒痊愈，腹中胀满消失，效果出奇得好。

这升阳益胃汤就是六君子汤加了些风药，柴胡、防风、羌活、独活等。这跟炎症可是风马牛不相及，没有用清热解毒、除湿消炎的思路，反而把炎症消了，这让很多学医者都迷惑。

江老师说，慢性炎症的治疗看的是身体的抵抗力、免疫力和正气，慢性病的调理要好好地读《脾胃论》。李东垣讲，脾胃虚则九窍不利。上面的眼、耳七窍属于窍，下面阴道、肛门也属于窍，所以气虚湿陷导致的肛周炎、阴道炎，或胃下垂、慢性胃炎，以及盆腔炎、附件炎，一概可以通过升举脾胃阳气，用升阳益胃汤，往往效如桴鼓。

江老师这番话令网上很多中医朋友茅塞顿开，确实很多慢性炎症的病人都是阳不升，湿下陷。虽然有炎症，但却伴随着疲劳乏力，大便不成形，四肢冰凉，一吃凉东西就胃痛等一系列阳虚之症。因为阳虚才导致湿气流连，就像阴雨天到处是湿一样，容易长细菌蚊虫，连粮食都容易发霉，书本都容易受潮。一旦恢复晴天朗日，细菌就慢慢减少，炎症就慢慢得消。

所以慢性炎症治疗的关键在于提高正气，提高免疫力。提高正气，提高免疫力的关键在于健运脾胃，升阳除湿，调理中焦。

脾胃才是人体正气的大本营。《内经》里讲，四季脾旺不受邪。这句话告诉我们，当你的脾胃功能强大时，什么细菌、病毒、炎症都会被消化掉。

脾胃之气旺盛，那些邪气，比如细菌、病毒根本进不来。它能够进来，就说明中土亏虚在前。如果脾胃功能不好，就算是吃进灵丹妙药，也未必消化得了，用最好的消炎杀菌药，也未必能够发挥好的疗效。所以对于慢性炎症，江老师总是主张调中焦扶正气为主，适当地佐以除湿清热解毒，这样才能标本兼治。如果本末倒置，拼命地消炎杀毒，就像用原子弹炸毁城市一样，遗留的问题将会更多。

66、牙齿长得过快

口腔科有一病人，经常来医院磨牙，为什么呢？因为他牙齿长得太快，总是往上长，咬东西时牙齿就很不舒服，甚至牙痛。就像老鼠一样，一段时间不磨牙，牙齿就会长满嘴巴，最后不能吃东西。所以晚上常听到老鼠在咬东西，它即使吃饱了也要咬，这就像斧头砍过树后就要磨一磨一样，老鼠磨牙就是要保持牙齿的锋利。可是人为什么磨牙呢？

如果牙齿长得太快，那确实是一种病。但是医院里只能见病治病，急则治其标。每隔几个月就来磨一次牙，也不是办法啊。他想看看中医有什么好办法。

江老师一看他腰酸腿软，而且倦怠乏力，明显脾胃两虚，脾虚不制水，水湿泛滥，肾虚不能封藏，那么牙齿这些东西就会膨胀，长得快。所以很多骨刺之类，都是体虚的人长的。如果你身体肾中阳气足够，阳主固密功能强大，断然不会长这些多余的赘生物，一定会被身体气化封藏起来。

江老师说，先试试看，我以前也没有治过这样的病，但是按照中医理论的指导，似乎通过健脾补肾的思路，制约水湿泛滥，就可以减轻牙齿猛长。于是用六味地黄丸，加了白术 50 克，利用大剂量白术培土制水，再用六味地黄丸助肾封藏。

奇怪，自从病人吃了这汤方后，牙齿就没有那么老往上顶，吃东西时也不感到牙痛牙酸了，而且一年多也没有再来口腔科磨牙了。口腔科医生以为他是去别家医院了，便打电话询问，才知道他牙齿过度生长的毛病居然好了。

这口腔科医生感慨地说，不能小看中医，像这种怪病，西医确实还没有特效治法，但是传统中医却有不可思议的疗法。

江老师也说，当我们中医基础理论掌握牢固后，碰到千奇百怪的疾病，万变不离其宗，你只要辨证论治，就容易取得理想效果，不要被这些奇奇怪怪的病症迷惑了。

67．顽固的流鼻水

五官科的医生都知道人体五官跟五脏六腑密切相关，不能割裂开来。见五官病治五官病，五官只是树木，五脏是树木背后的森林，只见树木不见森林，看问题就会不全面。

有一个顽固流鼻水的病人，中医称之为鼻水症。这样的怪病比较少见，病人很难受，有时说着话鼻水就流下来，想控制都控制不住。医生认为可能神经控制出了问题，但查来查去也没查出个所以然，鼻孔里老是像流口水一样流鼻水。

刚开始医生给他用通鼻窍的药，如苍耳子散，病情稍减，但鼻水还是止不住地流，后来想到益卫固表，补益肺脾之气，于是用玉屏风散。因为肺主皮毛，又开窍于鼻，自汗是气虚，流鼻水也有可能是气虚，用补气固表看看。用了药，疾病稍微减轻，还是没法根治。

水往低处流没有错，但应该是浊水往低处流，应该从膀胱排出体外，不应从鼻孔流啊。鼻孔应该是清阳出上窍的地方，呼吸天地间的清气，不能一天到晚流浊水。

江老师说，病人本身有气虚，怕风冷，容易反复感冒，用玉屏风散补气固表，收住鼻水没有错，这医生思路很好。病人问，那为什么治不好我的病呢？

江老师说，病重药轻，把玉屏风散里的黄芪加到 80 克看看，同时要把往鼻子里流的水，通过导利下输膀胱，从尿道排出体外就好了。可是身体里的指挥系统，岂是你叫它往哪就往哪的？

江老师说，中医认为肺为水之上游，膀胱为水之下游，中间有三焦联络。所以用杏仁降肺气，通草连通三焦，车前子导水下行，从膀胱而出，这三味药引浊水从肺到膀胱，配合玉屏风散，把阳气从脾胃升到肺来，建立一个升清降浊的正常循环。

耳鼻喉科的医生都有些不信，用玉屏风散、桂枝汤治了这么久，效果都不理想，难道你加重黄芪，多加了杏仁、通草、车前子，就有效果吗？但是他们听江老师讲得头头是道，于是便静观疗效。

这一剂药下去，病人的最大感受是尿量大增，排尿比以前多了一倍，自觉身体轻松了，鼻水自然减少。连服了 7 剂药，病人高兴地说，大夫，真感谢你啊，别的不说，你帮我减肥了，这真是意外的惊喜。见到病人喜笑颜开，知道他舒服顺畅，医生都很开心。便问他，你那流鼻水怎么样了？

病人说，早就不流了，也不打喷嚏了，我再去称体重，发现减了三斤。

江老师说，你减的不是肥，而是水湿，你整个肚子堵得严严实实，三焦不通，浊水从下面排不出去，所以才从鼻孔里溢出来。现在把下水道通开，浊水从下面排走，就不会从上面水池溢出来了。

经常可以看到超市里打着广告，买一送一，常让顾客有意外惊喜。其实中医治病，就经常治一送一。病人是来治疗鼻孔流水的，结果鼻孔流水治好了，而且慢性前列腺炎，还有头晕、肥胖的症状通通都减轻了。病人并没有要求减肥，医生却通过调理脏腑气机，令气化水行，不仅鼻水被运化消除了，而且肥胖也减轻了。这正是治一送一啊！

江老师笑笑说，如果你真正帮病人理顺五脏气机，不但可以治一送一，而且还可以治一送二、送三、送四。病人没有要求治的病症，也会因为帮他整体调理后得到治疗。

68. 卵巢囊肿

妇人不孕的原因有很多，其中有一种是卵巢囊肿引起的排卵障碍，不把囊肿消除，任你怎么补肾助孕都难以怀孕。而卵巢囊肿说白了就是卵巢周围有些积滞水液，这些水液堵塞不流畅，难以气化，才会引起功能障碍。

有一妇人，结婚四年了，还没怀上孩子，到医院检查是卵巢囊肿。医生见她舌苔水滑，身体偏胖，肥人多痰湿，于是给她用五苓散加小茴香，想通过气化，把下焦的那些囊肿积液排出体外。可吃了十几剂药还是没效果，病人经常腹痛，胀满难耐，不敢吹风，一穿短衣短裙，腹中胀痛就加重。

后来这妇人找到江老师。江老师说，前面医生开的方子思路不错，应该有效果。

这妇人摇摇头说，没什么效果。江老师说，那你是不是经常吃水果生冷之物。

这妇人点点头说，我喜欢吃这些东西。江老师说，这些东西对你的子宫寒凉没帮助，只会雪上加霜，会加重寒凝气滞，血瘀水停。

病人点点头说，原来是这样，我都不知道。江老师说，寒冰之地，草木不生，春阳融雪，万物生发。五苓散加小茴香就是一个春阳融雪之象，桂枝、小茴香能气化积液，而白术、茯苓、泽泻、猪苓能导水下行。

可为什么积液还没完全被气化，积水还没完全被导利下来？我也想了很久，辨证没有错，用药也到位，何以效果不明显，是不是药物剂量有问题？

江老师点点说，加 50 克黄芪，30 克鸡血藤试试。这妇人又吃了 7 剂，特舒服，腹中胀痛感消失，月经排出很多暗黑色血块，觉得小腹非常轻松，原本像是被绳索绑得紧紧的，吃了药后，一下子像是觉得松绑了一样，再去检查，囊肿水液消了，第二个月就顺利怀孕。

我更加不解，五苓散加小茴香效果不理想，为何加了黄芪、鸡血藤就有显著疗效？江老师说，水为什么会停？

我说，气行则水行，气虚则水停。江老师说，这就是重用黄芪的道理，气壮水自行，气壮血自活。

可为什么加鸡血藤呢？江老师说，血不利则为水。

我一听恍然大悟，这是张仲景讲的，妇科很多杂病，是因为月经不调，血液循环不好，才导致局部积水，你如果加强血液循环，理顺血脉，水液运行就会很流畅。当血液循环不畅，血脉不通时，就会加重局部的积水，而鸡血藤是补血通血、疏通经脉的一味妙药，它是藤类药，色鲜红，入血分，能够让血脉通畅，排出积水。

也就是说，江老师加黄芪是治其积水的来源——气虚，而用鸡血藤活血化瘀，疏通经脉，是打开积水排泄的去路。这样来源气足，去路顺畅。那么五苓散配合小茴香，温阳化水功力就大为加强，这也是卵巢囊肿、盆腔积液能被迅速化解的道理所在。所以江老师认为，就算局部辨证是积水，舌苔水滑，你想要气化利水，也要配合些补气活血之品，因为气足后，局部的瘀塞才能被推动。

　　这就像大石挡道，小孩子气力不足，推不动，要大人力气大才能把它搬走。所以对于不少囊肿、积液、包块，你要搬走它，不是要看你有多少铁棍、棒子、绳索，而是看你人马够不够，力量足不足，看你脏腑有没有吃饱饭。如果脏腑都没吃饱饭，那么再好的金刚钻都白搭。你想想电锯虽然厉害，可是没有电，它就动不了了。像三棱、莪术这些破坚积之药虽然厉害，但如果没有黄芪这些补益气力，让脏腑吃饱饭的药物，金刚钻照样也运转不动。用鸡血藤，是迅速清理道路障碍，保持血液循环通畅，经络畅通，道路顺畅，病理产物排泄才快。所以一个给足力量，一个保证道路顺畅，这正是临证妙笔生花之举啊！

69. 慢性前列腺炎

　　慢性前列腺炎是中老年人比较痛苦的疾患之一，尿频、尿急、尿不尽，甚至夜尿偏多，小腹坠胀，这种感觉特别难受。

　　这个老人尿频尿急，尿时黄时不黄，医院检查属于前列腺炎，前列腺肥大增生、压迫导致局部发炎，刺激尿道，所以尿频尿急。

　　既然是炎症，就得消炎清热，就得利尿退火。于是这老人家从导赤散，吃到五苓散，再吃到八正散，甚至还吃了龙胆泻肝汤，都是清热利湿、消炎退火的药。

　　奇怪，怎么还是尿频急？刚开始吃一两天有点效果，可一周后又打回原形，甚至老人家还上医院打点滴，用抗生素，局部的炎症病灶还是没有治好，反而越来越严重，尿急、尿痛特别厉害，整天心烦，吃不下饭。

　　江老师说，很多炎症，治疗过于清热泻火，恐怕冰伏邪气。清热泻火得太厉害，会导致病邪难以外出，反倒不妙。特别是慢性炎症，久治难愈，是因为身体正气不能将炎症推出体外。还有一个原因是炎症局部血液循环不好，新陈代谢慢，药力未必能到。这时江老师就建议病人煮黄芪水，送服琥珀粉。

　　没有用清热解毒的思路，而是用补气提气的黄芪配合活血利水祛瘀的琥珀，打开水道下行通路，并且把前列腺周围管道的气给补足。

病人喝了，发现排尿很顺畅，没有那种频急胀痛之感，这汤方又好喝，又容易操作，就黄芪水冲服琥珀粉，太简单了。

病人喝了一周，尿频尿急之感消失，晚上夜尿次数减少。泌尿科的医生很困惑，这两味药怎么有这么好的效果，究竟哪味药起到了消除炎症感染的作用？

江老师说，病人原来是急性前列腺炎，因为反复发作变为慢性，又因为过用寒凉清利之品，导致抵抗力下降，疾病缠绵。所以这种病的主要矛盾是正气塌陷，邪浊排不出去，黄芪把正气托扶起来，琥珀把瘀热浊水利出去，一升一降，清浊顿分，如盘古开天辟地，局部前列腺增生包裹痰瘀交阻的病理产物马上瓦解开来，所以才好得那么快。

可是为何老人家以前也服过补中益气丸，效果却不理想呢？江老师笑笑说，我给他用大剂量黄芪，药专效宏，同时教这老人家压腿拉筋，把一条腿放在摩托车或者栏杆上面，保持着直角，可以把膀胱、肛门周围的经络拉开。

这动作像金鸡独立，不过比金鸡独立更有针对性，更能加快前列腺周围的气血循环，更容易发热、出汗，周围经络一通畅，药效很容易发挥出来。

原来江老师用导引之法加强药力作用，对于一些慢性病、疑难杂病，久治难愈，除了用药外，配合些养生功法，药物作用就会如虎添翼。

毕竟很多药物，不容易到达病所，特别是老慢病，痰瘀交阻，局部板结，如果不通过运动疗法松解开来，你想要利用些引药直达病所就没那么容易。就像你没有先把山路修好，想从大山里把木材运出来，就会很困难。可你一旦把路修好了，就显得非常容易。所以，不可忽视局部针对性的运动锻炼给身体带来的好处。

70、腰酸痛与盆腔炎

很多年轻人既喜欢吃烧烤，又喜欢喝凉饮，烧烤焦香，冷饮冰爽，他们以为这样才舒服，殊不知这样下去，脏腑都会让你气得"七窍生烟"。

为什么呢？冰火两重天，两种食物在打架，所以就容易吃伤脾胃，吃伤肠道。因为烧烤有一派热气，而凉饮把热毒压下去，使经脉收缩，热毒不容易排泄出来，这样就会出现各种瘀毒蕴热的情况。

有个腰酸腰痛的妇人，平时小腹胀痛，月经色暗，有血块，还有严重的盆腔积液，干活时经常腰酸得直不起腰来。她就到医院，医生给她又是针灸推拿，又是拔罐刮痧，又是点穴按摩，还吃了壮腰肾的药，可病情不但没减，反而加重。

特别是饮食稍不注意，吃点瓜子，又喝凉饮，肚子胀得更厉害，腰酸得更严重。医生给她用祛风湿行气的药，想把腰部风湿通通驱走，可吃了病情还是持续加重。

后来她找到江老师，江老师摸脉后说，下焦滑数，有湿热，不全是肾虚腰酸。然后得知病人有盆腔积液，小腹胀痛，就知道她有慢性盆腔炎。

江老师说，问题就出现在这里，你这肾虚只是结果，腰部酸痛只是慢性盆腔炎的一种反应，盯着腰治，不可能治好，要把盆腔炎治好，腰痛就会随之减轻。

射人先射马，擒贼先擒王。于是江老师给她用了四妙散，加红藤、败酱草、益母草、皂角刺。用这一派通透下焦湿热、驱逐湿热蕴毒的汤药，把盆腔炎消掉。

病人吃了 3 剂药后，肚子就不胀不痛了，盆腔炎大为好转，随之就能直起腰了，腰酸痛也随之减轻了。

果然这种腰酸痛不是单纯肾的问题，虽然说腰为肾之府，但是腰与盆腔、腹、肠关系也很大，很多腰酸痛不全是因为肾虚，而是因为子宫、盆腔或者肠道有炎症。前面的问题会影响到后面的问题，前面这些浊阴炎症热毒不排出去，后面腰部的清阳就升不起来，就像自行车踏板，前面不踩下去，后面就升不起来。所以医生要整体把握病因病机，不能见腰酸就当肾虚治。

后来这病人就不敢乱吃烧烤和冷饮了，因为烧烤的热毒，加上冷饮的冰凉，会把这些热毒压到肚腹下面，肚腹就容易胀痛，产生炎症，这些热毒不排出体外，在身体里面就相当于闭门留寇，会犯上作乱。

71. 转移注意力能治病

有一老太太，因为儿子做生意赔了钱而情志压抑，耿耿于怀，吃饭不香，睡觉不安，满脑子都是儿子痛苦的样子，因此得了顽固性失眠，短短半年不到，体重掉了十来斤。儿子看母亲一天天瘦下去也焦虑揪心，赶忙带母亲到医院去检查。医院说这是抑郁症，只能用些地西泮（安定）来维持睡眠，吃安眠药也不是解决问题的办法，老太太还是面黄肌瘦，精神憔悴。后来她儿子就带着母亲到江老师这里，想用点中药调调，看看有没有意外的惊喜。

当江老师了解情况后，随手开了剂逍遥散，说，人老了，经不起折腾，你身体也不是什么大病，只要转移一下注意力就可以了。病人听后情绪也大安。

江老师又教她用花椒熬水泡脚，引气下行，并且教老人家用拇指点按涌泉穴，要用力地按，每天泡完脚后，左边点按 300 下，右边点按 300 下，才可以睡觉。

谁知老太太泡完脚后，还没按到 300 下，就昏昏欲睡，困得只打哈欠，还没完成任务就睡着了。连续一个多月都是这样，睡觉很好，身体也慢慢康复过来，萎黄的脸色变得有些红润了，体重也回归了好几斤。

老太太来复诊时，笑哈哈地说，我没做到 300 下。江老师笑笑说，没做到 300 下都睡着了，那做到 300 下睡得不更沉？其实逍遥散只是理顺气机，解除抑郁，真正起到治疗效果的是泡脚加按摩脚底涌泉穴。这种注意力转移之法，使病人不再胡思乱想，所以能够快速入睡。这就是为何很多失眠的病人，通过盘腿打坐、站桩、金鸡独立后，都得到不同程度改善的道理。

古人讲，无情之草木难疗有情之疾病。一个人心中真正存在牵挂时，你用药物很难疏解开，那该怎么办？中医认为，七情之病，看花解闷，听曲消愁，有胜于服药矣。这时你就要通过转移注意力，或者自我按摩，或者养花种草，或者读书诵经，站桩练功，只要注意力一转移，心中牵挂少，睡眠就安稳了。

江老师说，安定药片，只能一时地帮你安定，懂得转移注意力，找到有意义的事来做，才能让自己的神志长时间安定。所以江老师叫老阿婆泡脚，按摩脚底心，也是找些事给她干，干着干着，那些不良的情绪就忘掉了。

72. 药引子——转呼啦圈

子宫肌瘤是妇人常见的良性肿瘤，在中医看来就是一团寒气包裹着瘀血积水，属于中医癥瘕积聚范畴。一般小肌瘤不至于影响到工作生活，可是肌瘤日渐增大，却会腹胀，痛经，饭食难下，睡眠难安，严重影响到日常生活。

这个病人反复痛经，严重时卧病在床，翻来覆去。到医院一检查，子宫内长了一个小肌瘤，如弹珠大。用手术切掉很简单，但病人畏惧手术，想通过吃汤药来消除。医生给他用了桂枝茯苓丸，又加了破瘀血的三棱、莪术，补气血的黄芪、当归。按道理应该有效，可是吃了 20 剂还是老样子，病人不得已来找江老师。

江老师察色按脉，又看了以前医生开的方子，说，这方子很对路啊。病人说，我怎么吃了这么多剂都没有效果？江老师说，你是什么职业？

病人说，我是坐办公室的。江老师说，那你一坐就是一个上午了？

病人说，差不多。江老师笑笑说，这就对了。你这汤方还缺一味药引子，这味药引子下去后，才能全面起效，气血整体运转开来。

病人说，那你赶快给我用上这味药引子，好把我的病赶快治好。江老师说，你这是长期久坐不动，导致腰腹气机瘀滞不通，气滞血瘀，所以长成瘤子，要疏通气血，必须里应外合。里面通过药物，从内部瓦解病邪敌人；外面要通过转呼啦圈，旋转腰部气机，活动整体。这样就像王清任在《医林改错》中说的，周身之气，通而不滞，血活而不留瘀，气通血活，何患疾病不除！

病人是个知识分子，一听江老师这番里应外合之论，马上笑着说，大夫，你说的有意思，也有道理。我以前经常跳舞，也转过呼啦圈，很少痛经。现在工作后很少运动了，痛经才不断加重，我也知道身体是缺乏运动。

于是就用原方，加上病人天天转半个小时呼啦圈，结果月经来时腰部不痛了，肚腹不胀了，排出大量黑色瘀血块，再去检查，子宫肌瘤消无芥蒂。

原来病人的职业会造成局部气机瘀滞，特别是久坐不动的职业，即使用大量破血逐瘀、消坚化聚的药，病人身体未必消受得了，用量少了，又未必有效果。

治病就像用兵一样，真正从敌人内部突破的奇兵不需要多，再从外面攻击合围，这样局部的瘀滞就能彻底打开，真正的药效就能够发挥得淋漓尽致。

73. 药引子——跳绳

有一个泌尿系统泥沙样结石的病人，以前碎过石，而且还碎过好几次，碎石过后没多久又重新长结石，经常尿涩痛，甚至尿出血。病人不愿意再去碎石了，既然碎完后还要复发，治标不治本，有什么作用呢？他又吃了大半个月中药金钱草，也没什么效果，不是说金钱草是结石专药吗，怎么效果不理想呢？

江老师说，金钱草对于急性尿路感染、尿道结石，在正气足的情况下，效果很好，但是对于反复的结石、泌尿系统炎症，属于慢性的，效果就没那么理想。

病人说，那该怎么办呢？江老师说，纯用清热解毒、利尿通淋，身体如果正气不够，正虚不能运药，再好的药物也白搭。

病人说，那我的正气虚该怎么办？江老师说，早睡不熬夜，把精神养足，才有正气去排石。这时病人的家属在旁边说，他天天熬夜打麻将，还吃夜宵、海鲜。

江老师说，问题就出现在这里。你熬夜打麻将，炼熬精血，就像熬盐巴一样，水蒸干了，盐巴就沉淀下来。当津液熬干后，浊阴沉淀，排不走，就会板结成沙石，特别是你又不注重忌口，尽吃些鸡蛋、牛奶、饮料、海鲜等肥甘厚腻、浑浊之品，就像浊水下面就容易沉淀沙石。所以饮食要清淡，将来就会少得结石。

这番话一下子说中了病人的要害。你用金钱草，再怎么排石排浊，但是在源头没有把握好，老吃进这些浑浊的肥甘厚腻，身体当然容易沉淀各种结石，包括泌尿系统结石、痛风结石，血脂还容易高。

　　　　八珍五鼎不须贪，荤膻浊乱人情性。

　　　　青菜萝卜糙米饭，平淡才能将身安。

　　帮助病人找出结石的原因后，就看病人能不能引起重视，下决心饮食清淡，早睡觉。病人说能够做到，江老师就开药。病人一看，怎么还是金钱草，便皱眉。

　　江老师说，你再加六味地黄丸，把肾固一固，同时回到家还要加一味药引子。病人不解地问，药引子买药时加不就行了，为什么还要回家呢？

　　江老师笑着说，这味药引子，只有你身上有，医院里没有，也拿不出来。病人更是不解，我自身就有药引子，我怎么不知道？

　　江老师说，你经常开车，久坐不动，又打麻将，看电视，坐在沙发里，整个浊阴都停留在下焦，排不出去，因为气血上下不通达。这时你要通过跳绳，把粘连的经脉松散开，把板结的沙石松通一下，这时药物进去，就能彻底帮你把管道的沙石清空。就如很久不住人的房子，地板上板结了一层厚厚的尘土，你用扫把只能扫表面的一层，就像用药只能消一小部分，而用铁铲把板结了的尘土铲下来，如同通过运动把板结了的沙石疏松，这样就能够彻底将沉淀积聚清走。

　　病人听了拍案叫绝，原来运动这么重要，运动可以加强药效，可以加强药物清扫身体浊垢的作用。于是这病人喝完药后就跳绳，也不打麻将、吃夜宵了，晚上早早就睡觉。半个月后，病人精神大好，干活有劲，没有再尿涩痛过。到医院一检查，所有泥沙样的结石通通都排走了，身体没有浊阴沉淀，一身都轻松啊！

74. 药引子——拍腋下

　　一妇人，经常便秘，一跟老公吵架，就三五天大便不通，乳房胀痛，肋部闷紧，胸口闭塞。这时她就搞些大黄泡水喝，有时也用番泻叶泡水，可以通大便。

　　这次也是跟老公吵架了，大便严重秘结，饭都吃不下。于是她马上用这得心应手的方法，泡大黄水喝。可是这次大黄水一入口就呕出来，后来吃饭也呕，胸肋部胀得像皮球一样，紧绷绷的，头也开始晕，目也开始眩。中医认为，阳明胃肠是沟通上下气机的通道，如果这一条通道堵塞了，整个人片刻都不得舒服。

　　医生给她开承气汤之类的攻下药，谁知也攻不下，一吃就呕，胸胁部胀痛更厉害，坐都不敢坐。这病人便找到了江老师，还是由她老公扶到诊室里来的。

江老师一摸这脉象弦硬，便笑笑，你这便秘跟情绪的关系很大，中医叫气逆，吵架生气引起的大便秘结。病人一听，不得不惊讶江老师精确诊断。

其实江老师一看这夫妻俩，就知道他们在闹脾气，两夫妻都没有好脸色，脾气都刚硬得很。两个刚硬性格的人在一起，难免硬碰硬，就像陶瓷碰陶瓷会破，但是陶瓷碰地毯，刚柔并济就没事。

江老师说，你这病不难治，就用你那大黄片泡水就可以。病人说，不行啊，我一吃就呕。

江老师说，我还没说完呢。你家里有小柴胡颗粒吗？用大黄片泡水喝时，同时冲服三包小柴胡颗粒，疏解肝胆，通降胃肠，肝肠并调，情绪和便秘共同调理。

病人听了摇摇头说，大夫，你有没有搞错？小柴胡颗粒是治感冒的药，我既没受风寒，又没感冒，吃这药干什么？

江老师笑笑说，小柴胡颗粒，外证得之解表治感冒，内证得之调少阳枢机、利肝胆、畅情志。你这是肝气郁结，导致气机不通，肝以条达疏泄为顺。肝部气机不能条达疏泄时，就会影响大便的通畅。这时必须通过恢复肝主条达、肝主疏泄功能，使肝能够帮助大肠疏泄秘结。只有气机顺畅，大黄这些通秘结、导瘀血之药，才能顺利将大便推出体外。病人听了连连点头。

江老师说，这还不够，你这胸胁部胀满，如果不好好治的话，将来容易长包块的。病人说，我现在就有乳房包块。江老师说，那就一起治疗吧。

于是教病人的丈夫帮她拍打腋下，拍得这妇人哇哇叫。江老师说，腋下那团气拍散开，将来就不得病。原来中医认为，肝有邪，其气留于两腋。一个人肝部有邪气时，腋下就是出气筒，这周围容易胀满。所以中医通过拍打腋下，可以助肝行气。所以生气的妇人常拍拍腋下，可以减轻生气的副作用。

病人回去就用大黄泡茶，冲服小柴胡颗粒，喝了居然不呕，大便顺畅，腹中排气，胸胁胀满消失。只吃了一次药，还没吃第二次，吵架生气引起的后遗症大便秘结，就连根拔除了，连肋部胀痛、胸口憋闷都消失了。

江老师说，其实这是大柴胡汤的思路，大柴胡汤是少阳阳明合病的方子，也是胃肠堵塞，加上情志郁结相结合得病的方子。以前病人老是太阳穴周围疼痛，太阳穴周围属于胆经所属的地方，这次吃药后也很少再头痛了，可见中医通过调理整体气机，往往能够收到意想不到的治疗效果。

江老师说，如果不是拍腋下这招药引子，估计她再多吃几剂药也很难有这么好的效果。

治病就像打仗，古人讲用药如用兵，这里应外合很重要，会辨证论治的内治法，算半个医生，会拍打按摩、针灸、刮痧，加上运动锻炼这些外治法，算半个医生，内治法、外治法同时都会的，那才算整个医生。

如果内治法算是在运筹帷幄，那外治法就是真枪实战，决胜千里。所以一个中医既要善于运筹用药，又要能够徒手搏兵，用外治法跟疾病打这场仗。

所以江老师总是跟那些实习生说，学医要从学经络穴位、推拿按摩入手，如果你徒手能够治好病，那才算是真正的高手。如果你外治法修习高深后，你再修习内科辨证论治，就有事半功倍之效。

75. 药引子——艾灸足三里

便秘的原因千奇百怪，有人生气后拉不出大便，有人感冒后拉不出大便，有人吃了煎炸烧烤后拉不出大便，有人熬夜后拉不出大便。

不同情况的便秘，用药的思路不一样。所以中医不是对便秘这病名来下药，更不是见便秘就用仁类药，比如用麻仁润肠丸来通便。《内经》讲，必伏其所主，而先其所因。你必须找到疾病的真正原因，才有利于破解疾病，治疗疾病。

妇产科有个病人，生完孩子后，胃口不好，奶水很少，大便不通畅，刚开始四五天没来大便，就用开塞露，用了就通了，可是用了半个月后，发现耐药了，没有效果了。这样六七天都没来大便，屎都堵在肚子里，坐也不舒服，卧也不舒服。

古人说，产后体虚，容易郁闷，容易感冒，容易便秘。确实产后百脉空虚，管道容易闭塞，津液亏耗，大便容易干结，所以生完小孩的妇人是容易便秘的。

于是产科医生就给她用补中益气汤，把白术、当归剂量加大，可用完药后，发现大便还是没有润通。病人便请江老师看看，江老师看了后说，这方子很好，本身你产后劳力大伤，四肢疲倦，困乏少力，根本没有便意，也没有力气排便。这补中益气汤补益中气力量，以补药之体，作泻药之用，中医称之为塞因塞用。

病人说，为什么我吃完后觉得肚子还是胀，连个屁都不放。江老师说，你胃肠太虚了，体虚难于运药。病人说，那该怎么办？

江老师说，那就需要加入药引子。病人说，那给我加进去吧。

江老师说，这药引子因人因病而异，你属于胃肠功能减退导致的便秘，不能草率地用大黄、芒硝这些通积泻下之品，应该用加强胃肠动力的办法，以治其本。

大家都很不解，这补中益气汤不是加强胃肠动力的吗？难道还有比这更厉害的？江老师说，补中益气汤在内治法看来，已经达到巅峰水平，令中气清气上升，则浊阴便积自降。但是如果从外治法看来，这病人阳明胃肠主降功能下降，可以艾灸足三里。艾灸温运，能很快地加强肠胃动力，足三里是加强肚腹运动的最重要穴位，所以四总穴歌里讲肚腹三里留。在足三里这个地方艾灸针刺或按摩，可以转动肠腹气机。

于是江老师当场教病人及其家人艾灸足三里，只灸了半根艾条，病人肚腹就觉得在动，而且开始放屁，便意马上来了。一上厕所，很畅快地解下大便，大便一解，烦热顿消。随后胃口大开，奶水不用通乳药，自动就下来了。于是这妇人便坚持艾灸，结果不吃中药，也保持天天排便，身体渐渐恢复，体质增强。

76. 药引子——扎马步

有一中年男子，阴囊潮湿，经常发出怪味，他不得已用香水来掩盖，甚至买了一些除湿毒的洗剂，但是只能骗骗鼻子，治标而已。他到男科医院去看，医院给他用了不少消炎杀菌药，可是阴囊还是潮湿，阴汗多，甚至瘙痒难耐。

病人面色晦暗，神疲乏力，舌淡苔腻，舌尖有些红，但整个脉象却偏弱。他拿着处方来找江老师，这张处方是艾叶10克，苦参10克，黄芩10克，黄柏10克，百部10克。病人说，这处方是我吃得效果比较好的，吃了后能够管住十天半个月，但随后又容易复发。吃1剂就可以不痒，尿变清，可是3剂后人会变得乏力，瘙痒又会加重。

江老师问他是做什么职业的。病人说，我是个司机。

江老师看他挺着个大肚子，就知道他久坐少动，整个湿浊都郁结于下焦，清阳不能升上来，所以在局部郁热化毒，导致阴囊臭浊发热。

江老师说，这样吧，我教你一个动作，饭后别坐在沙发上，你站桩十分钟，要把两边的大腿拉开，不要穿紧身的三角裤，改穿宽松的短裤。这样天气闷热，下焦潮湿，就能够通风透气，把浊气排泄掉。

病人听了觉得挺有道理的，可是说来容易，做来不容易，这马步站高点容易，站低点就不容易。江老师说，累了就换腿。因为马步分为左弓步、右弓步，以及身体中正的大马步三种。平时也别老坐在沙发上看电视，多站站桩，把小肚子减减，不仅对阴囊潮湿有帮助，对减肥、提高身体健康系数更有大大的好处。

病人说，那我该吃什么药呢？江老师说，很简单，在你原方基础上加黄芪30

克，荆芥、防风各 5 克就可以了。

方子这样一调整，病人再服用，发现效果出奇得好，不知道是方子调整，还是站桩的原因，反正 5 剂药吃完，几个月阴囊都没有潮湿过。这男子也从此不穿紧身的三角裤，因为那样密不透气，湿气不容易散发，容易滋生细菌病毒。

为什么前面那么多汤方吃了，都只能治标，后来就只加了黄芪、荆芥、防风，以及加了一个站桩的动作就治本了？江老师说，清热泻火之药用来治疗炎症只是应急而已，急则治其标可以，但是下火太厉害，反而会耗伤阳气，寒凉过度不能久服，久服会冰伏邪气，把浊邪闭在下焦。

这时我们用点黄芪托扶正气，加少许荆芥、防风，风药升清阳，让下焦能够更通透，那么炎症恢复就更快。原来这叫湿郁下焦，非风药不透。

大家看，为什么通风透气的地方，腐臭味就少，而通风不太好的地方，就容易产生腐臭味？所以用风药来治疗郁热臭浊，大有清风送爽、升清降浊之意。

正如仲景所说，若五脏元真通畅，人即安和。下焦通透，病气排走，自然身安神定。

77、药引子——金鸡独立

江老师治病的招法特多，就像裁缝量体裁衣一样。病人适合什么方子，什么动作，什么运动，江老师一摸脉，问几句就知道了。

所以跟江老师出诊，最大的不同是，江老师很少一个上午规规矩矩地坐在那里，而是时常站起来，跟病人讲一些运动的要领，锻炼身体的招法，还有做哪些运动可以针对性地帮助疾病康复。江老师称这些动作为药引子，大家都不解。

江老师说，圣人以言语为钥匙，令人觉醒，救人出迷途。善养生者以动作导引为药物，帮人理顺气机，通则不痛。所以作为一名中医，既要擅长内治百病的汤药，又要擅长外炼身体的养生招法，内外结合，治病效果就会更理想。

有个失眠的病人，每到晚上就害怕，彻夜难眠，搞得精神脆弱，一听到声响，就翻来覆去睡不着觉，吃啥药都不见效，稍微小睡一下，又睡不沉，很容易被惊醒，所以人经常显得心烦、脾气大。像小柴胡汤、酸枣仁汤、天王补心丸、朱砂安神片，这些治失眠的方药，他都一一试过，结果都没有理想的效果。

江老师摸他的脉，沉取有力，又看他舌苔垢腻，便笑笑说，你平时是不是应酬很多？病人点点头，惊讶地问，这跟我失眠有什么关系？

江老师说，你晚上的应酬要减减了。病人问，为什么？

江老师说，你再这样下去，血糖、血脂都会高，脂肪肝也会出来了。

这病人惊讶地说，大夫，你说的真对，还没看我化验单，就知道我容易得这病，上个月体检血糖十几点多，血脂也严重偏高。

江老师说，你是不是喜欢吃油炸的，然后喝冰冻啤酒呢？病人点点头。

江老师说，这些吃不得啊，冰火两重天，中正平和的身体消受不来。所谓正常正常，就是不要折腾身体太过。你这是胆胃不和引起的失眠，单纯治心治不好。

病人说，那该治什么呢？江老师说，得治胆胃。人吃得太饱太胀，太多乱七八糟的食物堵在心下胃脘那里，就容易心烦气躁，而且痰多。

病人说，对，我就是痰多，晚上还打呼噜。

清淡饮食七分饱，减少饮食早睡觉。

金鸡独立降胃气，再服汤药疗效高。

这病人听了哈哈一笑，说，医生，我来这里是治病的，你说的我都配合。

然后江老师便教他金鸡独立，每条腿都站十五分钟，刚开始坚持不了，不怕，慢慢来，站得越是酸胀，气血越往下引，就等于直接降浊气。

病人说，大夫，你得给我开点药啊。江老师说，用药容易，你就直接到药店买半夏糖浆，不必搞得那么复杂。

可是这半夏糖浆不是化痰的吗？江老师说，痰生百病，特别是肥人多痰，而且半夏还能降逆气，《内经》讲胃不和则卧不安。当你胆胃逆气不降，睡觉就难以安稳。

病人高兴地去买药了，当天晚上金鸡独立练了半个小时，他就累得不得了，直犯困，好像所有气血都被扯到脚下去了。这半夏糖浆一喝完，就昏昏欲睡，他马上把手机关掉，杜绝一切应酬，倒在床上呼呼大睡，一觉到天亮，精神超级好。

效不更方，既然有效果，就要按这方法做下去。接连几个星期，天天有好觉睡，这病人开心地笑了。原来治病可以这么简单，以前找了那么多医生，都叫我吃这药吃那药，很少有医生叫我用药配合养生、练功的。这功夫一练下来，吃饭香，睡觉甜，身体也变得精神起来。

78、药引子——丁桂儿脐贴

有一个修车高手，他说了一句话，很让人反思。他说，很多汽车都是修坏的。

对于医生来说，过度用药，治坏身体的情况也经常出现，甚至有很多误诊也是很难避免的。即使有最先进的仪器，但是身体的疾病照样隐藏得很深。

我们这个时代确实存在过用甚至滥用抗生素的状况，对于很多热毒性炎症感染，用抗生素可以减轻病情，可是长期使用，或者病人属于受寒、虚寒引起的疾病，却容易适得其反，不仅容易耐药，而且会进一步破坏人体免疫力。

有个大叶性肺炎的孩子，医院用消炎药，痰多得不得了，清稀如水，甚至影响孩子呼吸。如果痰浊堵塞气道，严重的话，会引起呼吸衰竭。

大叶性肺炎，我们是不是一定要老盯着"炎"字来治呢？当炎症控制后，要不要转移重点来调五脏、排痰浊呢？

这孩子的父母是中医爱好者，赶紧带孩子来找江老师。江老师看后说，现在胸府填满了痰饮，舌体淡胖，苔水滑，一派寒痰留饮，何来炎症上火？赶紧化痰去饮方为上策。《伤寒论》里讲，病痰饮者，当以温药和之。

可是孩子不大爱喝药。江老师说，即使不喝药，搞些冲剂也可以。于是教其父母去买温胃舒颗粒，加上超市里的姜茶，两样调和在一起。

孩子的父母很不解，问，我这孩子是肺炎，怎么用这些治胃的药？

江老师经常说，有时用药容易，跟病人解释难。于是又说，中医认为，肺为储痰之器，脾为生痰之源。你家孩子经常用苦寒的药、消炎的抗生素，导致手足偏凉，小便清长，面色不红，脉象细弱，一派阳虚之象，土气不足，运化不过来，吃进去的食物都会变成痰。所以中医通过温暖中焦脾胃，杜绝其生痰之源，这才是治病的真正出路。

孩子的父母听后连连点头，似懂非懂。然后江老师又叫他们买丁桂儿脐贴，给孩子贴肚脐。孩子的父母更是不解，这是治疗拉肚子的药，跟肺炎是风马牛不相及，如何用来治病呢？

江老师说，形寒饮冷则伤肺，以前你孩子吃多了凉饮，又吹多了空调，导致阳虚，所以痰饮久留不去。而人体的阳气发源于下焦，补充于中焦，开宣于上焦，通过丁桂儿脐贴暖下焦，温胃舒颗粒温中焦，姜茶开宣上焦，这样令阳主生发功能加强，机体化痰饮功能大振，才有可能把这些阴寒的痰浊彻底蒸发气化掉。

果然这三招下去，不仅治疗了大叶性肺炎后遗症、咳痰，而且孩子很快呼吸顺畅，胃口大开，身体强壮，很少再感冒了。

中医治病不仅要治当下的病，最重要的还是要恢复孩子的抵抗力，不要给孩子造成无谓的伤害。用药不是一味地杀灭病菌，而是要提高身体抵抗力。只有抵抗力加强，才是身体恢复健康的根本。

江老师常说，要警惕过度医疗，要警惕医药把身体医坏了。

79. 一味芦根治热呕吐奶

有个小孩容易吐奶，晚上也经常啼哭，大半年了，用了不少办法，都难以治好。不喂饱，孩子就哭，一喂饱就吐奶，用了各种止吐药，效果都不大。

江老师看后，摸摸小孩额头，又摸摸小孩手心、脚心，发现明显比正常的小孩要热。原来这种手心、脚心、额头发热，是身体火热上冲比较厉害。但是孩子脾胃虚，又不能用太凉的药去泻火，一旦泻火过度又容易拉肚子。所以要找些药物，甘凉滋润，既能清心，又能利小便，除烦止闹，还可以降逆止呕。

江老师一下子想到芦根，芦根这味药是治疗小孩热呕、烦闹的特效药。

芦根药源普遍，很多农村近水的地方都长芦根，一旦辨明口渴、尿黄、心烦热盛，就可以用芦根。因为芦根能够清五脏热，导热从小便出，引脏热还腑，降肺到膀胱，一路把烦热消降下去，又能止呕。

这小孩吃饱的时候，或者夏天炎热时，呕吐得厉害。江老师就教孩子的母亲去采些芦根，因为新鲜的芦根药效更好。中医认为凉利之药生湿地，芦根喜欢生在水泽湿地，能很快消退周身之热。

同时江老师又教这小孩的母亲如何喂养孩子，要守住七分饱的喂养之道。

可是一般的药小孩都不怎么爱喝。江老师说，芦根带点甘甜，很好喝，如果真的喝不下，你可以用芦根水冲奶粉给孩子喝。芦根气味清淡，孩子不知不觉就能喝下去。果然这小孩吃什么药都难起效，一喝这芦根水，就不呕吐了，尿也变清了，晚上也不闹夜了。真是单味药药专效宏啊。

医者能够注重用单味药来治病，那真是个高手。用好单味药，前提是建立在医生对病症精准辨证的基础上。用一颗子弹击中目标，那是因为瞄得准，枪法好。

其实关于芦根治疗呕吐心烦，在《金匮玉函经》里就有记载，芦根治吐衄，心膈气滞烦闷，用五钱煮汁饮，既止呕逆，也除烦闷。

80. 腹胀呕吐

一个腹胀的病人，治疗了大半年，越治越胀，肚子鼓起，却骨瘦如柴。病人说，我每吃一口饭，都觉得难以下咽，胀满不堪，可是不吃饭又不行，没力气干活。每当吃饭的时候，他就皱眉，甚至恐惧吃饭，眉头紧锁，忧虑重重。做了各类检查，发现没长什么肿瘤包块，也没发现有什么寄生虫。

中医给他开了大量消食化积的药，先后起码有二三十张方子，大都是焦三仙、莱菔子、连翘、槟榔，甚至五谷虫、鸡矢藤，还有保和丸、木香顺气丸等中成药。所有治疗消化道胀气的药都用过了。

病人脉象又硬又粗，弦大鼓起搏指，让人明显感到肚子里有积聚不化。我刚开始摸他的脉时，发现这脉象堵得厉害，是不是该用一些雷霆手段？古人讲，盘根错节，非斧斤不能斩开。像这种脉象，弦紧，硬邦邦的，不用一些三棱、莪术、乳香、没药去攻破，怎么可能把堵塞挡道清开呢？

江老师翻开病人以前吃过的处方，发现像大承气汤、中满分消丹、枳实导滞丸都吃过，还是没法把堵胀通开。江老师说，这是一个虚证，虚占七分，胀只占三分，所以要用朴姜半草人参汤。用小剂量厚朴，却重用人参、甘草，还加了点苍术去运脾。

我就疑惑了，说，古籍里讲，唯有中满不食甘。病人中焦痞满，应该禁用甘草、人参等，补中味甘，容易腻膈阻气啊？江老师笑笑说，你不妨看看。

看到江老师如此自信，我就特别留意回访这个病人。结果病人吃了第一剂药，胀满大减，胃口开，不再害怕吃东西。吃完 3 剂药，肚腹变软。半年多久治难愈的胀满，天天坐卧难安，凭这 3 剂药居然恢复了正常。

为什么前面服用了那么多消食导滞除满的药，没有明显效果，现在改用补益之品，反而把病治好了，而且病人绷紧弦大搏指的脉象变得柔缓平和了？真是不可思议。江老师笑笑说，刚开始这病人腹中胀满可能是食胀，但是久病多虚，加上药物攻伐，长期过量使用消食药、破气药，反而导致伤了胃肠之气。

我不解地问，为什么病人脉象弦大搏指，脉管又粗又硬。江老师说，这就是很多有经验的医生都容易犯错的地方。张仲景在《伤寒论》里讲，男子脉大为劳，极虚亦为劳。也就是说，一个人如果久病或用药错误，导致伤了正气，而见虚劳之状，脉象可能出现两个极端。一个是脉极虚极弱，需要重按才能摸得到，而且力量不强，这是胃气极弱的表现。这时你用些扶正健脾之品，可以把中气慢慢提起来，让脉象恢复有力。所以这时医生用药就不会那么容易犯错。

但是另外一种情况，病人脉象弦硬搏指，脉管既粗又硬，这就像干枯了的树枝一样，虽然粗硬，但是缺乏营养，还是亏虚，没有柔和之气。特别是过用破气攻积之品，伤了正气，消耗了精元，所以脉象绷紧如弦索，毫无柔和之气。

我听后马上明白了，正常的脉象柔和有力，如果完全没力，就像干枯的稻草，完全奄拉下去了。可你如果绷紧僵硬，看似有力，却没有柔和之力，又像干枯的树枝，虽然硬邦邦的，看起来很有力量感，但其实已经生机不足，应该注意培补生机，健脾和胃。这种情况看似是实证，其实是虚证，不应该一味攻伐。过度攻伐，反而会导致元气津液消耗得太厉害，脉象会更加绷紧，脾胃受创会更加严重。

所以临床上碰到脉象弦大搏指、没有柔和之象时，证明胃中津气不足，应该急急养护脾胃，少用或禁用破气消积之品。这就是为何用人参、甘草、苍术之类药，居然可以让看起来像实证的腹胀消下去的道理。

后来我就想到，像这种脉象，如同战乱年代的人们，像惊弓之鸟一样，神经绷紧，风声鹤唳，草木皆兵。看似一派实硬之感，其实缺乏柔和之气，这时只要让他们得到安稳的居处、果腹的饮食，他们的神经就会放松，脉象就会恢复柔和有力。

又像两条狗打架，小狗被大狗咬伤后，拼命地找地方躲藏，完全吓坏了，四条腿在颤抖绷紧，不能放松。这不是一派实证，而是一派虚证。这时你就要用柔和的手法抚摸它，安慰它，让它心安神定。那么既粗又硬的脉管，就会慢慢变得柔和。

81. 食欲不振

大病小病都是病，疑难病平常病也是病，是病就有治法，得病就有相应的汤方。

有时小小的问题，却让医生头疼。比如这个病人老是不想吃饭，没有食欲，即使是满桌美味佳肴，他看了也不想吃，也不觉得饿，即使勉强吃些，也吃不多。

他先以为是食积，于是按照民间伤食的疗法。譬如伤了米饭，就用米饭在炭火上焙焦，伤了面食，就用馒头焙焦。总之，民间治伤食最简单的办法，就是用所伤的食物焙焦研粉送服，或者直接拌在稀粥里服下。

这对于伤食比较轻的病症很有效果，往往吃一两次胃口就开。原来焙焦后带一股香味，香能入脾醒脾，焙焦后能够燥脾运脾，把脾叫醒过来，加强它的运化能力，吃饭就开始香了，胃口就开始好了。

但这病人用了米饭、馒头，甚至还用了瘦肉来焙焦研细冲服，发现都没有效果。他就找中医，有中医说伤了肉食用山楂，他就去吃冰糖葫芦，也吊不起胃口。又说伤了面食，或豆类食物，用神曲、谷麦芽和莱菔子煮茶服用，试了也没效。又说伤了鸡蛋、牛奶之类的食物，用陈皮煎汤，可以行气导滞，他买了最好的新会陈皮泡茶，发现还是没有胃口。还有人说，你这会不会喝酒喝伤了，用些葛根或枳椇子煎服解解酒。但病人说，我平时很少喝酒啊。

确实没办法，病人试了几十种药，保和丸吃了会稍微有点胃口，但还是吃不多。每到吃饭时，他就皱眉，好像受刑一样，吃进去不消化，还感受不到香味。他甚至自嘲地说，我真是变成白吃了。

后来这病人找到江老师，江老师一摸他脉象，说，指月，你摸他的脉，就是典型尊荣人的脉象，脉势弱而无力，心脉不足。我一摸果然典型的寸脉不足。寸脉不足有两种意思，一是心脏动力不够，二是肠道积滞偏多。

江老师说，你平时在家里是不是不干活？病人点点头。江老师说，这样吧，我给你点建议，对你身体的恢复会有些好处。

病人说，什么建议？请尽管说。江老师说，你每天搞一次大扫除，不管房子里干不干净，你都去做，花一个小时去拖地板，擦桌子，抹阳台。

病人不知道江老师葫芦里卖的什么药，他退休了，清闲得很，除了看电视，到公园玩乐，没有其他活干。江老师开了人参、菖蒲，加上桂枝汤，就这七味药，没有再用焦三仙、莱菔子、鸡矢藤之类去消食化积，打开食欲。

但是病人吃了1剂药就有效果，吃了3剂药，食欲增进，吃完5剂药，几年的食欲不振之感，居然自动消失了。病人高兴地说，我能闻到饭香味了，吃饭时能流口水了，我太高兴了。

大家都很奇怪，为什么用这简单的七味药就把这顽固的食欲不振治好了？江老师说，严格来说，用药治好了他一半的病。但病人听从医生建议，做家务，劳动四肢，可以健运脾胃，治好了另外一半的病——懒病。

可为什么人参、菖蒲,加上桂枝汤能让他从食欲不振变成狼吞虎咽地吃饭呢？

江老师说，中医认为脾胃属土，心属火，火能生土。土气不足时，就要治火。火力不够，就像锅炉里的废铁炼不化，又像锅里的生米煮不成熟饭。中医叫虚则补其母。这病人脾胃因虚而停留食积，你只是去治食积，那是治果，是治标，而治疗火不生土，心脉弱，土气不足，那才是治本。用人参、菖蒲强心开窍，配合桂枝汤温煦中土，让心火能够下达于脾土，很快病人食欲就振作了。

况且中医认为，心主欲。不想吃饭，是因为没有食欲。心火如果强大起来，别说吃饭，就算是吃什么都香，看什么都想吃。孩子之所以胃口好，就是因为心火旺，处于生长发育阶段，看什么都想吃。所以中医治病，必须求其本，不能见食积，见没胃口，就开消食化积的药，这样就落了下乘。

清代有个叫尤在泾的名医曾经讲过，食物停留在胃脘，人就不想吃饭，这时虽然可以用消导药去治疗，但是要使这些药物充分发挥消导作用，靠的还是心火，还有胃气的运行，才能够充分发挥药力。故经常吃消导药却治不好的食积病人，你在消导方药中稍加入人参强心，加强胃动力，或桂枝汤，效果会更好。

82. 四神丸与灶下添火

还有一种人，能吃东西，但是吃了不消化，所以不长肉，大便稀溏不成形。

这病人就是这样，吃再好的东西，身体照样消瘦，多吃一点就饱，有胃口但是吃不多。医生说这是脾虚，运化无力，于是给他开了四君子汤、六君子汤、参苓白术散、资生丸，一个名方一个名方地换。可脾胃还是不消化食物，还是长不胖，大便还是不成形。于是有些医生就想到增加脾胃消化能力的办法，除了直接健脾培土外，还有间接的补火生土之法。可用了桂枝汤配合四君子汤，还是效果不理想。

江老师一问，病人常年四肢冰凉，大便稀溏，一吃凉的就拉肚子，这属于脾肾阳虚，不是心火不生胃土，而是命门阳火不生脾土，所以能吃但是不能消化。于是马上给他用四神丸配合四君子汤，结果效果非常好。1剂下去，大便不稀溏了，服了3剂药，四肢暖，胃口增加，5剂药吃完，食量大增，而且吃进去后，很快就消化了。

江老师说，大家都知道四神丸是治五更泄的良方，但不知四神丸补火生土，更能增强脾胃消化能力。对于大便不成形来说，因为病人身体缺乏一股阳刚之气，通过四神丸壮命门阳火，蒸化水气，大便马上成形，稀粥很快变成熟饭。

原来没食欲，但是能稍微吃些饭，是心火不生胃土；有食欲吃了饭却不消化，是命门阳火不生脾土。所以用补火以生土的办法，必须要辨明是心火不足，还是命门阳火不足，治疗的思路完全不同。如果尺脉弱，就应该补命门；如果是寸脉弱，就应该补心火。而四神丸里有补骨脂、肉豆蔻、吴茱萸、五味子，一派温暖下元阳气的药物，就像往炉灶里添柴加火，锅内的水米就能变成干饭，所以大便稀溏可以成形，四肢冰冷也可以得到温暖。

经过江老师这样一说，我马上想明白了。《普济方》里正有这样的记载，说有个人吃饭不消化，不能吃多，吃了大量健脾的药，发现不见效。后来有个医生独具慧眼，给他用了二神丸，由补骨脂、肉豆蔻两味温补命门阳火的药组成，结果吃了很快就好了，胃口大开，食量大增。

还有一个案例，有个老人家，也是食量不多，身体消瘦，医生建议他用菟丝子泡酒晒干，每天用酒送服几茶勺，给下焦肝肾加加油，壮壮火力，结果十天以后，老人家食量大增，面有红光，精力充沛。原来平和的菟丝子用得好，给下焦命门添柴加火，也可以增加中焦脾胃消化水谷的能力。

治脾胃病，不能只见树木不见森林。眼光不能局限于中焦脾胃升降，一定要看到五脏之间生克制化的关系，从整体入手，从灶下添火，中焦的饭才能煮得熟。

83．腹痛

腹痛的原因多种多样，但总离不开腹部气机堵塞。中医认为不通则痛，所以用常规的行气化滞之品，大都能很快见效。

但有一个老汉，腹痛十多天，吃尽各种治腹痛的药，比如香砂六君子丸、腹可安、木香顺气丸、沉香化滞丸，还有行军散、藿香正气胶囊。可每当下午两三点时，这老汉就腹痛得不可忍耐，不管用什么药，都如泥牛入海，该痛时照样痛。

这老汉找到江老师，江老师看后说，你这病奇怪，脉象平和，舌苔又没有太大问题，为什么会腹痛呢？老汉摇摇头说，我也不知道。

江老师又问，那你是吃凉的腹痛，还是吃热的腹痛？老汉说，反正到了下午就痛，不管是吃凉的，还是吃热的都痛。

江老师问，那你腹痛时是喜欢摸着还是不喜欢摸着？老汉说，我也不知道，反正摸不摸肚子都痛。

江老师说，你以前做了这么多检查，也没发现什么问题，按道理这种腹痛应该很快过去，属于功能性的。老汉说，这腹痛都折磨我快一个月了，怎么还不好？

江老师就用手电筒察看老汉的眼睛，发现眼睛里有一些暗斑，马上点点头说，问题就出现在这里。我有些不解，怎么一看眼睛就知道？

江老师说，你这肚子痛有两种原因，一种是气岔，也就是说不小心被硬物撞伤了。这老汉说，我的肚子没被撞伤过。

江老师说，如果是被撞伤的话，用点少腹逐瘀汤就会有效果。

老汉说，那第二种情况呢？江老师说，第二种情况很容易被医生所忽略，那就是肚子里长虫了。

老汉很惊讶地说，小时候肚子里是长过虫，可我老了后，就没有吃驱虫药了。

江老师说，这也简单，你去买几片阿苯达唑（肠虫清），吃了有效，说明问题就出现在这里。

老汉病急投医，只要有什么建议，他都立马采纳。于是他马上买了几片驱虫药，回去一吃，第二天肚子就不痛了，又吃了两天，腹痛彻底消失。

这老汉高兴地说，看来生病还是要找对医生，找对病因，如果没有找对病因，一个肚子痛折磨了我一个月，找对原因了，两三个药片就搞定。

医生诊断疾病确实至关重要，如果诊断不准确，很容易因为误诊而错误用药，不但难以治好疾病，还会加重病情。所以江老师说，医生诊病，应该战战兢兢，如临深渊，如履薄冰，绝对不能草率，一旦诊断错误，直接受害的却是病人啊！

我听后深有感触，看来以后治腹痛，反复用药难有效果时，一定要多思考是不是病人有虫积为患，不然你用尽各种止痛药、行气药都白搭。

84. 寒积便秘

消化科有个反复多日不大便的病人，腹中疼痛拒按，周身乏力，医院先给他用开塞露、润肠丸、大黄苏打片，都没有效果。后来用大柴胡汤、大承气汤，稍微泻下一点，但大便还是不通畅，大黄一直用到了 20 克，还是不行，医生不敢再加大剂量了。病人满口舌苔白腻，厚如积霜，明明是腹痛拒按，一派肠道壅堵的症状，却怕凉风。

江老师过去会诊后，摸其脉，沉紧，沉为病主里，紧为有寒，既沉又紧，里面有寒积，可病人为何心烦气躁？

江老师为了验证这病究竟是寒是热，或者是寒热错杂，便倒了两杯水，一杯是凉水，一杯是热水，让病人喝几口。

病人用手去端时，碰到凉水，马上就缩回手来，然后再把手伸过去拿那杯热水，拿在手上，觉得稍安，再轻轻地喝几口，身体也不排斥。

江老师说，这是一个寒积便秘，虽然腹痛拒按，但这是寒实为患，不能纯用寒凉攻下之药，越用寒凉，越容易冰伏邪气，肠道更加不运动。就像天降霜雪，所以虫子都被冻僵了一样。大量芒硝、大黄下去，一派寒下攻积之品，似乎可以通开秘结。可病人脉象沉紧，正虚不能运药，本身胃肠蠕动就处于停滞状态，难以推陈出新。这些苦寒之品会使胃肠运动功能更加呆滞，即使再加剂量，也不过

117

就是加大冰霜冷雪，使肠胃更加难以运动而已。那该怎么办呢？

江老师说，唯温可以去寒，唯辛可以散结、可以行气，唯热可以加强动力。

于是江老师只开了三味药，附子、细辛、大黄，这就是《伤寒论》里的大黄附子汤。肚腹中伤寒导致便积不下，这时不能纯用寒下之法，必须疏通肠腑气机，加强肠道动力，才能把肠道积聚推荡出去。

大黄附子汤，主要用附子和细辛，能够使停滞状态的肚腹肠胃重新活动开来，再稍微配点大黄，泻下攻积，肠道既有动力，又能够排泄污垢。

病人吃第一剂药，当天晚上，大便排下大量黑色硬块，大如弹珠，小如黄豆，连排两次才排干净，大便坚硬异常，还伴随很多稀水。一旦肠通腑畅，泻下积滞后，病人马上觉得腹部舒坦，疼痛消失，当天晚上就睡了个好觉。第二天醒来，胃中饥饿，急急索食，吃完后精神饱满，马上要求出院。一个多月的宿疾，得一辨证良方，疼痛消失，彻底治愈。

江老师说，临证之难，难以辨寒热阴阳，初入门要分清寒热阴阳，而水平提高也在寒热阴阳上面下功夫。

很多医生一看到大便秘结，就不敢用温热的药，怕温燥伤了肠道津液，从而加重大便秘结。其实你只要辨明病人里寒为主要矛盾，所谓的便秘只是结果，只是标证。这时你就可以用温热的附子、细辛治其本，加强肠道动力，稍佐以大黄治其标，起到通秘结、去陈莝的作用，这样就能标本兼治，其效必速。

85. 口腔溃疡与饮食

口腔溃疡不是什么大病，但疼起来要人命。大人还可以忍受，很多小孩疼得哇哇叫，翻来覆去，睡不着觉。

这个小孩5岁，口腔溃疡反复发作好几个月了，有时疼起来觉睡不着，饭吃不下。先是用消炎药减轻炎症，止痛药减轻疼痛，但随后口疮溃疡又复发。于是寻访中医治疗，用清热解毒除湿的漱口方，内服方有蒲黄粉、菖蒲粉，覆在口腔溃疡创面上，稍微减轻，又用半夏泻心汤，治中焦湿热，口腔溃疡照样发作不退。

孩子的父母每周都带孩子去医院拿药，他们担心这病会不会恶化。他们挂了江老师的号。江老师看到病历本上密密麻麻写着治疗口腔溃疡的各种常规汤方，但何以只能治其标？

江老师说，一个中医师其实是在不断挫败中成长起来的，你能够治好病，是站在前面医生反复用药效果不好的基础上另辟蹊径，治病求本，才把病治好的。

江老师不问口腔溃疡，而是问平时吃什么，因为嘴巴上的病很多是吃出来的。孩子的父母说，这孩子喜欢吃糖果、炸薯条，还有鸡蛋、牛奶。

江老师说，那青菜呢？孩子的父母说，孩子不喜欢吃青菜。

江老师又说，那你有没有试试给孩子吃些维生素片？孩子的父母说，有啊，吃了有点效果，但随后又反复发作。

江老师笑着说，为什么不吃青菜呢？孩子的父母说，孩子嫌青菜没味道，不好吃，没有炸薯条那么香脆，牛奶那么甘甜。

江老师摇摇头说，现在的父母都在"残害"自己的幼苗，他们不知道什么是正确的饮食观，正常的饮食总是以蔬菜、米饭为主，而不是以牛奶、肉、烧烤煎炸类为主。你这孩子严重缺乏维生素，而维生素绝不是靠药片来补的，要靠平时多吃青菜，少吃煎炸烧烤之物，这样身体就不会一派火气上炎。

孩子父母说，可孩子根本不想吃啊。江老师说，这也简单，你把青菜剁碎，煮成青菜粥，这样吃起来可口些。

以前就有几例反复口腔溃疡的病人，百药乏效，而且小孩又不适合再过度用药，江老师就叫孩子的父母天天给孩子吃一顿青菜粥，很快孩子口腔溃疡就痊愈了。

很多病之所以难以治好，是因为父母的饮食观一塌糊涂，孩子的饮食也跟着乱七八糟，他们不知道什么是正确的饮食观，孩子想吃什么就吃什么，而不知道吃饭是为了健康，为了身体，为了淡泊平静，回归正常。

餐桌上的不健康，导致了身体上的不健康，不健康的食物导致了各种疾病。医生治病有时拼命用药只是治标，在观念上端正饮食结构才能治本。

这孩子回家后就听从父母的安排，开始每天吃一顿青菜粥，少吃零食、烧烤之物，两三天后口腔溃疡就收口了，疼痛消失，不再发作了。

古人讲，不服药，得中医。江老师没有刻意给他开药，却把他的病治好了。这就像古代医家所说，一个人生病，很多时候不是身体出了问题，而是生活习惯出了问题。不知道调整生活习惯，只知道在身体上修来修去，怎么可能修得好？

86. 用风药来止泻

医生也会得病，那医生得了病怎么办？古人有句话叫医不自治，医生得病往往请其他医生来治。就像理发师，自己头发长了，经常请别人来剪，而不是自己给自己理发。

消化科的李医生，因为喜欢吃瓜果，偶尔喝点小酒，有一天天气突然变冷，他突然肚子痛，腹泻，从晚上到天亮，拉了十多次。

李医生以为自己腹中伤寒，便随手从药柜里拿出桂附理中丸，吃了几丸，还是拉稀，吃什么拉什么，不消化，而且拉出很多泡沫，连喝水也水泻。

李医生便请消化科的主任开方，主任给他用了分水神丹。这分水神丹是《串雅》里的一张名方，由白术和车前子两味药组成。白术健脾除湿治其本，车前子分消水湿，利小便而实大便以治其标，这汤方对于一般的水泻效果特别好。可吃了2剂药，一点效果都没有，拉得更厉害，连喝中药汤也拉出药汤。

于是请江老师会诊，江老师一摸，六部脉轻轻一按就能摸到，轻取易得，明显是一个浮脉。浮脉是指身体感受了风邪，身体的正气跑到肌表来跟风邪打架，想要一鼓作气把风邪赶出去。可这样倾全身脏腑正气往外赶邪气时，势必后方空虚，脏腑正气不足，腐熟食物无力，很容易就拉稀。所以这时非得把肌表的风邪赶出体外，再让正气回归肠腑。于是江老师就开了麻黄、葛根、升麻、防风、生姜、甘草等具有发汗作用的汤药。

这方子看上去一派解表，完全没有止泻的作用。医生们看了都摇摇头，说，江老师这方子怎么没有去治拉肚子呢？麻黄可是发汗重剂，非伤寒不轻用，而且南方人肌腠薄脆，不耐发汗，像现在没有感冒表证，反而有腹泻里证，用麻黄发表，这样用药不是风马牛不相及吗？连李医生也犹豫起来，毕竟他也是医生，知道里面的道理。

江老师说，中医博大精深，很多时候知其一不知其二。向来中医里有逆流挽舟，用风药发表药治疗腹泻之疾，取清阳升则浊阴自降。《内经》又讲，清气在下，则生飧泄。又说，春伤于风，夏生飧泄。也就是说，一个人感受了风邪不一定就感冒，有可能会拉肚子，特别是素来脾虚，又喜欢吃凉饮瓜果，饮食无节的人，稍微受些风寒就有可能拉肚子。因为肠胃正气被提到肌表来抗邪，肠胃必然空虚，运化水谷无力，所以很容易拉稀。

西医不是有胃肠型感冒的说法吗？小孩胃肠不好，很容易引起感冒。同时也有感冒性胃肠炎，当脾胃本来不太好，一场风寒感冒过来，那么薄弱环节必先遭殃，脾胃很快就扛不住。所以病人只要大便稀溏，夹有气泡的，说明肠胃中有风气，这时服用风药，就可以升提清阳，令清升浊降，腹泻自安。

李医生终于听明白了这番医理，喝了第一剂药就不拉肚子了，第二剂药根本就不用喝，腹泻就完全好了。真是药若对证一碗汤，药不对证满船装啊！

原来这种感受风邪引起的泄泻叫飧泄，特别是大便中夹有气体，泻下泡沫，排便时连连有排气的响声，脉搏很容易见到浮象。像这种情况，只要用上风药，就能够鼓舞胃肠中清气上升，清气一升，大便马上成形，那种排气感也就消失了。

其实用风药治疗风泻不是江老师的个人发明，在古代医籍中就有记载。从前朝廷里有个大官得了顽固腹泻，平时喜欢吃各种油腻、海鲜之品。太医院里的医生先用消导之品，通因通用之法，想把肠中积滞排空，可病人越吃身体越虚，看到一派虚证，又用健脾除湿之药治疗，始终不见疗效。只有一个老先生问清楚这大官排便时泻下泡沫，排出很多气体，就断言肠中受风，马上开了一个含有藁本等风药的方子，服了腹泻马上好了。

所以说中医最难的不是用药，而是诊断出疾病的病因，知道病因了，你用药就有方向。就像打枪一样，最难的不是扣下扳机，而是瞄准靶心。每个中医师时时刻刻都在修炼如何瞄准疾病的靶心！

87. 痰泻

小孩多喜欢吃酸涩之品，比如梅子、李子、柿子，酸味入肝，能够助升发之气，可是过食酸味则伤肝，使肝疏泄功能减退，会伤到肠道，令得肠道浊垢沉淀排不出体外。就像很多陈旧的物质停留在水管上一样，水管内部有沉积物，那么水液就不能顺畅地从管道内流出，却会不断地向外溢。

中医认为这种肠道内有陈旧未消化的积滞导致的腹泻，须用通因通用法治疗。就像疏通管道一样，除掉肠道内的废物，使大便排泄清空而出，泄泻自止。

这个小孩大便老拉出黏着果冻样之物，平时喜欢吃各种糖果、饼干。这小孩本来急性腹泻，一吃药就好转，现在转为慢性久泻，时轻时重，只要多吃些零食，肚子就痛，拉也拉不痛快，用止泻药止住了泄泻，但小孩没胃口，浑身不舒服。

江老师说，你别小看孩子，他身体的任何反应都是有道理的。就像排泄这些黏液臭浊，是身体在自救。这些黏液臭浊积在肠管里，时间长了，就容易腐败。就像我们久用的器具，年深月久，器具表面就会沉淀一层厚厚的污垢。刚开始用水一冲，刷子一刮，很容易去掉，可是积累的时间长了，就没那么容易弄干净了。

一般治泄泻的常用药有效果，只是稍安，因为暂时把表面的积滞去掉了，或者抑制了急性泄泻反应。可是病根未去，稍微吃了不干净的东西，又容易诱发。

刚开始这小孩排出大量未消化的黏液、食物积块，医生用平胃散加神曲、麦芽、山楂，这叫三仙平胃散，肠胃积滞一消，大便很快正常，腹泻得安。

可小孩仍然喜欢吃零食，病一好，又吃各种果冻、薯条、糖果、蛋糕、奶酪。这样好了疮疤忘了痛，不注意守住口，病又从口入。因为这些黏滞的零食，吃进肚子里容易，排出去却困难。一旦身体排泄不畅，影响到新陈代谢，人就会烦躁，脾气就会大，五脏气机就会紊乱。

很多家长谈起自己的孩子时，都皱着眉说，我家孩子脾气特别犟，九头牛都拉不回。其实脾气大跟遗传和教养有关系，跟你平时的饮食更是分不开，你经常让他吃肉制品，以为顺着他是在关爱他，殊不知这些难消化之品堵积在肠胃，他当然既烦又躁，肯定很容易发脾气。所以不仅大人饮食要清淡，孩子饮食也要清淡。

当江老师一问，这孩子肚子痛，泻出物中含有各种黏液，非常不爽快时，便说，中医叫这种腹泻为痰泻。这时不是去止泻，也不是去止痛，而是要用消化痰浊的药物，把顽痰垢积彻底洗刷掉。就像你用洗洁精、刷子，把碗垢彻底刷干净一样，这样才能恢复健康。

江老师居然给孩子用了礞石滚痰丸，这可是治疗顽痰怪症、狂躁的特效方，很少有人用它来治疗腹泻啊。江老师笑笑说，顽痰堵心胸则狂躁失眠，堵于肩背则风湿痹证，堵于肠胃则大便黏腻、腹痛腹泻。

同时江老师叫孩子不要再吃零食了，刚开始孩子不同意，江老师说，你再吃零食，就拉肚子拉个没完没了，没有医生肯给你治病了。一听还会得病，孩子就害怕，孩子有时父母的话不听，但却听医生的。

结果礞石滚痰丸只吃了三次，排出大量黏液垢积，长期的腹痛腹泻就痊愈了。试想一下，如果不在源头上堵截，孩子还是乱吃东西，即使国医圣手也未必能根治。如果懂得养生忌口，不乱吃东西，再顽固的奇难杂病治疗起来都容易好。

江老师说，用礞石滚痰丸治疗顽固痰泻，在《冷庐医话》中就有记载。有个病人顽固腹泻，大便排出像稠痰一样的黏液，有好几十年了，用了各种方法都未能治愈。后来有个叫周公望的名医，认为这种腹泻是顽痰垢积沉淀在肠壁上，遂用礞石滚痰丸，服了3剂，多年顽固久泻得愈。

礞石滚痰丸善于让脏腑里的顽痰、老痰、热痰、怪痰滚出体外。所以属于痰热痰实的才可以用，如果属于虚痰，那又要另当别论。凡是疾病都得分个寒热虚实，如果是虚痰该怎么办？

李时珍在《本草纲目》中记载，有一六十多岁的老妇人，顽固腹泻快五年了，不管吃肉类，还是稍微油腻点的食物、生冷瓜果之品，一吃下去必然会排出大量黏液。刚开始服用大量健脾升提固涩的药，效果都不理想，腹泻更加严重。

李时珍说，这老妇人脉象沉中带滑。沉主里，滑为痰浊堵积。而且久病多虚，这还是一个本虚标实的症状，本虚是脾胃功能受损，以及年老体衰，标实是顽固痰饮积聚在肠道。于是李时珍给这老妇人用了一味既能逐肠道顽痰垢积，而且药性又是温热的药，这味药就是巴豆。老妇人吃了腹泻从此就好了。而李时珍又用这种办法治好了很多顽痰垢积导致久泻不已的病人，据统计有一百余人。

巴豆是一味热性的泻药，所以对于身体既有积滞，又属于虚冷的，用一般药物效果不理想时，巴豆往往能起到推陈出新、排出痰垢的作用。

所以痰泻也要辨寒热虚实，属于湿热的用礞石滚痰丸，属于虚冷的用巴豆。

88、甘以缓急治焦虑腹泻

还有一个小孩，腹泻，每天十余次，有时肚子痛有便意，还没有跑到厕所就拉到裤子里了，稍微慢一点都来不及，所以一旦觉得要大便，就要立马跑向厕所。

这种腹痛腹泻，用常规的止泻止痛药效果不理想。江老师说，这是脾虚土不固，所以水湿下陷下泻，就好像堤坝土少，大水一来，来不及加固堤坝，就被冲垮了。如果不把堤坝加厚加高，下次大水再来，又被冲垮。

这种泄泻，用疏导水湿法、通利肠垢法，效果都不理想，只能用培土制水法。而培土的药物大都味甘，味甘能入脾。中医认为，肝苦急，急食甘以缓之。像这种急忙跑向厕所拉肚子就是一个极动之象，应该以甘柔和缓之。

所以江老师说，脾虚下陷，土薄水泛，应该用味道甘甜的药去治疗，因为甘味药能减缓急泻。《内经》里讲甘能缓急，甘以缓之。于是江老师使用四君子汤，甘缓和平培土第一方，配合山药、芡实、薏苡仁、大枣，一派甘缓之品。

小孩喝了这汤药，说，这怎么不像是汤药，甘甜甘甜的，很好喝，喝完了还想要。确实这里面的药物大都是粮食，偏于甘淡平，能培土固脾。

这样喝了一周，大便就成形了，很少腹痛腹泻了，也不像以前那样急着跑厕所。原来堤坝加固后，水就不会泛滥成灾。

中医认为，脾胃是中焦的堤坝，当堤防加固，下游就不会泛滥，就不会腹泻。对于各种慢性泄泻，属于土虚的，用这方法效果好。平时食疗用一味山药煎汤代茶饮，也能够培补脾土，令土旺能制水。甘味加厚则泻下急迫之感顿消，这叫甘以缓急。

奇怪，小孩吃了这简单的培土方后，以前容易焦虑的毛病也消失了。孩子的父母曾经给孩子吃过抗焦虑药，现在也不用吃了。江老师说，甘以缓急，不仅治疗急性泄泻，也可以缓心脏之焦虑不安，这都是一贯相通的。

我从中得到一个重要启发，就是对于失眠焦虑的病人，别忘了还有甘以缓急这一招。现在很多人心意识止不住，要睡觉时还在焦虑，脑子转个不停，这时适当用一些甘缓之品，比如人参五味子糖浆，或者用甘草炒焦，以焦苦入心，当成含片服，自然神经舒缓，睡眠得安。

89、皮肤干燥症治肠

有一个烧锅炉的工人，皮肤严重皲裂干燥，连指甲都是枯槁的，经常疼痛。他去皮肤科治疗，用常规的治皮肤药没有效果。后来又去内分泌科治疗，把这筋骨经脉拘挛当成风湿痹证调理，用祛风湿的药，还是疼痛难熬。最痛苦的是，一到晚上，皮肤丘疹密密麻麻，瘙痒难耐，一抓就一大片血痕。结痂还没完全好，新的丘疹又生出来，辗转缠绵，反复难愈，搞得一到晚上就难以入睡，极为痛苦。

江老师看了后，问病人大便怎么样？病人说，大便像羊屎球那样，干硬。

江老师笑笑说，你这是职业病。病人说，怎么是职业病？为什么我那些工友都没事？

江老师说，人的体质不同，烧锅炉的环境都是一派燥热，对于身体有湿寒痹阻的病人来说，恰恰在这种环境里可以得到治疗。可是对于向来身体消瘦、阴虚火旺的人来说，热气一烤，汗出得多，津液就更少，就像炸油条、烤腊肉一样，大便干结难出。

病人说，大夫，我是想治皮肤病，大便不是主要问题。江老师说，皮肤病是标，大肠津液亏耗是本。如果肠燥津枯，得不到润滑，你不仅皮肤皲裂干燥出血，肌肉、指甲也因为干燥容易枯槁，筋膜关节也会因为干燥缺乏津液而伸展不自如。

病人听后，才知道医生注重的是病因，病人焦虑关心的只是病痛。

可为什么在燥热的环境下，大便容易干燥呢？原来中医认为，肺脏受风，肺和大肠相表里，风邪从肺传入大肠，就像吹风机的暖风可以把湿头发吹干，而烧锅炉的热气也能够把肠道的津液烘干，因此结成便秘。而肺又主皮毛，开窍于鼻，所以病人皮肤干燥，鼻孔干枯，指甲得不到津血滋养，也显得灰白，没有色泽。

既然找到了病因，江老师就叫病人注意饮食，少喝啤酒，多喝温开水，少吃煎炸烧烤，多喝汤水。同时根据他舌红苔少、脉细数之象，给他用了增液汤合四物汤，再加荆芥、防风、秦艽这些祛风达表的药物。因为风药能解表，又能够引药力及津液布散于肌表，所以才2剂药大便就润通，肌肤瘙痒顿减，连服7剂药，烦躁、失眠得消，皮肤不再干燥，鼻孔、指甲也没那么枯槁了。

江老师又交代这病人必须要早睡，因为烧锅炉是体力活，消耗了大量津液。人白天运动可以养阳，晚上睡觉可以养阴。晚上夜卧则血归于肝，精藏于肾，所以又叫病人服用了几瓶六味地黄丸来收尾。病人早睡，加上多喝汤水，少吃煎炸烧烤，很快皮肤疾患就根治了。

原来滋养了肠道就等于滋养了皮肤，肠道是里面的皮表，皮肤是外面的皮表，中医认为人体内外气血津液相互沟通对流，一荣俱荣，一损俱损，当皮肤干燥时肠道会干，当肠道津液润通时，皮肤也显得滋润有光泽。

所以治病必须从整体下手，不要看到皮肤病就以为是皮肤科的事，关节病就以为是风湿科的事，人体五脏是相关的。

90、九窍不和，皆属胃病

很多医生见病治病，就像见招拆招，往往难以抓住疾病本质。表面的对症处理，就像下棋者只知道眼前吃子，往往容易一败涂地。

中医就像下棋，古人讲医者弈，善弈者谋势，不善弈者谋子。那些善于下棋的人看的是整个局势，进攻对方的要害。不善于下棋者，只贪眼前的小利，不断地吃子，最后断送大好局势都不知道。

有一个病人，先是口腔溃疡、慢性鼻炎，去五官科治疗，稍微得到控制，吃了不少消炎药，病势稍安。可后来又肛周发炎瘙痒，于是去肛肠科消炎处理。后来经常尿涩痛，泌尿科给了利尿通淋的药而稍安。可这些疾病未能完全根治，稍微不注意饮食，应酬多了，喝酒多了，老毛病很容易再犯。所以经常鼻子不闻香臭，听力障碍，头晕，口干苦。他到医院看病，都不知道挂哪个科的号，反正浑身上下都是病。医生跟他说这是神经官能症，说白了就是心理精神方面的问题。但是总是不舒服啊，于是他找到了江老师。

江老师就问了一个问题，你是不是吃凉的胃痛，吃热的容易上火啊？

病人点点头，好像一下子找到知音一样，说，大夫，你既然知道我的感觉，就一定能治好我的病。

江老师开了一个半夏泻心汤，浑然不去管病人眼花耳背，口腔溃疡，鼻子不闻香臭，还有尿涩痛、前列腺炎，以及肛门瘙痒、痔疮。谁知病人吃了 5 剂药后，前来找江老师说，你这是什么药？我吃完后特舒服，吃嘛嘛香，睡觉一觉到天亮。现在呼吸空气都觉得灵敏，排便顺畅，小便也很少涩痛频急了。

这时不仅病人觉得不可思议，连旁边的几个实习生也大惑不解，为什么用一个汤方把各种疾病都安顿了下来？只听江老师说，《内经》曰，肠胃不和，则九窍不利。九窍包括眼、耳、鼻、口七窍，再加上前后二阴下面两窍。当肠胃中焦升清降浊出了问题，清气不能升，则上面七窍不灵敏，浊阴不得降，则前后二阴容易出问题。所以中医治病不看病象看病机，不看九窍看肠胃。

可为什么一个方把九窍的病都治了呢？江老师说，你看当一个国家积贫积弱时，是不是南方有海盗入侵，北方有匈奴干扰，西方有异族内乱，东方有小国来袭？这时你去救哪一方都不对，都会引起外敌入侵。你只有内壮中土，强大国力，走高筑墙、广积粮的扶正之道。粮草充实，经济发达，把军队练好，这样雄赳赳，气昂昂，正气冲天，自然万邪得安，不敢作乱。所以你看天底下有哪个强国，四周还有乱贼来侵犯的呢？除非国家本身就内乱，一团糟，窝里内讧。

我听后恍然大悟，难怪这么多疾病表象，江老师看都不看，就问他肠胃的问题。病人肠胃果然一塌糊涂，容易泛酸饱胀，乱吃东西，不知节制，应酬、夜宵没完没了，所以身体才搞得七零八碎。如果一个人内在都乱了，那么外面能好吗？就像根本都遭到砍伐，枝叶能够滋润充满生机吗？

江老师治病必求于本，从九窍病变想到肠胃，从外周炎症想到中土升降紊乱。所以用半夏泻心汤，升脾降胃肠，令清升浊降，病去得安。

难怪古人讲，九窍不和，皆属胃病。用这个道理不仅能治疗七窍和前后二阴的问题，进而还可以治烦躁失眠，头晕目眩。

只要中土消化道出了问题，把消化道功能理顺调好，余病自安，这正是中医治病必求本、射人先射马、擒贼先擒王的思想体现。

91. 乳房萎缩

一妇人，因为一场车祸，导致大量出血，腿骨骨折，后来经过救治，骨折处修复良好，顺利出院。可从此以后，这妇人居然胃口不开，吃饭不香，精神委靡，神疲乏力。同时还有一个怪现象，就是左边乳房日渐萎缩，比右边小了一半，这可是一个怪症。这妇人就害怕会不会长了肿瘤之类的东西，于是匆忙到医院做各种检查，既没包块，更无癌症。

医生说，这是担忧太过，恐惧引起的。但这妇人不相信，怎么平白无故乳房萎缩呢？这时医生就安慰她说，开几剂中药调调，可能会好些。

医生便给妇人开了补中益气汤，原来这补中益气汤专门主中土，使脾主肌肉功能加强，这样气血化生有源，肌肉就会强壮有力。而乳房正是阳明所主，这妇人正是气血大亏，加上恐惧，因此气陷气虚，气血修复骨头，没有充养乳房，不仅乳房萎缩，连面部肌肉亦减少，本来圆脸的，慢慢变为了长脸。

病人服完 10 剂药，身体稍有力气，但乳房萎缩如故，病人更担忧，又找到江老师。江老师了解原因后说，乳房属于胃，足阳明胃经乃多气多血之经，按道理补益脾胃以壮气血，能够很快让乳房丰满。

病人说，可我为什么服用了这么多药都没效果？江老师说，你有没有觉得身体有劲，体力耐力增强了呢？病人说，是有些感觉。

江老师说，没错的，补中益气汤专治疗脉势虚陷、疲劳倦怠诸症，当然还有肌肉萎缩。但是这汤方还缺一组药引子，如果能够把药效都引到乳房去，估计效果会更佳。

病人听到药引子，眼睛一亮，说，大夫，你赶紧给我放些药引子。江老师就在原方中加了葛根、白芷与王不留行。葛根、白芷专入阳明经，上达头面乳房，能加强肌肉气血循环，有利于萎缩肌肉的修复。而王不留行这味药不是通乳的吗？没错，妇人乳汁堵塞不通，用王不留行可以迅速通开，说明它善于疏通乳房周围的经络，所以在王不留行的带领下，气血能源源不断往乳房方面引。

中医认为阳生阴长，当补中益气汤培补的阳气中气，源源不断地在葛根、白芷、王不留行带领下汇聚于乳房时，肌肉就会慢慢丰满。同时江老师又教这妇人做扩胸运动，可以疏解胸部郁闷。因为病人乳房萎缩后，心情抑郁，饮食不思，在培补脾胃的同时，必须疏肝解郁，才能让营养到达需要的地方去。

这药吃了，每天都有变化，病人明显感到乳房在恢复，十天后乳房恢复如常。

我记录下这个医案，是因为这是一个奇怪的医案，用补中益气汤治疗肌肉萎缩是谁都懂的道理，因为脾主肌肉，而不同部位的肌肉萎缩，要针对性地把气血带过去，这时药引子就很重要。江老师由王不留行通乳，进而想到丰乳也靠它。这种中医的逆向思维，马上让疑难的案例变得容易，奇怪的病症变得平常。

92、缩小便与利大便

有一退休老人，四五天大便一行，而且便干细小，屡服当归润肠丸、麻子仁丸，效果不理想，又服用芝麻糊，稍有效果，但还是三四天排一次大便。

这老人苦闷地说，大夫，开塞露我也用过，能用的我都用了，你看看有什么新招法，如果没有就别给我开药了。这时江老师问，晚上小便怎么样？

老人摇摇头说，我都习惯了，这么多年，每天晚上起夜小便四五次。江老师又问，两条腿是不是觉得走路酸软，脚底冰凉啊？

老人说，是啊，而且冬天热水泡脚后睡觉脚底也很难再捂热。江老师说，若人向老，下元先亏。这是一个人衰老的标志。当一个人尿频冷、夜尿多、腰膝酸软、手足欠温时，就是身体阳气不足，如日薄西山，难以蒸腾气化温煦。

于是江老师开了金匮肾气丸加缩泉丸（山药、乌药、益智仁）和水陆二仙丹（金樱子、芡实）。三个汤方都是温肾缩尿，气化下焦，治疗尿频冷的。

老人看后说，大夫，哪些药给我通大便啊？江老师说，我没有用药给你专治大便秘结。

老人就犹豫了一下，说，大夫，我来这里是治便秘的，你不给我用治便秘的药，怎么能治病呢？江老师说，你想想，你小便那么多，每天大量的津水都漏掉了，不能被身体阳气蒸腾，去灌溉五脏六腑，大便自然细小干结。假如小便能够固住，那么这些津液就能够滋润肠道，大便自然就通调了。

这老人家一听马上明白了，因为他也是读书人，研究过中医。

江老师说，古代有利小便实大便的治疗法则，意思是大肠水泻厉害时，通过用利小便之药，令水液分消，大便自然干结成形。而你是尿频多，大肠里的水分被小便抽走了，所以大便干结难解。这时我们可以反弹琵琶，用逆向思维，通过缩小便，以利于大肠润滑，而达到润肠道、利大便的效果。

道理是这样，可是不是真有这效果？老人拿药回去一吃，夜尿由四五次马上减为一两次，有时晚上不需要起夜。晚上没有夜尿时，第二天大便就很顺畅。当晚上睡得很沉时，第二天排便就特润滑，特有力。吃药后基本上每天排一次大便，这让老人惊喜不已。以前不知换了多少医院和医生，四处求通便药、润肠药都难有效果，现在用这缩小便的药，反而达到利大便的效果，中医实在太神奇了。而且服完药后，不仅夜尿少，手足还变温暖了，腰膝酸软也减轻了。

江老师说，其实古人早就讲了，肾司二便，肾又主五液，主水，开窍于二阴。二阴、津液的问题，都要考虑到肾的问题。不能见大便不通只想到润肠，而没想到调肾。所以泌尿系统的问题跟消化系统的问题是息息相关的，中医是系统相关论，而不是各自为政，有时泌尿系统的病治好了，消化系统的病也好了。

93. 持中州，灌四旁

一个中风偏瘫的老人，半边手脚痿废，四肢麻木，半年多还未能恢复。病人难以自理，根本没法站立。

江老师出诊去看时，发现这病人一只手肌肉正常，另一只手肌肉萎缩，脉象两边也不一样。看来有功能活动的那一边仍然维持着基本的力量，而功能活动有障碍的那一边就麻木乏力。只要能够让四肢麻木减轻，病人晚上就能睡个好觉。

江老师说，《内经》里提到，营虚则不仁，卫虚则不用。也就是说营血亏虚，四肢就容易麻木，卫气不足，四肢功能就会减退，难以动作，所以治疗时要注意调补营卫。

这病人中风后，长期瘫卧在床，早就气脉下陷，搏动无力，胃口不好，饭量减少。营卫出于中焦。李中梓做了个形象的比喻说，中焦脾胃之气，就像兵家的粮饷一样，粮道一绝，万众立散，胃气一败，百药难施。

于是江老师便舍弃各种通经络止痹痛的思路，说，经络血脉乃江河，脾胃才是大海，大海水满，则江河充盈，不去通导，自然疏通。遂用补中益气汤，补中焦，固脾胃，配合桂枝汤，调营卫，达肌表。

这就是著名的持中州灌溉四旁的思想，也就是说百病亏虚，最后都会影响到脾土，通过补中州，令气血充足，能够和调五脏，洒陈六腑，灌溉四肢。

江老师还重用了鸡血藤和丝瓜络两味药。原来《本草纲目拾遗》中讲道，鸡血藤善治老人气血虚弱、手足麻木、瘫痪等症。而丝瓜络更善于改善局部微循环，促进经络组织之间气血贯通，从而振奋脏腑、肌肉之间的传递功能。

江老师把这种中风偏瘫后遗症称之为痿症，乃为气虚血瘀，经脉不通。通过补中益气汤大补元气，桂枝汤行阳通脉，鸡血藤、丝瓜络让管道畅通，所以病人连服半个月的药，手脚麻木之感大为减轻，居然可以坐起来。

江老师便建议病人要注意功能恢复锻炼，药物一定要建立在锻炼的基础上，才能取得良好的效果。于是教病人家属去买直立床，不要让病人老是卧在床上，因为这种直立床可以让瘫痪的病人保持直立状态，直立的时候有利于气机升降。

经过半年的调理，病人居然可以自己拧毛巾洗脸，拄着拐杖走路。半年瘫痪经半年治疗而能生活自理，堪称奇迹。

江老师说，即使是奇迹也是平常，用药总离不开脏腑阴阳、气血、经脉，一个医生要能守常达变，碰到疑难杂病，久治难愈，必须要注意固其脏腑之本，特别是治疗杂病，应该以脾胃为主，照顾好大本营，再去用药，就能步步为营，持续起效。

94、尿路感染与咳嗽

有个妇人慢性尿路感染，经常尿频尿急，用了药疾病稍安。可一旦熬夜，稍微劳累过度，又容易出现反复尿路感染。这病人又有咳嗽，严重时小便都憋不住。

秋天天干物燥，这一次是她因为感受风燥之邪，患了咳嗽，就来到呼吸科，挂了江老师的号。江老师一问，病人还动辄尿频尿痛，一看她以前吃的都是苦寒下火、清热解毒的中药，所以病人脾胃败坏，吃饭不香，稍微吃点水果生冷之物，又容易胃痛，甚至拉肚子。可病人脉象又细数，舌干红少津，体倦乏力。

病人说，大夫，我现在要带孙子，熬药非常不方便。江老师说，那这样吧，给你搞个食疗方，买些百合，每次用90克煮熟，加些红糖，当点心吃。

病人疑惑地说，用一味百合就行了吗？江老师说，这样既简单，也能够润肺降气，对咳嗽大有好处，怎么不行呢？

结果病人吃了七天的百合汤后，尿路感染消失了，没有再尿频尿痛，而且第二天就不咳嗽了。她高兴得不得了，以为这百合有专治尿路感染的效果，以后偶尔尿路感染反复，她只要搞点百合汤来喝喝，肺气一顺降，尿路感染就好了。从此百合汤成了她的保命良方。

大家都很奇怪，现代研究都没有发现百合能治尿路感染，这是什么道理呢？

江老师说，中医认为，肺别通于膀胱，肺为水之上源，膀胱为水之下游，当肺出了问题，源头燥热，膀胱这下游尿路就容易出现炎症。就像热水器里的水是热的，流出来的水也是热的，热水器里的水是凉的，流出来的水也是凉的。所以很多尿路感染，尿赤尿痛，看起来是下面水热的问题，其实是上面肺火亢，肺脉鼎盛，导致水之上游先燥热，那么水之下游自然容易感染发热。

中医清金保肺，降金生水。当大地一片热火，赤地千里时，一场大雨降下来，大地马上降温，炎火马上变为清凉。百合能降金生水，降肺生肾，降气归田，就相当于给肺部这天空下一场雨，那么雨水滋灌地下，直达下焦肾，清凉的水一举把尿道膀胱的炎症冲刷出体外。这就是古人所谓的肺气肃降，则诸经之气莫不服从而顺行的道理。肺燥一旦得到滋润，五脏马上清宁。古人讲，天清地宁。天部的肺得清，地部的水自然安宁，炎火便会慢慢得到控制而减轻。所以病人燥咳好了的同时，尿路感染也好了。

大家听了恍然大悟，我也马上想通了，原来百合不是去消炎治泌尿系统感染，而是病人因肺热导致尿热赤，容易感染，这时利用百合降金生水，降肺气之源头，而畅流小便，使尿清气顺，而炎症自消。

95、小桂物汤治产后伤

老来疾病都是壮时招的，很多病都是有前因后果，找到因果，你会发现疾病的治疗会变得简单。找不到因果，往往会屡治乏效。

就像这个妇人，做了流产手术后，也不知道保养的道理，还穿着裙子在空调房里上班，马上肩颈酸痛，手脚凉冷，腹中剧痛。医院说，肚子里还有一些瘀血没有清理干净，于是用了逐瘀血的汤方，可病情反而加重，变得怕风怕冷，人更加没劲。医院又说是体虚，于是用补益药，一补病人就烦躁不安，周身酸重，好像身体一下子垮掉了一样。

后来这病人找到江老师。江老师说，其实流产是小产，也应该当成生小孩来对待，流产照样会大伤人体元气。

现在人工流产的越来越多，这是一个不好的社会现象，先不说道德层面的问题，就算对妇人身体也是莫大的伤害。中医认为，产后百脉空虚，百邪容易进来，就像茅屋有漏洞，风就会往里灌。所以很多产后的妇人容易体虚乏力，瘀血腹痛，甚至风寒感冒，这时就要靠好好坐月子来保养身体。

产后的病情主要以多虚、多瘀、多风寒三大病因为主。补益就容易造成堵塞，通利就容易加重体虚，这时必须要用调和之法。

这妇人自从做了流产手术后，大便也不通畅，经常头晕，腰酸。

江老师摸了下脉，发现双脉浮紧偏细，浮为有风，紧为有寒，细乃气血不足，不能充盈脉管。而且人流手术后子宫受损，有出血必有瘀血，所以产后会用些活血化瘀的药，以利于瘀去新生。于是江老师便说，用小桂物汤。

我一听就愣了，脑子里拼命地搜索，《汤头歌诀》里可没有小桂物汤啊？江老师笑笑说，就是小柴胡汤、桂枝汤和四物汤，三方合一，用合方治疑难病的思路。

我马上明白，原来江老师把这三方合在一起，称之为小桂物汤，小柴胡汤和解枢机，驱逐入血室之邪，把产后多外邪的病症消除；桂枝汤补其虚，外证得之解肌和营卫，内证得之化气和阴阳；四物汤引药入血分，不断补充血液，令血行瘀去。这样产后多风寒外邪、多虚、多瘀的病机都考虑到了。

我发现江老师还重用了黄芩。江老师说，黄芩除了清热外，还有良好的降肺消炎作用。产后病人产道容易感染，通过肃降导热下行，可以把局部毒邪很好地排出体外。而且江老师重用熟地黄、当归，因为流产手术后病人大便干结，这跟津液流失有关，这两味药质润，可以增添津液，达到增液行舟、润肠通便的效果。

江老师说，回去赶忙换穿长裤，不然以后落下风湿可不好治，而且别再吃凉果。

这妇人说，那吃什么呢？江老师说，实在嘴馋，超市里有姜汤或者姜茶买来喝喝，比喝凉茶、吃水果要强。

众所周知，妇人生完小孩没有保养好，落下的病很不好治，主要是内外伤寒。形寒饮冷不仅伤肺，更伤五脏。外面不知保暖，又吃凉冷，经脉就被闭塞了。

这妇人听后点点头，回去吃了五天的汤药，表解汗出，月经顺畅而来，排出大量瘀血块，身体才算修复过来，不再周身酸重，手脚冰凉了。

96. 通补气血四药

疑难杂病之所以久治难愈，大都因为不善于化瘀。这是清代一个善用活血化瘀法的高手唐容川说的。江老师认为，活血化瘀可以贯穿很多疾病的治疗始终。你用药的剂量，还有用什么药去活血化瘀都很关键，对于很多慢性病、疑难病，如果不用活血化瘀的药，常常达不到好的治疗效果。

活血化瘀不仅是为瘀血而设，也是人体自身的需要，即使正常人气血也要保持通畅，不允许有丝毫的滞塞。有很多人感到身体沉重不舒服，其实血脉已经开始循环障碍了，流通不够顺畅。

所以《内经》讲，有者求之，无者求之，盛者责之，虚者责之。这个"之"字很厉害，就是说不管有病没病，得什么病都要从人体正常气血循环下手。中医用药不是去攻病，而是去纠偏，让身体回归正常循环。

有一妇人反复关节痹痛，特别腰膝关节痹痛得厉害。打封闭，做按摩，拔罐，稍微舒服些，几天后又开始痹痛，腰脚屈伸不利，走路一跛一跛的。

医生给她用了独活寄生汤这一古代名方，这名方是专治腰腿风湿痹痛的，用后也是稍安，随后又复发，治了很久，都没有理想的效果。后来就找到江老师。

江老师说，这是虚劳血痹，因虚而致痹，痹是结果，虚劳才是原因。你想想，一个水沟，水流很小，如何冲走垃圾瘀滞，如果是沟满渠满，这水沟怎么会堵塞呢？

于是江老师就用他擅长的强脉法，什么叫强脉法？就是加强脉管充盈度，使脉搏动有力，这样沉淀的邪气会被冲出体外，闭塞的管道会因之而开通。

江老师在独活寄生汤的基础上，加了黄芪、鸡血藤、桂枝、当归四味药。江老师称这四味药为通补气血四药，也就是说，黄芪、当归大补气血，解决虚劳、脉管不充盈的现象，而桂枝、鸡血藤温阳通脉，解决脉道不顺畅的现象。这样血脉不足得到补充，不通得到开通，何患痹痛不除，身体不安！

病人吃第一剂药就有反应，感到浑身舒适，睡眠改善，呼吸深沉，上下楼梯有力，腿脚不再沉重。吃了 7 剂药后，腰膝关节酸痛顿消，屈伸自如。病人高兴地说，这才是真正治好我的病的汤药啊！

江老师说，前面的医生也有功劳，就像钻木板一样，他们钻了九分，我们只是在九分的基础上，穿透那一分。如果没有前面刮痧、针灸、理疗、汤药做基础，后面我们用这些通补气血四药等就没有那么理想的效果。江老师就是这样，很擅长在平常古方里加减变化几味药，这样古方新用，往往临床效果更佳。

其实久病体虚的人，大都气力不足，无法推动血运，血液循环不好，就容易堵塞痹痛，身体经脉管道变瘪堵塞，外面风寒湿之邪就会趁机侵入进来。如果片面地祛风寒湿，那是治标，是在治枝末中的枝末。如果懂得通脉活血，那还是治标。如果懂得补足元气，令血脉动力加强，使管道通畅，瘀血自化，这才是治本。

江老师治疗很多慢性疑难怪病，总会在辨证论治基础上，适当加些通补气血的药，既通又补，符合人体生理功能，所以可以明显提高疗效。

97. 不孕不育的时代原因

现在很多医院里都有不孕不育专科，而且做人工授精的病人越来越多。即使想做，都要排队，有时要排到几个月以后。江老师不是一味地去想不孕不育该如何用药调理，而是在思考为何我们这个时代不孕不育的发病率那么高。

在以前生孩子是顺理成章的事，很少有人怀不上孩子，或者剖宫产的。而现在不孕和剖宫产都成为一种流行了，这里头一定有它的时代原因。江老师说，现在生活节奏日益加快，人们生活昼夜颠倒，饮食毫无规律，工作严重透支身体，所以才导致身体不好，气血亏虚，经脉闭塞，痰浊瘀血堵塞，难以孕育。

有个女性，二十六岁怀孕时仍然处于奋斗创业阶段，就去做了人工流产手术。到二十八岁准备要孩子时，却因为输卵管严重堵塞，三十岁还没怀上孩子。她就开始焦虑起来，经常下腹胀痛，硬邦邦的，心中烦躁，头脑掣痛。到医院里检查，发现输卵管堵塞。于是医院就建议通液治疗，借助外在手段通开管道。可是通液那段时间还好，如果没能怀上孩子，不久管道又会重新堵塞，所以通液也是治其标而已，难以起到根本性的作用。

病人有盆腔炎症，输卵管很快又粘连，腹痛加重，迟迟不能怀上孩子，而且月经来时有血块。江老师一摸她脉象，双关尺细涩有硬结，可见少腹部堵塞严重。

江老师说，你想要正常怀孕，就要过正常的生活。病人不知道什么是正常的生活。《内经》叫以妄为常。现在很多人生病，是因为把混乱无规律的生活当成正常。所以江老师说，生病起于无知，身体只是代罪羔羊。医生帮病人调理身体，她不懂呵护，随后又搞得乱七八糟，一塌糊涂。就像孩子不懂得使用玩具，一下子就给弄坏了。大人把玩具修好，孩子随后又折腾坏了。

这不是修理水平的问题，而是孩子有没有掌握使用玩具的技巧问题。一个人身体好不好，不是医生的问题，而是病人懂不懂得使用身体的技巧。

于是江老师便教这妇人在治疗期间，少看电视，少穿裙子，少玩手机，而且要多运动，多晒太阳，多干体力活。

因为现在很多白领过度用脑，导致眼红目赤，心烦急躁，这是把子宫气血往头面上调。如果多干体力活，劳动手脚，可以把周身气血往下面引导，让子宫腹部气通血足，有利于怀孕。所以劳力的人越干活越有劲，劳心的人越用心越累。

劳力的人倒在床上就呼呼大睡，很香甜，吃饭胃口好，消化力强。劳心的人倒在床上，大脑像转动的风扇一样停不下来，身体翻来覆去，像煎鱼干一样，内耗得厉害，津液都被蒸干了，睡觉也不沉，而且容易醒来。

病人听后感慨地说，大夫，我看了那么多医生，就你说中了我的真正问题，我回去一定改。江老师说：

> 早睡早起身体好，运动锻炼药效高。
>
> 清淡饮食七分饱，身心舒畅少病忧。

于是江老师就给病人开了几剂少腹逐瘀汤，还加了红藤、败酱草、皂角刺三味药，清理少腹败浊炎症瘀血。

中医认为皂角刺带刺善于开破，能够逢山开路，遇水搭桥，把不通之处钻通开，是植物里的穿山甲。江老师一般不轻易用动物药，有时一味皂角刺力量不够，江老师还会加两面针，这样开破败毒之力就更强。对于慢性腹腔炎症、囊肿积液，都能够破开，配合红藤、败酱草，能将身体败浊赶跑。

病人每个月月经来时就开始喝药，连喝三天，排出大量积血，色暗黑，连服两个月，只吃了6剂药，配合养生锻炼，第三个月就怀上了孩子。

这少腹逐瘀汤，不仅帮她清理掉了少腹瘀血炎症，因势利导，顺着月经排出体外，同时帮她把输卵管也通开了。中医叫瘀不去，新不生。

当瘀血没有彻底清除掉，新鲜气血就难以源源不断生出来，因为身体有瘀血在占位挡道。同时瘀血排不干净，也难以播种，难以孕育新生。就像耕田种地撒种子一样，要先把田地杂草清除干净，土地搞得疏通，这样种子一撒进去，就很容易茁壮成长，不然种子都被杂草覆盖，被垃圾压迫，肯定成长艰难。

病人很惊奇地说，大夫，中医太不可思议了，我吃了两个月的药，花了才几十块钱，还没有检查费高。为什么医院不多请些像江老师你这样的医生呢？这样国家医保压力减轻，病人也可以少花钱治好病。

江老师叹了一口气说，不容易啊，中医的传承是一个漫长的过程，中医的培养比大熊猫的培养要难多了。

一个真正的中医带来的社会价值是相当大的，而这个中医必须是人格、心性、医术各方面都达到一定水平，才能够帮病人解除病痛，才能够在真正病因上治疗。

98. 当归芍药散

我们这个时代，各类妇科疾病层出不穷，阴道炎、盆腔炎、少腹积液、巧克力囊肿、输卵管堵塞、子宫肌瘤等，数都数不清，这些疾病都会造成妇人各种腹痛。所以一个腹痛，有时做检查的时间比吃药时间还长。

这个妇人老是头顶痛，胸中闷塞，做了头部CT，拍了胸片，没发现问题。这样病人虽然难受，但医生却不知如何下药，干脆叫病人找中医。

这妇人找到江老师，江老师一看她舌苔水滑，关尺脉滑，像这种脉象，下焦容易长东西。江老师问她，有没有怀孕啊？

病人说，早就做过结扎手术了，没有怀孕，已经有两个孩子了。江老师说，你这妇科炎症不轻啊。

病人说，是啊，自从做了结扎手术后，老是出现这些烦心的妇科炎症。

江老师说，那你再去做个腹部 B 超查查，看看有没有长东西。病人说，我是看头晕和胸闷的，这跟腹部 B 超有什么关系，我可不想再浪费钱在检查上面。

江老师笑笑说，中医的检查是辨证检查，是有针对性的检查，不是见到头晕就做头部 CT。如果你肝脉弦硬，可能是脂肪肝，特别是舌苔垢腻，就要做肝方面的检查。如果你尺脉瘀滑，说明下焦管道不够通畅，就要做相关下半身的检查。中医不是头痛查头，脚痛查脚，也不是头痛治头，脚痛治脚。而是要找出病因，整体思考。

这妇人听完后，马上做了个腹部 B 超，发现盆腔有一大片积液，还有巧克力囊肿。江老师说，病根子就在这里。

这妇人说，我妇科的问题跟胸闷、头晕有什么关系？

江老师说，你下面堵住了，气下不去，冲到胸就胸闷，冲到头就头晕。就像下水道堵住了，上面就会水漫金山。

病人听后，非常佩服，说，为什么我吃了那么多妇科消炎片，都不管用？

江老师说，炎症只是标，是枝末中的枝末，是枝叶，水湿停留是产生炎症的原因，是枝干，是枝节。就像一洼死水，容易长细菌一样，没有水就没有细菌，而身体下焦阳气不蒸腾，导致阴火郁滞，郁湿为热，那才是根本。如果下焦阳气蒸腾生发，水湿流通化掉，炎症感染也会慢慢消退了。病人听后似懂非懂。

像这种情况不能老服用白花蛇舌草、地绵草、蚤休、苦参等一系列苦寒杀虫消炎之药，因为炎症未消，而阳气先损，会导致冰伏邪气，积液更加难化，急性炎症就会转化为慢性炎症，缠绵难愈。

江老师就开了个当归芍药散，《伤寒论》讲，妇人腹中诸疾痛，当归芍药散主之。

一个妇人腹中疼痛，总离不开寒凝血瘀，水饮停留，堵塞经脉管道，而当归芍药散能令血活水利，方里有当归、芍药、川芎活其血，茯苓、白术、泽泻利其水，人体腹部只要血活水利，疼痛自去，粘连闭塞可愈，炎症感染可愈。所以局部的炎症毒浊只是病理产物，而下焦血水不能对流，引起阻塞，才是病根。

江老师还叫病人去买云南白药胶囊，加强活血化瘀力度。因为中医认为血不利则为水，当人体血液循环不好，局部就容易有囊肿积水，这些囊肿积水是产生炎症细菌的温床。妇人吃了 2 剂药后，腹中疼痛不适感消失，而且胸中堵塞、头脑晕胀也随着月经通调而轻松了。

很多人就不解，云南白药不是治疗伤科跌打的特效药吗？怎么用于妇科炎症，还用于内科胸闷头晕呢？江老师说，只要病机吻合，有瘀血挡道，用之所过者化，皆可达到治疗效果。特别是病人做过结扎手术，局部必定有瘀血，才导致炎症反复不断，消炎是治其标，活血通脉，祛逐旧血，保持血脉通畅才是治其本。

99. 五香粉也治病

一妇人，做过三次刮宫手术，导致身体大伤，也因此引起炎症反复发作。在医院检查，发现两侧卵巢都有囊肿，盆腔有少量积液，子宫有小肌瘤。

于是医生就用活血化瘀、消瘤散结的药，比如三棱、莪术、蚤休、穿山甲、皂角刺、两面针等。病人吃后觉得人没劲，容易累。半个月后再做检查，积液、囊肿、肌瘤毫发无损，照样经常腹痛，阴痒，劳累后加重。

病人便长期吃宫瘤消胶囊，希望把这些囊肿、肌瘤统统消掉。可事实证明，赶尽杀绝，只会让病邪更加顽固，中医看重的是调和。所以大半年下来，疾病的折腾，加上药物的消耗，病人身体更加虚弱，走路都显得没力、腰酸。

这场长期消耗战实在打不起，大家都不乏兵器、子弹，缺乏的是人员，如果把药物比喻成兵器、子弹，那么你身体的正气才是真正的人员。

病人找到江老师时，脉象已经沉迟细弱，脸色淡白，舌苔水滑。江老师说，我不给你用这些破血逐瘀的猛药、消瘤药。

病人说，大夫，你不给我用这些药，怎么能消掉我的囊肿、肌瘤呢？江老师说，湿漉漉的衣服，你怎么拧它，都不能把它彻底弄干，是不是啊？病人点点头。

江老师又说，可你把它放太阳下晒，是不是就干了？病人又点点头。

江老师说，反复用清热消炎药、破积药，就像让身体进入阴雨天状态，阴雨天东西不容易晒干，容易发霉，所以身体下焦阴寒，触受风凉，加上吃冷饮，容易导致子宫虚寒，得真菌性阴道炎、尿道炎。病人听后点点头。

江老师说，这样吧，你也吃了这么多药了，身体折腾得够呛，这回我给你弄些好吃的。病人疑惑地问，世界上哪有好吃的药，是胶囊，还是糖衣？

江老师说，都不是，你去弄一节猪大肠，洗干净，然后往肠子里灌些五香粉，五香粉里有大茴香、小茴香、川椒、八角之类的药食同源之品，灌完后，把两头系牢，然后放在锅里炖煮，不要让香气大出。等到彻底熟透后，就喝汤，吃炖品，连吃个三天。病人说，就这么简单吗？

江老师说，大道至简，治病的方法有时不用太复杂，就像会开锁的人，有时用根铁丝就把难开的锁开开了，你说铁丝简不简单啊？

病人抱着试一试的心态，发现吃第一次就觉得肚子暖洋洋的，特别舒服，连吃三天，月经就来了，排出很多瘀血块，特别顺畅。以前觉得肚子像是被绳索绑得紧紧的，这次来月经像一下子松绑了一样。然后她便想去医院做个检查，看看怎么回事。不拍片不知道，一拍片，她高兴得不得了，盆腔积液蒸发掉了，巧克力囊肿也消减了，连那子宫小肌瘤也不明显了。

她高兴地拿片子给江老师看，江老师一点都不感到惊奇，说，这是意料之中的事。这病人不解地问，你有这么好的招法，为什么不早公布出来？我就不用做那么多检查，花那么多钱，吃那么多药，受那么多苦了。

江老师摇摇头说，我也想普及推广中医简验便廉的治病方法，但是很多人中医知识欠缺，对中医的信任度不高。她们的第一反应，腹痛了，阴道炎症，就去吃消炎药，根本没有想到找中医。你都不找中医，中医怎么帮你？病人对中医都不了解，怎么能够受用中医？

很多病其实根本不用经过那么漫长的折腾，就像开锁一样，如果有钥匙，就不用拿斧头加锯子破门而入，小小一个钥匙，就可以打开牢固的防盗锁。

我知道江老师所说的钥匙就是中医最精髓的辨证论治。就像用五香粉配合猪肠，把香气包裹，这些香类药，大都属于种子之品，直入下焦，而这些芳香的调味料又善于温中散气，能让脾胃振作，加强肌肉蠕动、气血循环，使水湿得化，瘀血得排。

所以厉害的猛药，就像三棱、莪术，未必能把积液清扫掉，就像你请个大力士，也没法把毛巾拧得彻底干爽。但是你用小茴香、大茴香、川椒、八角这些温中达下的食疗之品，没有用金刚猛力，反而用柔缓温煦的阳光一普照，毛巾很快干爽，下焦积液也很快蒸发消散掉。

所谓的盆腔积液、巧克力囊肿，其实不过就是一摊积水而已。病人舌苔水滑、偏青暗、脉象沉迟乏力时，说明她的体内已处于阴雨天水湿状态。这时只需要制造阳光，令离照当空，阴霾自散，阳气充足，水湿蒸化，病灶自消，疾病自愈。

但是要特别注意妇人下焦保暖，少穿短裙、吹空调、喝凉饮。同时要注意多散步、走路、站马步、踢腿，这样通过运动下肢，就能带动腹部血液循环，加强阳主气化功能，从而达到有病治病、无病防病的治疗效果。

100、重用生姜治感冒

下了场雨，天气转凉起风，伤风感冒的病人特别多，所以呼吸科热闹起来。

江老师出门诊，总是病人满满的，早上七点多开始，有时到中午一点都看不完。一个是因为病人实在是太多，一个是因为有些疑难疾病，不是简单的消炎止痛能搞定的，必须要详查病因，细致诊断，精挑方药，方显疗效。

有个白领，因为坐摩托车到外地，一路淋雨触风，导致鼻流清涕、咳嗽。他吃了几包感冒冲剂，鼻涕止了，咳嗽消了，随后又吃了几片西瓜，开始头痛，病人彻夜难眠，到卫生所拿了止痛片吃也没效果。

江老师一摸他脉象，浮紧有力，便说形寒饮冷则伤肺，外吹了风冷，内伤了寒气，经脉便拘急收缩，就像天气冷人冻得打哆嗦一样。

这白领说，是啊，大夫，我这头痛一抽一抽得，非常难受，为什么我吃了几包发汗的感冒药还是不好？江老师看病人舌苔白腻，明显一派中阳不运，肺表为寒邪所拘束。寻常感冒冲剂，对于表浅的风寒有效，对于风寒之邪，由表及里伤到中焦脾胃时，就很难彻底逐风寒外出。

江老师说，阳气者，精则养神，柔则养筋。身体阳气足够就会显得很精神，筋骨就会柔软，不会拘急疼痛。江老师也不开药，叫病人回去用二两生姜，要用那种小黄姜，特别是种在山上的。那种小黄姜力量大，捣烂了，加点红糖，用水稍微一煮开，辛辣味大出，趁热喝上一大碗，连姜渣也嚼服吞下。

病人说，大夫，不用给我开药了？江老师说，给你用的生姜不正是药吗？

这白领莫名其妙地回去了，他很少见到这种医生，到了医院，还可以不花钱。回去吃了一次，额头汗出，明显清阳出上窍，寒气束表之象马上被赶跑了。真是表解一身轻，气通浑身劲。

喝完这碗姜糖汤，人马上来精神了，几天的头部紧痛感消失得无影无踪。

江老师说，像这种受寒严重的病人，不管表寒还是里寒，不管是天气变化，还是吃了生冷瓜果，不管是头重颈痛，浑身痹痛，还是胃脘心窝处冷痛，只需要直接温阳散寒，而选用生姜是最安全有效的，加点红糖，口感又好，可以调养气血。

但是如果你只用几片生姜，那就跟喝一两包感冒冲剂一样，力量小，不能温振阳气，逐邪外出，反而令疾病缠绵难愈。只有剂量大，药劲强，才能一下子祛邪达表。所以治急性病，应该像将军一样，攻必克，战必胜，必须使足药力。

江老师又说，如果会喝酒的话，喝一两杯白酒，温热了喝，一喝下去，不管是受寒头颈痛，还是吃凉的胃脘痛，都能够治好。只要下次不再反复受凉受寒，身体就没那么容易得病。

一般医生开生姜只是 10~15 克，力量只够调和中焦营卫，江老师看准病机后，往往开 30~50 克，甚至 100 克，却能够迅速发汗解表，令邪去正安。

101、精神焦虑亢奋的孩子

有个小孩，每到中午的时候，精神特亢奋，烦躁不安，甚至控制不住会骂人，春天时特厉害。每年春天孩子都要吃些抗焦虑药，孩子的精神才能稍安。但久服这些西药，孩子胃口不好，还有其他的不良反应。孩子父母也挺担心的，于是带孩子来找江老师，看看中医有什么好法子。

江老师摸了下孩子的脉，发现孩子本来应该阳气十足，怎么脉象细带点数？肯定身体消耗得厉害，或者先天发育不好。一问家长，才知道这孩子早产一个月，而且还是剖宫产。

江老师说，这孩子眼神浮动，目光不能专注，孩子是不是经常玩游戏？孩子的父母点点头说，是啊。

江老师摇摇头说，现在孩子的病难治就难在这里。小孩还没发育好，自制力很差，家长很早就给孩子买电脑、手机，孩子从小就学会了玩游戏，不知节制，心浮气躁。可孩子的父母却说，大夫，不给孩子玩游戏，孩子就闹得没完没了。

江老师说，不能什么都满足孩子的要求，如果你明知这件事对孩子身心健康有害，即使孩子再闹，你会满足他吗？家庭良好的教育才是健康的保障。

医生有时医得了身体的病，医不了教育的问题。这孩子一玩游戏，就玩到晚上十一点、十二点，搞得肾精亏耗，体虚倦怠，很晚还不睡觉，这时已经失去了晚上封藏造化的大好时机。晚上封藏不好，那么白天精神就容易浮躁收不住。

《内经》讲，冬不藏精，春必病温。冬天不封藏，反而纵欲，消耗太过，那么第二年春天温热病、烦躁病、精神病就会多。

很多人都知道这样一个经验：油菜花开时，精神病人发作就频繁了。为什么呢？因为很多秋冬天精血消耗过度的人，到了春天气机生发，肾精不能涵盖肝火，这样肝火就会升腾得太过厉害，直扰心神，导致心神错乱。

像这种病，应该春病冬治，也就是说在冬天万物封藏的时候，补肾藏精，加强睡眠，这样肾精充足，第二年就能沉住气，使水能涵木，而不至于肝气过亢化火，上扰神志。

同时一日也分四季，晚上属于秋冬，白天属于春夏，很多人脾气大，身体差，烦躁容易失控，是因为晚上觉没睡好。很多焦虑的病人，根本没有几个能睡好觉的，特别是失眠越厉害，睡觉越不好，脾气就会越大，肝火上冲就会越厉害。

所以这时不是清肝火，镇心神，而是要注意滋养肾水，晚上能够好好地沉睡，只要晚上睡得好，精神充盈，那么火气就不容易上飙。就像河流水足，鱼儿就不会乱跳。当河塘水浅，鱼儿得不到滋养，就会乱跳。人也一样，晚上应该藏精，藏不住时，白天神气就会浮躁亢越，所以上面的精神焦虑疾患要从下面的肝肾来治。

肝肾吸纳有力，情绪就不容易浮躁，这也是传统中医讲的冬病夏治，夏病冬治。夏天浮躁上越的疾病，要冬天收藏来治。冬天寒冷痹痛的疾病，要夏天温暖生发来治。所以江老师就给这孩子用了六味地黄丸加龙骨、牡蛎、白芍，以滋水涵木，收藏神志。在《四圣心源》里，黄元御认为龙骨、牡蛎二药能聚精会神。

这样一边补益精神，一边凝聚精神，再加上不让孩子玩电脑，一家人实行早睡计划，孩子吃了半个月的药，精神就恢复正常，很少焦虑发脾气了。

江老师又叫孩子父母送孩子去国学班学书法，结果学习越学越好，越学越上进。孩子父母感激地来找江老师说，大夫，你不仅治好了我孩子的病，还让我家孩子养成了好的学习习惯，我们真不知道该如何感谢你。

102．背部被打伤

有个小伙子凶勇好斗，跟别人打架，打伤了别人，自己后背也被别人用棍子打伤，导致后背一年多刺痛难忍，百药乏效。这真应了民间俗话所说，凶勇斗狠没有好结果。小伙子先到伤科医院用外敷药、推拿按摩，虽然伤处的瘀青得以消散，但是局部的隐痛仍然没法根除。天气变化，或者熬夜、劳累过度，背上隐痛就发作，痛得厉害时坐卧不安，寝食不宁，他非常后悔当时打的那场架。

人就是这样，打伤别人时，趾高气扬，半点悔意都没有；自己被打伤时，才慢慢反思，产生懊悔之意。所以说，打架斗殴这种事情是伤人伤己之事，损人一万，自损八千，但很多年轻人就是火气大，控制不住。孔子说，少年人、中年人要戒色戒斗，纵欲或者好勇斗狠就容易毁掉一个人的前途。

于是这小伙子就到骨伤科门诊，想喝汤药调理调理。医生先用最好的云南三七，还有云南白药胶囊，用的是一派活血化瘀治疗伤科的思路。但是小伙子吃了这些活血化瘀药，反倒觉得身体更虚，背部更痛，搞得他不敢继续吃了。可是不吃这些活血化瘀药，背部伤损病灶的瘀血如何消散掉？

所用的汤方不是桃红四物汤，就是血府逐瘀汤，或者是身痛逐瘀汤、复元活血汤，可以说伤科的名方他都吃遍了。实在没办法，他就找到江老师。

江老师看了下小伙子的眼睛，用手翻开，发现眼白上有一个瘀点，便胸中了然，说，你这瘀点在上面，说明你上半身被打伤，这瘀血呈点状，说明是被棍棒之类戳伤，如果呈片状，可能被掌拍伤，或椅子打伤。

小伙子惊奇地说，大夫，你说的真准，我就是被棍子戳伤的，但为什么吃了这么多化瘀血的治伤药都治不好？江老师说，你脉象濡缓带弱，虽然舌象暗示有瘀血，但瘀血是标，气虚是本，气为血之帅，气壮血自行。遂在化瘀血治打伤的桃红四物汤中，独加一味黄芪 100 克。整个桃红四物汤六味药的剂量合起来也没有一味黄芪的剂量大。这有点类似补阳还五汤的思路，治疗气虚血瘀。

江老师说，这种顽固跌打损伤久治难愈，要当成偏瘫、虚劳、血痹来治。

我豁然开悟，迷障顿消。病人吃了 3 剂药后，觉得浑身有劲，以前吃药从没有这样的效果。高兴得再来找江老师，又吃了 3 剂药，感到背部屈伸转动自如，没有牵掣痛、拉痛，提拉重物也没有感到隐痛，真是奇怪。

江老师说，没什么好奇怪的。病人久病，中气不足，脾陷肺塌，整个身体气都瘪了，脉管当然不充，瘀血当然不去。重用黄芪可以把气托起来，让人心胸气足，昂首挺胸，有精神，正气一提起来，瘀血就被赶走了。所谓的瘀血只是结果，气虚才是病因。学医者如果不明白疾病因果，开口动手便错。

后来这小伙子就治好了。跌打损伤后遗症被江老师当成中风偏瘫后遗症治，运用气壮血自行的思路，治病求本，疾病得到根除。

103、惊恐症要补肾

有一个妇人，得了一种怪病，晚上特别怕黑，而且经常躲在屋子里不敢见人。

这妇人的丈夫说，她自从做了两次流产手术后，身体一直消瘦，从此失眠焦虑，就算家人说话大声点，她都觉得心慌惊恐，严重时会吓得浑身打哆嗦。甚至离奇的是，这妇人晚上必须开着灯，一关灯，她就会惊恐大叫，说满屋子都是人，来来往往，严重幻视幻听，所以经常十来天都睡不好觉。

丈夫以为妻子得了精神病，送到精神病院，住了三个月，用安镇催眠的药，还有抗抑郁、抗焦虑的药，症状只是稍安，一旦离开这些药，马上又惶恐不安，只要到了晚上就会害怕加重，根本不敢入睡。

长期惊恐，又没有得到很好的睡眠，人的精神、耐力都极差，不要说是工作，连基本的生活都要人来照顾。病人经常喃喃自语说，你们快走开，别来找我。家人以为是所谓的鬼怪作祟，于是到处求神拜佛，可仍然没有效果。

面对这种严重的恐惧焦虑症，这病人的丈夫可谓费尽心思，全国到处求医问药，可这妇人的疾病仍然丝毫没有减轻，说发作就发作，特别是天气阴沉寒冷时，发作得更厉害，白天或者夏天阳光明媚的时候，这病人精神会稍安。

江老师冷不丁地问了我一句，指月，你相信世界上有鬼吗？我一下子被问糊涂了，没有亲眼见过，只是道听途说，那我没有发言权。

江老师又说，指月，你相不相信中医可以用药来治鬼？我更是不解，搜肠刮肚，挖空心思也琢磨不出用什么中医汤方来治鬼，而且教科书里根本没有出现过这些鬼怪疾病该怎么治的记载。

江老师笑笑说，你再仔细摸摸这病人的脉象。我一摸，发现双关脉瘀得有点打结，而两边寸和尺部脉象却极弱，明显心肾阳气不足，中焦肝胆脾胃瘀滞。如果按照五行来说，应该属于火衰木郁土结。

江老师点点头说，一切法从心想生，鬼怪噩梦也是心头所想。《内经》讲，心主神志，心为君主之官，神明出焉。各种离奇鬼怪的问题都要从心论治。你看躁狂是痰迷心窍，心火上越；恐慌是心气不足，心阳塌陷。

我不解地问，江老师，不是说恐为肾之志吗？江老师说，没错，心主的是五脏六腑的神，是总指挥，神气一亏，病人容易恐慌。所以很多做流产手术的妇人肾气亏空，经过刮宫大出血，就容易惊慌害怕，特别是晚上尽做些离奇古怪的梦，容易从梦中惊醒，甚至梦中惊叫，说胡话。

我说，这么复杂的病该怎么办？江老师说，再复杂也离不开脏腑阴阳气血啊，我们通过壮其腰肾、疏其肝胆、强其心肺看看。

于是江老师给病人开了柴胡桂枝汤加龙骨、牡蛎，用这汤方送服肾气丸，而且肾气丸要加倍吃，因为长期吃大量西药、矿物药的病人，或者精神疾患严重，失眠严重的病人，大都耐药，不用重剂，很难起效。

病人吃了这柴胡桂枝汤加龙骨、牡蛎，配合肾气丸，就觉得神志稍安，惊恐慌乱发作的次数明显减少，有时一整天也不发作一次。

她丈夫马上带病人来复诊，说，大夫，全国走了那么多地方，我妻子吃了那么多药，发现吃你的药效果最好。

江老师说，效不更方，像这种肾气亏空，肝胆瘀滞，以及心火不旺的病人，根本不是三五剂药能治好的，凡牵涉到情志方面的疾患，除了调心外，用药也比较漫长。于是继续让病人服药，结果服了两个多月的药，病人能够生活自理，饮食如常，睡眠得安，很少再做噩梦及惊恐心慌了。

我第一次看到中医药治疗精神疾患疗效这么好的，虽然时间有几个月之长，但毕竟病人极度不安的恐慌之症得到消除。这不单救了一个人，更救了一个家庭。

江老师说，心主神，肾主恐，神志不定，恐慌失常，要调其心肾，特别是恐慌症要补肾。当你肾中精元匮乏，你是没底气、没自信的。当你肾中精气渐足渐充，肝木得到滋养，胆气就会渐壮，心火得到加油，燃烧就会更烈。当一个人身体阳气像熊熊烈火一样旺起来时，百邪自消，噩梦不再。

所以江老师用肾气丸补其肾，治惊恐之本，用小柴胡汤条达肝郁，疏理脾土，配合桂枝汤强心温阳，驱逐各种幻视幻听和鬼怪噩梦，加强心主神志的功能。

确实，一个人如果长期失眠、受惊恐后，会变得很脆弱，没有斗志，而病人经过流产手术后，下元亏损，如水土流失。这时保养不好，就很容易受风寒、惊恐，而动摇五脏六腑根本，就像人说话大声点也心不安，晚上灯关了也志不定。

孙思邈在《大医精诚》中说到，凡大医治病，必当安神定志。安神安的是心之神，定志定的是肾之志。

一个人心神浮动、肾中恐慌时，就会记忆力减退，注意力不集中，什么问题都来了，治什么也不如治心肾这么急。所以桂枝汤和肾气丸是强大心肾动力的根本，小柴胡汤和解少阳枢机，起到调理中焦肝脾的作用。

104、慢性肝炎要治脾

很多慢性肝炎的病人，都是先出现脾胃功能不好，大便不成形或者拉稀，以及胃胀怕油腻，还容易疲劳短气，最后才出现胁肋胀痛、口苦等肝胆方面的病症。所以说，脾胃是肝的防线，同时治疗脾胃也是治疗肝脏的根本。

江老师用了一个超级形象的比喻说，肝属木，脾胃属土，树木再好，但你选择的土壤不好，照样难以生长好。所以想要把树木种好，就要在土壤上下功夫。

想要把肝调好，必须把脾胃固护好。为什么现在很多喝酒过度的人容易患肝炎？原来中医认为，酒是先伤脾胃的，俗话说，酒是穿肠毒药，生气才是最伤肝的，特别是既喝酒又发脾气，肝脏就会被折腾得够呛。

有个病人是做销售的，经常要陪客人喝酒，刚开始他是喜欢喝，经常喝醉，后来开始讨厌酒了。当一个人不太想喝酒时，说明他脏腑已经不太行了，运化不过来。所以这人老是体倦乏力，怕吃油腻，稍微喝点酒就拉肚子，胃口极差。他就去做检查，不查不知道，一查吓一跳，才发现有脂肪肝、慢性肝炎，于是他马上戒酒。

所以江老师经常笑着说，医院检查报告单是最好的戒酒令、戒烟令。肝炎的病人拿到报告单时，立马不喝酒了；肺癌的病人拿到报告单时，立马不抽烟了。

早知如此，何必当初。很多事情如果能先料到，就不会造那么多过。

这病人到处喝中药，动辄就是板蓝根、溪黄草、垂盆草、虎杖、田基黄等苦寒的药，因为一般人认为这些药能够消炎泻火，但吃下去胃口全无，甚至一喝这些药就觉得胃里泛清水，吃药都吃怕了，吃到饭都吃不下。有些医生就给他用香附、郁金、三棱、莪术、枳壳、厚朴等破气消积的药，以图把肝内的积气恶气赶出体外。但利剑虽好，若在手无缚鸡之力的书生手中，却不能发挥它的功用。猛药虽然霸道，可是对于脾虚力弱的人来说，没有力量去运化，反而成为双刃剑，耗伤正气，加重脾胃负担。所以这病人吃了，拉肚子更厉害，胃口更差。

这病人后来找到江老师。江老师一摸脉象沉细无力，沉主里，细为血虚阴伤无力，乃脾胃运化不足，气血鼓动没后劲，所以病人整个脸色灰白。

江老师说，现在很多医生都走入了误区，肝炎究竟是治肝还是消炎？炎症只是肝病的枝叶，肝功能问题才是根本。肝木是根植在脾土的，土肥地厚，木气才条达。土薄地贫，树木便会枯落，难以旺盛。

《伤寒论》里讲，见肝之病，知肝传脾，四季脾旺不受邪。于是江老师力排众议，独守脾胃，开了黄芪六君子汤，也就是六君子汤加黄芪，还加了肾四味，即菟丝子、枸杞子、补骨脂、淫羊藿。

奇怪，没有一味专门消炎、清肝胆湿热毒邪的药，都是在调理脾肾之本，而且黄芪还重用到 80 克，这样的方子一看就知道是治疗虚劳体弱的方，完全不像是治疗肝毒炎症的方。江老师说，正胜则邪退。

病人先吃了 10 剂，不但没有拉肚子、头晕、泛清水，相反，这些病症通通因为吃了这汤药一扫而光。病人食髓知味，感觉有效后，吃完这汤药，回来复诊，说，大夫，我吃你开的药觉得很舒服。以前没胃口，现在有胃口了，以前整天觉得没力气、疲倦，容易拉肚子，现在通通没有了。

江老师摸完脉后说，关尺部稍有力量，效不更方。正如岳美中老先生说，治慢性病要有方有守。于是给这病人守方继续治疗，稍加了白芍、当归柔肝之品，以补肝体，纯粹是一派调五脏的药，根本没管病邪多么凶猛，转氨酶多高。

江老师说，它自狠来它自恶，我自一口真气足。人体健康与否，身体强壮与否，全凭脏腑那团真气。这团真气若充足流通，则百邪难侵。即张仲景说，若五脏元真通畅，人即安和。

当然江老师不是单纯给这病人开开汤药就了事，而是交代这病人每天做五遍广播体操，而且做广播体操的速度不能像小孩那么快，要像老人打太极那么慢，既能拉筋练骨，也能流通气血。

江老师认为运动是快通慢补，也就是说快节奏的运动是在迅速疏通脉道，而慢节奏的运动才能渐渐补益，固护身体。快节奏运动容易消耗体能，身体虚时不能那么干，慢节奏运动能够补充元气，加强微循环，提高身体免疫力。

《内经》教人运动有个秘诀，就六个字，叫"微动四肢温衣"。也就是说，动作要尽量小而缓慢，因为过刚易折，过于快速霸道，反而容易导致本来虚弱的病人气脉拉伤而漏气，会更虚弱。

江老师总说，大动耗气，小动生气。大动不如小动，小动不如微动。微动就像风吹杨柳一样，迎风飘飘，非常舒适。

江老师在调理脏腑方中，常加 3 克羌活，2 克陈皮，令肝脾气机微动，肌表微循环加强，就像春风吹过来，能苏醒百草一样，让五脏都能泽被这股少阳之气。

病人吃药加运动疗法后，发现体质日强，病痛日减。两个月后，病人足足吃了 60 剂药，体重长了七八斤，气色非常好。病人去做检查，那些转氨酶、血脂全降了，大三阳转为小三阳，病毒处于休眠状态，没有再肆意乱来。

105．合方治疑难

看了《中医各家学说》后，我的疑惑越来越多。一人有一人伤寒，各家有各家仲景，很多医者对医道的领悟都不同，都有各自的见解，所以医门就有很多流派。就像天下武功，有少林、武当、峨眉、青城、华山、崆峒一样，各有拿手绝招。

江老师说，中医者，中庸之医也，不是搞对立，而是搞统一。我疑惑地问，有医生推崇《脾胃论》，补肾不如补脾，一个补中益气汤用得神乎其神。又有医生推崇《命门论》，补脾不如补肾，一个肾气丸用得炉火纯青，治天下之病。

江老师笑笑说，你这个疑惑我以前也有，后来慢慢想通了。古人讲人之始生，先生于精，肾中精旺后才有其他脏腑以及脾胃，这就是古人所谓的先天生后天。

我点点头说，没错。肾为先天之本，脾胃为后天之本。按江老师这种说法，应该是先天重于后天。

江老师说，自从人呱呱落地到衰老，人体功能正常，全赖水谷精微滋养，而能够使五脏得到滋养，水谷精微得到吸收炼化，靠的是脾胃，脾胃之气充足，才使人能够延年益寿，抗衰却病。中医叫有胃气则生，无胃气则死，这就是所谓的后天养先天。我听后说，照这样说，后天又要重于先天。

江老师笑笑说，没有所谓谁轻谁重，先天、后天都是人之根本，特别对于老年病、慢性病，身体经过反复折腾，导致虚劳、功能衰退时，都要以脾肾先天后天一起论治。两手都要抓，两手都要硬，这才是中医治病必求于本、以人为本的精神，而不是见病只知道治病，而不知道治人，治脏腑之本。

有个病人，长期腹泻，还有过敏性鼻炎，两年多的腹泻让他瘦了十来斤，经常困倦乏力，工作没精神，生活没兴趣，大便有时是稀水，有时吃什么拉什么。

医生用了利小便实大便、温中健脾、补火生土诸法，效果都不理想，该拉肚子时照样拉肚子。天气一冷，稍微受寒，吃完饭就又拉肚子，严重时都脱肛了。

江老师看后说，像这种疑难杂症，要打组合拳，用合方，合方治疑难，强强联合，才有可能破除疑难案例，水陆空三方面夹击作战，才有可能打赢这场攻坚战。

于是江老师开了补中益气汤、四逆汤合方，还加了茯苓、泽泻、车前子，而且附子、黄芪用量都很大。

江老师说，治疑难病下药得果断，盘根错节，非斧斤不能斩开。病人以前吃过附子，吃过补中益气汤，也吃过四逆汤，但是像这种合方就吃得少。

江老师说，你看病人舌苔水滑，还有些青暗，乃元气下陷、水湿弥漫之象。加上一受寒就腹泻，说明阳气极虚，而且有过敏性鼻炎，明显乃表气空虚。

古人用逆流挽舟法，逐表邪，令清阳升，腹泻止，所以补中益气汤里有柴胡、升麻这些风药。四逆汤里有附子、干姜这些火药。补中益气汤里还有黄芪、苍术这些调脾胃的药，相当于柴草。这样锅炉之中，柴草充足，火力加强，再加上风箱鼓动，就像空军、陆军一齐作战一样。

我不解地问，那茯苓、泽泻、车前子呢？江老师说，阳微则湿盛，湿盛则阳微。用一些利水之药，把腹中水湿利去，阳火更容易烧起来，就像干柴容易点火，腹中水湿减少，消化腐熟食物功能也会加强，这是利小便实大便之法。我豁然开悟，原来这是海军，专走水路的。

也就是说，江老师用了风药升清阳的空军，健脾药、补火温中药，运化中焦这些陆军，再用了利水除湿药这些海军。海陆空，天地人，三军作战。

结果病人吃了7剂药，没有再腹痛腹泻，连过敏性鼻炎鼻塞都改善了，以前不是流鼻涕就是拉肚子，现在这些症状都纷纷消失了。病人高兴得不得了，说，我这病都快失去信心了，在江老师这里又让我找回了信心。

随后江老师又给他调理了半个月，病人胃口大开，身体复壮，脉象由沉细乏力变为缓和有劲，舌苔水滑之象也消失了。

我再仔细看这病案，发现江老师是先天后天两手都抓，两手都硬。用补中益气汤抓后天之本脾胃；用四逆汤配茯苓、泽泻、车前子，抓先天之本命门肾。

凡久病体虚，或失治误治，没有不累及脾肾的。江老师从脾肾入手，无疑是为治疗疑难杂病久病开辟了一条捷径。

江老师说，治病要有胆有识，胆是建立在识的基础上，你认识到那个层面，自然有胆量用那个药，在处方用药时便胸有成竹，果断非常。

106、疮科医生的瘙痒

有个疮科医生，经常帮病人配药，为了图方便，经常不戴手套，接触了各种药物，导致手部皮肤瘙痒。刚开始他不以为然，自己搞点黄连、丹参解毒清心的药物，吃了瘙痒就好了。于是他配药照样不戴手套，瘙痒又反复发作，这时再用清热解毒除湿的药物，效果就不理想。

民间常说，翻病没翻药。也就是说，如果你这病因为行为方式不正确，用药治好了，但却没有调整行为方式，下次再得这病，用同样的药就很难有疗效，这就是很多慢性病、疑难病反复发作的道理，也是皮肤病难缠的原因。

就像有些病人明明颈椎不好，吃几剂葛根汤效果特别好，颈不僵，头不晕，但是他照样久坐电脑旁，熬夜上网，消耗精气神，不以此为苦。结果颈椎病再次发作，这时用原来的药方，甚至加强剂量，加多药味，效果都没原来好。

中医不是用药来替你错误的行为买单，而是让你认识到什么是正确的生活习惯，用药来帮你暂时解除疾病的痛苦而已。

这疮科医生手部奇痒无比，抓哪哪痒，而且皮肤抓挠后流滋血水。他就用自己调配的解毒外敷膏，敷了也只能让瘙痒稍安。毕竟因为风毒入血，痒在手部皮肤只是标，血液里头毒邪蔓延才是本，所以他抓哪里哪里就痒。可为什么用了这么多解毒药，甚至连普济消毒饮都用上了，还没能将身体毒邪清出体外？没办法，只好自己的头发请别人理，自己的病请别人医。

这疮科医生找到江老师，江老师看他舌体淡胖有齿痕，舌尖又带点红，明显是脾虚，又有些热毒，这时一味地泻热毒会加重脾虚，一味地补脾气，恐怕会助纣为虐，抱薪救火。那该怎么办呢？

江老师随手开了黄芪50克，生甘草30克，就两味药，3剂。这是什么方子？没见过。这汤方能治瘙痒？看不出来。

但是病人服了1剂，瘙痒大减，皮肤疮口流水，服完3剂药后，居然收口结痂，痒痛之感没了。这疮科医生自己又吃了7剂，肌肤连抓痕都消失了。

他大惑不解地说，我治疮疡多年，用尽各种毒物，以毒攻毒，自己小小的疮痒也治不好，我连蜈蚣药酒、蛇蝎蜜丸都尝过，也没有治好我的瘙痒。凭什么仅这两味药，就痒消风止？

江老师说，其实内科医生最重要的是平脉辨证，而很多专科医生偏重于对病治疗。平脉辨证就像裁缝量体裁衣，对病治疗就像食堂里的大众菜，至于合不合身体，合不合胃口，那就要看个人的具体情况。

而这疮科医生脉象濡弱，明显体虚为本，所以重用黄芪补气，而瘙痒、舌尖红，乃药毒、风毒为患，重用生甘草可以解百毒，解药毒。

对于中医而言，不在于用多强悍的解毒药，而在于你身体免疫力强不强。免疫力强大，就像一个大人，不拿武器，就可以轻松地击倒一个拿武器的小孩子。而免疫力不强大，就像一个病弱无力的人，拿着一条大棍子，未必能打得过一个身强体壮、赤手空拳的大汉。

体质强壮是本，武器锋利是标，当然最好能够标本兼治。可如果你本都虚了，再厉害的武器，也难以发挥出它的巧妙之处，这在中医里叫正虚不运药。

所以江老师没有用像皂角刺、蜈蚣、全蝎这些霸道的药去治他的瘙痒，反而用黄芪甘草汤补气解毒，扶正祛邪，达到正胜邪退的效果。

可是为何周身风痒不定，用培土的思路可以治好呢？江老师说，土虚则风动，土厚则风息，就像虚弱的孩子容易抽风，当身体强壮后，风就能够被土气镇住。好比花盆中的植物，被大风一吹，连盆带花都被刮倒。而土地里的植物，风就没那么容易吹动它。

一个人有风痒，瘙痒不定，游走流窜，就是一股风之象。当祛风药无效时，必须要培土以治风，所以黄芪、甘草从这个角度来看，能够令中土丰厚，其风自息。好比树木如果扎在丰厚的土中，风就奈何它不了了。

但是用这种思路要注意病人往往是久病缠绵，反复用药难以治愈，导致脾虚土弱，才可以用培土息风、培土解毒的思路。为什么培土可以解毒？很多人不理解。其实只要看看大自然就知道了，医道自然，医学之道源于自然。垃圾臭味满天飞时，挖个坑，用厚土把垃圾埋掉，既没有满天飞的臭气，到处传播污染，也能够通过土壤把垃圾腐化消纳。这就是土能够伏臭气、伏浊气、伏毒气的道理。

107、调经治咳嗽

江老师有一个观点，就是妇人的疾病首先要建立在经水调畅的基础上再下手治疗。经水不调，先调其经水。很多疑难病，往往在经水调畅后，不治自愈。

这个妇人生完小孩后，没有认真坐月子，一直咳嗽，虽然咳得不是很重，但这也是一个病。刚开始吃点感冒冲剂或止咳药，会稍为舒服些，病人也不在意，后来发现每次月经来临前都会咳嗽加重，月经过后就会减轻。她还不当一回事，直到咳嗽时间越来越长，程度越来越重，甚至吃口饭就要咳几下，这时才引起重视。到医院拍片做检查，发现肺部有些炎症，于是吃了消炎药，咳嗽稍减。但疾病就像韭菜一样，你割得快，它长得快。为什么呢？因为你没有挖根。所以病人照样整天咳嗽，搞得邻居和同事都不敢靠近她，以为她得了什么传染病或者肺结核。病人也一直消瘦。她于是去找中医。

江老师看后，问她月经怎么样？病人说，月经老有瘀血块。

江老师又说，你这胸肋部怎么样？病人说，胸肋部一胀，咳嗽就加重。

江老师说，这是肝咳。病人说，干咳？我喝了不少润肺的枇杷露糖浆，怎么没能治好干咳呢？

江老师说，你听错了。你说的干咳是干咳无痰的咳嗽，我说的肝咳是肝气不能疏泄条达引起的咳嗽，也就是说，咳嗽是标，肝气郁结不条达、不疏泄是本。

病人第一次听到肝还会咳嗽。江老师说，这不是我杜撰的病名，古籍里早有记载，肝咳之状，咳则两胁下痛，甚则不可以转，转则胁下满。

病人说，对，对，我咳嗽时腋下周围硬邦邦的，绷紧难受。

江老师笑笑说，找到病根就好治疗了。一看病人舌淡苔薄白，江老师就开了一个小柴胡汤，加了当归、白芍，并且交代病人月经来时第一天开始喝，连喝三天。3剂药下去，病人月经排出很多血块，从此不再反复咳嗽。

学生们没有不奇怪的，就这几味药，既没有枳壳、桔梗调气机，又没有紫菀、款冬花止咳嗽，更没有桑白皮、枇杷叶降肺气，如何能令咳嗽速止呢？

江老师笑笑说，《神农本草经》里讲，当归主久咳。《中药大辞典》里提到，白芍能缓急止痛。咳嗽是气管拘挛紧张，病人情绪一紧张，咳嗽就加重，用白芍可以起到紧者缓之、刚者柔之的作用。而且当归、白芍两味药调血，久病入血分，病人咳嗽跟月经疏泄不畅相关，所以用小柴胡汤助肝疏泄，肝下络阴器，小柴胡汤偏于调气，稍加当归、白芍可以调血。这样肝气疏泄，经血下注，胸胁乃至肺胃的压力马上随着月经下排而得以减轻。就像农民发现稻田水满，压力大，要冲破田坝，会赶紧在下游开一个渠道，使水下流，则上游的压力顿减。所以病人月经调畅，肝主疏泄功能恢复后，胸胁胀满顿减，咳嗽气逆消失。

大家恍然大悟，原来江老师用的是上病治下之法，用调月经来治疗妇人咳嗽。方子没有刻意去止咳，古人讲小柴胡汤止咳胜千金，不是说小柴胡汤能止咳，而是它疏泄了肝部气机，因为肝部气机郁闷导致的咳嗽，顿时咳止。

所以不要把小柴胡汤看作是感冒方或情志郁闷方，只要用得好，它的功用远远超出说明书范围。

108. 顽固的纤维瘤

一对夫妻经常吵架，有了孩子后，更是三天一小吵，五天一大吵，孩子身体也不好。两口子准备离婚，大家都想要孩子，分财产，吵得很厉害，最后不得已诉之法庭。

后来虽然女方得到孩子和大笔财产，但是经过这番折腾，她天天烦躁，睡不好觉，神经绷紧，老觉得有口气堵在胸中，吐不出来，捶打不散。于是去做检查，发现胸肺没问题，但乳房两边都有很多个结节，原来是乳腺纤维瘤。

一般的乳腺增生容易治，可乳腺纤维瘤却不太好治。纤维瘤说明板结僵硬得厉害，如果不是脾气大，身体差，性格僵，妇人很难得这么顽固的乳腺纤维瘤。

人偶尔生生气，几天就可以烟消云散，可是长期生气，耿耿于怀，抱怨不断，那团气来不及发散，又被另一场生气压在体内，最后胸胁部、乳房都成了受气包，反复把气闷在那里，那些代谢产物、寒湿就不能正常地条达疏泄排出体外，最后气结痰火，所以顽固难散。故妇科医生都知道气好调，痰难医，痰气交阻最难医。

痰不仅指吐出来的肺部浊垢，体内的营养物质腐败或代谢产物毒素不能及时排出体外，留在那里也会成为痰浊。

病人开始服用小柴胡颗粒、逍遥散，甚至加味逍遥散、乳结散等，就像隔靴搔痒，板结的胸胁部硬痛难耐，根本就是百药乏效。这妇人找到江老师。

江老师说，你脉象这么亢盛，心中有很强的怨气啊。妇人点点头。

江老师说，你这病之所以久治不愈，在于你有源源不断的怨气，抱怨别人，先伤自己。妇人又点点头说，可是大夫，我老是放不下这件事啊！

江老师说，就像日历一样，过一天撕掉一页，不愉快迟早会随风而去。你放不下也要放下，如果不放下，就毁了自己，也毁了孩子。那就让亲者痛，仇者快。

妇人听后舒了一口气，说，大夫，我知道了。

江老师说，其实疾病都好医，家庭关系难以调理，清官难断家务事，良医也难调家庭病。家庭是一个讲付出的地方，不是一个讲索取的地方，家庭是一个讲感恩、感情的地方，不是谈理论理的地方。你性格好强，处处压着丈夫，所以不但跟丈夫难相处，周围的同事跟你也难相处啊！

病人惊讶地点头说，大夫，你说的对，正是这样。江老师说，人要懂得反省反思，要懂得思考自己为什么会形成这样的脾气。如果一个人连自己的脾气都控制不住，人生怎么可能会幸福？你再会赚钱又有什么用？

病人听了很感动，江老师叫她回去看一本叫《根除烦恼的秘诀》的书，这本书教人如何跟人相处，调和自己的脾气，反思自己的问题出现在哪里。

然后我看江老师还是开加味逍遥散，不过多加了四味药，陈皮30克，夏枯草30克，丝瓜络30克，王不留行15克。

江老师使用古方加味，从来都是很小心谨慎，而且有他的用意。这回我真有点看不出为什么重用陈皮？于是我等着病人来复诊，病人吃完10剂药，胸中硬满之感消失大半，吃了一个月的药，觉得身体精神好，工作效率高。

她就抱着试一试的心态，去做了个检查，发现几年的乳腺纤维瘤基本消掉了，剩下一些芥蒂，可以忽略不计，她高兴地拿报告单来给江老师看。

江老师说，恭喜你成为自己的主人。当一个人能自制时，身上的病痛就会渐渐减少。当一个人脾气刚硬，不能控制自己脾气心性时，病痛会日渐增多。

就像一个会开车的人，把方向盘使用得炉火纯青，油门、刹车用得恰到好处，车子保养得好，就不容易坏。而一个人不怎么会开车，有时死踩刹车，有时猛加油门，有时方向盘控制不住，这样车子很容易撞坏刮蹭，甚至有时油门和刹车一起踩，车子一下子内耗得很厉害，所以经常去修车。

如果不提高驾驶能力，车子有得修了。如果不提高驾驭自己心性的能力，身体就将成为恶劣脾气的替罪羔羊，将会出现各种疾病。

我一直不理解，为何要用加味逍遥散加这四味药？江老师笑笑说，像这种顽固瘤结，乃痰气交阻，久病入络，络脉不通。人体乳房归脾胃所管，乳头归肝经所主。乳房里长纤维瘤硬结，乃痰气胶结的产物，重用陈皮，起到行气化痰的效果，又能健脾和胃，令乳房推陈出新，功能加强，陈皮又是一味理气药。

我说，江老师，陈皮不是理脾胃饮食积滞之气吗？江老师笑笑说，重用陈皮行气力量猛增，不仅可以理脾胃之气，还可以理肝之气，助肝疏泄，起到郁者达之的效果。我听后点点头，原来还有这种用法。

江老师说，夏枯草善于散胸咽结热，凡痰气胶阻化热，一味夏枯草极佳，所以夏枯草能起到结者散之的作用。

至于丝瓜络、王不留行，丝瓜络善于通胸部络脉，痰气交阻，最后会影响到络脉不通；丝瓜络可以重建堵塞的络脉，使络气流通，符合久病入络的乳房疾患。

至于王不留行，它是通乳药，也是乳房疾患的引药，虽有大王，不能留行也。这味药极其通利走动，可以令瘤者走之，结者散之，滞塞者通达之。所以我治疗肿瘤包块，都会用王不留行作为先锋将军引导，它能逢山开路，遇水搭桥，使气行结散，管道通畅。我听后豁然大悟。

江老师就用这么一个名方加味，便调配出一首最适合病人体质的汤方，就像一个妙手裁缝一样，随时可以根据顾客身体高矮胖瘦，做出一套最合身的衣服。

109. 祛风解表代替疏肝解郁

我读着古籍很疑惑，像麻黄、羌活、荆芥、防风这些解散表邪的风药，究竟是宣肺达表，还是疏肝解郁？因为这些解表药，一方面善达于肺表，另一方面属于风药，而中医认为风气通于肝，按道理应该也能归属肝部，调理肝气。

江老师听后点点头说，指月，你能有这种疑惑，说明学医已经快渐入佳境了。

我不知道什么是渐入佳境？江老师便说，你看按常规菜刀只能切菜，但没人规定菜刀不能割绳子、削纸片，还有砍柴。活法在人，而不在药。

我听后似懂非懂，接着江老师就讲了一个案例。有个情志抑郁的小女孩，经常眉头紧锁，没有笑脸，不与人交往，家人叫这女孩多到外面去玩，但这女孩就闷在家里，哪都不去，经常唉声叹气，忧愁抑郁，性格有点像林黛玉。

她妈妈就带她去看中医，中医说是肝气郁结，因为女孩经常头痛、口干、口苦，这是肝郁化火，上扰清窍。于是给她用了加味逍遥丸，吃了十几天，口干、口苦好转，头痛消失，但是一直情志抑郁，没有得到疏解。再用柴胡疏肝散、越鞠丸等一系列疏肝解郁的思路去治理，小女孩仍然郁闷难解。后来找到了江老师。

江老师一摸小女孩的脉象，除了关郁外，脉象还带些浮紧，也就是说这小女孩肌表还被风寒约束住，正气发不出来。一问才知道，这小女孩睡在窗下，如果关紧窗就郁闷难受，打开窗舒服些，第二天她就流清鼻涕，甚至皮肤瘙痒难耐。

江老师说，你想不想治好你的病呢？女孩子跟她母亲都点头说想。

江老师说，想治好就要听话，首先回家把床换个方向，不要睡在窗口和门之间空气对流的地方。母亲点点头。

江老师又说，还有，你家住在五楼，每天不要坐电梯，要爬楼梯，上下最少要跑五次楼梯，每次跑楼梯都要跑得微微出汗，这样你很快就不会流鼻涕了。

小女孩又点点头。有时父母说的话，做孩子的未必要听，老师说的话，做孩子的可能也会当耳边风，可医生说的话，孩子一般会听，为什么？因为医生是帮你治病啊，你如果不听，就没办法治，如果不听干吗来找医生呢？

后来江老师就开了一个麻桂各半汤。麻黄汤治的是肺，通宣理肺；桂枝汤治的是心，加强心脏动力。我看不出这里头哪味药是疏肝解郁，治疗抑郁的。

而这女孩自从吃药后，加上劳作运动，跑楼梯，结果郁闷得解，胃口大开，清晨流清鼻涕及皮肤瘙痒之感通通消失了。

我问江老师，你这是治感冒的方子，怎么治好了她的抑郁呢？江老师笑笑说，祛风解表之药，可以做疏肝解郁之用。

我更是不解，治感冒是治感冒，治抑郁是治抑郁，两者如何相提并论呢？江老师说，麻黄解郁，妙在宣肺。我还是听不懂。

江老师又引《内经》说，诸气膹郁，皆属于肺。这回我终于听明白了。肺乃沟通表里气机之门户也，肝乃条达疏泄内部气机总司也。

知道抑郁调肝，那是小解郁；知道抑郁通宣理肺，是人与大自然气机对流，呼吸顺畅，祛风解表，那是大解郁。所以肺部要大于肝，肺部在肝的上面，肺管的是整个人体皮囊肌表。这皮囊肌表一旦招风受寒，无形风寒之邪像绳索一样勒紧闭缩肌表，人就会郁闷，呼吸不畅，烦躁难安。

这时古人说，其在皮者，汗而发之。用风药一汗而解，又叫表解一身轻。这些麻黄、桂枝之类的风药，把肌表一解开来，人浑身上下立马轻松了。

江老师又问，指月，你知道石膏叫白虎，那谁是青龙？我想了想没想到。

江老师说，麻黄又叫青龙。我再次豁然开悟，东方色青，属肝，麻黄能发肺表，也能通宣肝气，当它作为解表药时可以治肺，作为风药时可以疏散抑郁。这就是为何江老师运用治感冒的汤方作为调内科抑郁症良方的道理所在。

110．肠咳

前面我们讲到过，用感冒冲剂居然治好了便秘，这是因为病人肺气受寒闭缩，导致肠管拘紧，通过宣肺解表，使得肠道气机也解放开来。

所以诸症当先解表，这句话说的一点没错。当病人表证明显时，先不管其他，把表邪赶出体外，这样身体自然轻松，元气自然恢复。不然老是用药在调理内脏，润肠通便，元气都在跟表邪打持久战、消耗战，最后动力不足，如何润通大便？

这次相反，有个病人反复咳嗽，医院检查是慢性支气管炎，这是非常平常的疾病，结果治了三四个月都治不好，又是消炎解痉，又是止咳平喘，通宣理肺，调畅胸肺气机，甚至连疏肝解郁都用上了，支气管炎咳喘还得不到好转。

这病人很郁闷，便找到江老师。江老师一看，病人舌根部苔垢腻，偏干，便说，你是不是睡觉起来容易口干？病人点点头。

江老师又说，那你排便是不是不畅？这病人又点头说，别提了，便秘十几年了，有时三天，有时两天排一次，反正也不死人，我就没管它。

江老师又说，指月，开个麻子仁丸，重用火麻仁。我一下子愣了，病人挂呼吸科，是来治咳嗽的，并不是挂肛肠科、消化科治便秘。

麻子仁丸写出来了，麻子仁丸的汤方很容易记：二人一勺小承气。也就是说这汤方由杏仁、火麻仁，加上芍药，还有小承气汤（大黄、枳实、厚朴）组成。

我看江老师完全没有要去治他肺咳的问题，江老师只交代病人晚上吃素，平时七分饱，不要把肚子塞得满满的。病人听后点点头。

一个月后，病人带着他的小孙子来看病，高兴地说，大夫，你那药真好啊，我吃后，口也不干，大便也不秘结了。可是你那药方里哪味药是治支气管炎哮喘的啊，为什么我咳喘好得这么快？

病人是中医爱好者，他的疑惑也是我的疑惑。只听江老师说，人是一个整体，支气管炎只是局部炎症，咳喘只是表象，肺部气机不通宣，上下内外气机升降失常，才导致咳喘难愈。你这咳嗽属于肠咳。

这种病名我闻所未闻，而病人更是莫名其妙。江老师继续说，五脏六腑皆令人咳，当一个人肠肥肚满，饮食不节时，导致大肠气机通降不利，浊气不能下行，反过来闷在胸肺，胸肺压力增大，就会通过咳嗽来报信，缓解压力。同时胸肺吸进来的清气，要能够下降到五脏六腑中去，得通过大肠的通利降气。所以很多咳嗽气逆的病人，或痰多，或口干，如果见到大便秘结难下，这时只要把大便理顺畅通，气机马上顺降下去，咳嗽痰多或口干立马好转。

我马上反应过来，笑笑说，所以江老师用通肠法治咳嗽，咳嗽是气机上逆不降，通大便是让气机顺利下降。肺与大肠相表里，同时通大肠，能够让脏邪还腑，让痰喘炎症通通都肃降下去。

江老师点点头说，大便通畅咳嗽缓，气机顺降痰喘安。

中医治病不仅要看到病，更要借助疾病看到身体自救反应，进而明白气机升降之理，再去调气治病。

111、眩晕与水饮

临床上经常会碰到眩晕的病人，高血压会眩晕，低血压也会眩晕。所以有时用天麻钩藤饮降压治眩晕，有时用补中益气汤升提中气，加强脑颈供血，以治眩晕。

一个眩晕病，有可能用完全相反的办法去治疗，所以医生用药时不得不小心，有时用药方向稍微不对，病人马上眩晕加重，心慌心悸，都不敢再吃药了。

就像本来气逆的，你还加把火用补中益气汤，他头脑会晕胀得更厉害，本来气陷的，你还落井下石，用天麻钩藤饮、建瓴汤，这样他更没气了，头晕得更厉害。

今天有一个眩晕的病人，她说到超市买菜，如坐舟车，随时要晕倒，而且病人还有恐高症，站在阳台上都会受不了，所以病人从来不敢去爬山，真怕爬着爬着就从山上摔下来。

江老师摸完脉说，指月，你仔细体会下这脉。我一摸，中焦弦滑独大。

江老师说，这是什么脉象？我说，是肝气加上痰湿。

江老师说，肝气和痰湿谁为主？我马上想到《内经》里讲的，诸风掉眩皆属于肝。这种脉象还是应该以治肝为主吧，而且病人脉象非常弦硬。

江老师笑笑说，你再问问病人，平时耳朵怎么样？病人吃惊地说，大夫，你怎么知道我耳朵不好，我有严重的耳鸣。

江老师说，这叫水泛巅顶。原来病人眩晕还是以水饮为主，难怪病人舌苔水滑，而且病人有恐高症，说明肾主水功能减退，才会导致水邪上泛，恐惧加强。

随后江老师就叫我开半夏白术天麻汤，同时还加了一味泽泻，因为白术和泽泻相配，就是张仲景的泽泻汤，专门利水湿，治眩晕。

我一看江老师居然把泽泻重用到 50 克。结果病人服药，1 剂头脑清醒，眩晕得平，耳鸣之感消失，连服 5 剂，身心舒泰。她再来时，居然还带着其他头晕的病人。她自己完全好了，可以跟她那些朋友去爬山，也可以去逛超市了。

为什么水饮会导致眩晕呢？原来中医认为，水为阴邪，变动不拘，上犯阳位，就会使清阳失去指挥作用。这时半夏白术天麻汤专门治痰饮水湿上泛，重用泽泻，大有河泽之水皆能泻之之意，能够把病人双关部弦滑绷紧之脉象疏泄下去，令水饮从下而走，那么头部立马轻松，浊降清升，眩晕消失，不再耳鸣。

112. 针刺拔罐也要分虚实

每一种治法有它的长处，也有它的短板。就比如针刺拔罐，对于实证疼痛来说，只要辨证识证，往往通开脉道，病症自消。

有几个老阿婆，都是腿弯不下去，疼痛难耐，上厕所蹲下去都很难起来。她们听说公园里有善针刺拔罐的游医郎中，不用花多少钱，也不用喝多少药，现场见效。果然有好几位老阿婆经游医郎中用拍打委中、拔罐针刺法，把瘀血清走，腿就能弯下去了，走起路来没有障碍感，疼痛也大为减轻。

有个老阿婆看后就很感兴趣，因为她自己经常腿脚酸痛，起蹲不利索，也短气乏力，于是她也去了。游医郎中给她两腿都拔罐放血，放完后她觉得很舒服，走路有劲，可两三天后，发现心慌短气加重，腿软得不敢下床，比以前更严重了。

老阿婆就不解，明明都好了，怎么又出问题了，这几天又没有摔倒，天气也没有变化啊？后来听说有几个老阿婆也出现这种情况，大家都去找那游医郎中，可就是找不到他的身影，没办法只好上医院去看看。

于是老阿婆在子女的搀扶下，找到江老师。江老师看她要子女扶着进来，还以为老人家中风偏瘫了。

等老阿婆把治病过程讲清楚后，江老师笑笑说，你的脉象虚弱无力，不适合拔罐针刺这些以疏泄为主的治法，用艾灸和吃汤药，温养脏腑，效果更好。老阿婆不解地说，为什么有些人针刺拔罐后，疾病立马好了呢？

江老师说，那是因为她腿部的疼痛是剧痛刺痛，是实证，实则泻之，只要把不通状态疏泄开来，通则不痛，马上好了。而你的身体属于虚弱状态，就像沟渠里都快没水了，你再怎么去疏通，它还是没水，这时应该施行虚则补之的大法。

《内经》讲，气血阴阳俱不足，勿取于针，而调以甘药者是也。这是说当一个人阴阳气血亏虚时，不要轻易用疏泄之法，说白了就是人体质虚弱之时，如同电池快没电了，手电筒是昏暗的，这时急待充电，而不是通过用各种刺激方法，把电池里的电彻底放完，如果彻底放完，那最后真的就不亮了。就像虚劳气血不足的病人，再剧烈运动，劳累过度，就是损上加损，很容易心肌缺血，中风偏瘫，手足痿废。

所以一般针刺拔罐的高手，都懂得人体脉气要鼓动有力，才能用针用罐去调动身体能量气血，达到治疗疾病的效果。如果能量气血不足了，再用针刺拔罐，就像你都没兵马粮草了，还不断地调动人马去打仗，这样劳民伤财，必败无疑。

这老阿婆听后点点头，江老师这种说法一下子让她明白了中医的精髓，让她懂得为什么不可以随便针刺拔罐的道理。

随后江老师就按照《内经》的宗旨，用调以甘药的大法，用虚劳血痹的代表方——黄芪桂枝五物汤。老人家吃了这汤药，觉得心慌短气感减少，腿脚有力，连服10剂，丢掉拐杖，又能够正常下地走路了。

看来治病一定要分清虚实，不容分毫方向判断错误，毫厘千里，你如果搞错方向，用泻法去治疗虚人，那就犯了古人所说的虚虚之戒，让人虚上加虚。这不是在治病，而是旧病未已，新病复起，是在制造疾病了。

江老师说，医家要努力提高辨证水平，不能误了病人。病人也要提高对医学、身体的认知水平，这样才不会病急乱投医，而误了自己。

113、解表降压法

天气变凉，很多人都感冒了，一般人以为大热天，火气旺，血压会增高，但实际上冬天也有很多血压高引发中风的。这是什么道理呢？

有个老头儿一大早就到公园去散步，殊不知那天天气突然变冷，刮起了北风，老头儿又少穿了件大衣，他以为没事，走快一点，身体发热，就不冷了。殊不知越走越打喷嚏，最后头晕，一过性脑缺血，倒在地上。

还好被扫地的阿姨及时发现，老头儿马上被送往医院抢救，才慢慢醒过来。但奇怪的是人醒过来了，一量血压，高压160，吃降压药也降不下来。老头儿的血压一直控制在140左右，降压药也没有停，这回怎么突然血压上飙了呢？如果不是及时救治，很可能就中风偏瘫了。所以老人的问题一般都不是小问题。

这老头儿在急诊室住了几天，发现血压还往上飙，上升到170、180，怎么用常规的降压药降不下来呢？老头儿想出院，医院不让，说这时如果出院，血压没控制好，出了问题谁负责啊？

但老头儿又心疼每天几百块的住院费用，又没其他好办法，于是提出要求用中医来调治。急诊科医生看治疗这么多天血压也没降下来，找找中医也未尝不可。

我跟江老师过去时，这病人已经能够下床，慢慢走路，脖子上围着一条围巾，还在打喷嚏。江老师摸完脉后说，脉象弦硬带紧。我一摸，点点头说，是啊，难怪血压久降不下。

江老师得知病人是在清晨吹风后，突然晕倒在地，又仔细切脉，发现这脉象紧中也有浮象，若有所思地说，难怪用天麻、钩藤或重镇降压之品降不下来。

病人大便每天还算通畅，为什么降压药下去还降不了压？江老师说，中医降压有三条思路，一是解表降压，二是通脉降压，三是去浊降压。

江老师居然让我开了一个小续命汤，里头有桂枝、麻黄、附子、防风、川芎等一派升阳达表的热药、风药。

这下急诊科医生就愣了，不同意用这方子，因为他们认为血压都往上飙了，这么高了，你再用一派风药、温药，这不是火上浇油，炉中添炭，病人不马上脑出血才怪。

江老师跟他们解释说，人体是一个圆圈，气机升已而降，降已而升。病人年老阳虚，皮表腠理疏松，一着凉，百脉就被寒气束缚，约束得紧紧的。

江老师拿了一条输液管比喻说，就像把这条输液管勒紧，那么管壁压力必定会增高，人体血脉被寒气勒紧约束，血压也会上去。所以很多中老年人血压高，平时控制得好好的，一旦着凉感冒，血压马上往上飙。这时你拼命降压，那是治错方向了，所以压力降不下来，必须把脉管周围的寒气宣散开来，使脉管舒张，压力自降。

这下急诊科医生马上明白了，于是同意先用1剂药，吃着没问题，再继续用药。结果1剂药下去，病人觉得身体暖洋洋的，不怕凉了，也不打喷嚏了，把脖子上的围巾也解下了，明显说明病人身体轻松，血脉舒张，一量血压，降到了150。

有了这么好的效果，又开了2剂药，没有再用降压之品，病人流鼻涕的症状消失了，降压药也没吃，血压就降到了正常范围。

江老师用温阳的风药把血压降了下来，颠覆了整个急诊科治高血压的思路，他们原以为治高血压一定要用重镇通利的思路，绝对不能用升提温散的风药。殊不知当肌表风寒之气被散发出去，血脉柔和，反而压力自降。

看来真是山外有山，人外有人，思路以外还有更好的思路，治法以外还有更好的治法。人不能局限于现有的见识，应该谦虚地学习接受各种好方法、好思路。

114、阳动血行

门诊很少有空闲的时候，病人一个接一个，医生如果没有定力，是坐不住的。

江老师说，行医真正成就，既考验你的医学知识，也考验你的心性定力。

我问，怎么考验心性定力？江老师说，你看病人一个接一个，病症千奇百怪，都不是容易治的，如果医生不能够安定以待，就很容易被这些疾病搞乱了阵脚，自乱阵脚，临床就很难出疗效。

一个医生就像推磨的磨心一样，周围再怎么动，但磨心始终不动，只有不动才能应对周围的躁动，只有不变才能应付周围的万变。

一妇女，四十岁了，几年前因为生完小孩后，大出血，虽然把血止住了，但从此落下一个毛病，平时总容易腰背凉，胸臂刺痛。

江老师说，看病最重要的一点，要问病人什么情况下疾病加重。一个善于问病的医生可以从病人口中得到治法。病人说，晚上疼痛加重，有时痛得骨头都觉得痛，还有阴雨天痛得特别厉害，以及冬天痛得也难忍。

我一下子想到，既然是刺痛，又是固定不移，肯定有瘀血。但是病人前面用了桃红四物汤、血府逐瘀汤等一系列治疗瘀血刺痛的名方，可病人说吃这些汤方不但没效果，而且逐渐加重，搞得她都不敢吃了。

后来病人还找了跌打伤科医生，伤科医生给她开了强大的活血化瘀虫类药，比如蜈蚣、全蝎、穿山甲，结果病人吃了就吐。胃动力不足，体虚不运药也。

还有民间郎中建议，用三七炖瘦肉吃，谁知吃完后，刺痛反倒加重。

为什么活血化瘀治疗瘀血，不但没减轻，还加重了呢？病人看到当归、川芎、三七、桃仁这些药品，就觉得害怕。

江老师说，指月，你看平时谁走得快，蹦蹦跳跳的。我说，当然是小孩，他们老走在大人或老人前面，就像人去遛狗，小狗会在前面跑，很少在后面不动，要人去拉的。

江老师说，对了，你知道为什么小孩多动，老人懒动吗？你知道为何春夏天青蛙跳得高，叫得大声，蛇虫爬得快吗？为何秋冬天青蛙慢慢不叫了？连蝉也停止了唱歌，僵冻在那里，就算是蛇虫也慢慢走不动了，只好找个窝藏起来了？

我说，江老师，这应该还是一个阳气的问题。阳气足动力好，阳气衰动力弱。少年人阳气足，四肢活动有力迅速，手脚温暖，老年人阳气弱，经脉板结，肌肉粘连，动作都发挥不开，手脚凉，血液循环不好，懒得动，不喜欢走远。

江老师点点头说，没错，当心脏阳气衰退时，人是不喜欢远行的。当周身阳气不足时，动力一亏，血气也不能快速地被送到肢末去，肢末循环不好，就会瘀阻，所以老年人必伴随血脉瘀阻存在，血瘀是标，阳气不足，动力不够，不能将血气送出，这才是本。

我马上明白，原来春夏天阳气足，所以动物显示出强大的生命力，秋冬天阳气少，所以动物也赶紧藏起来不动，即使活动，得不到天阳补充，也动不起来，动不持久。

所以瘀血是标，阳虚为本，阳动血行，阳气不动，血液就会闭塞，阳主动，阳气充足，推动力量加强，血液就能迅速冲到身体需要的地方去，瘀血邪实挡道立马通开，身体浑身是劲。之所以前面一派活血化瘀药，没有治好这妇人的胸臂痛、骨节寒，原来是本末倒置，认果为因。医生以为瘀血是病根，其实病根深处还有病根，瘀血痹阻只是阳虚不能推动的表象而已。

所以江老师一看她舌象偏紫暗，舌苔水滑，不仅看到瘀血之象，更看到阳虚的本质。一问，果然病人秋冬天手脚冰凉，穿两双袜子都不暖和。

于是江老师说，这病人脉沉，偏涩，沉为阳虚，涩为血瘀，用附子汤合桂枝汤，补阳活血。我马上背出《伤寒论》里附子汤的条文，少阴病，身体痛，手足寒，骨节痛，脉沉者，附子汤主之。又曰，其背恶寒者，附子汤主之。

附子汤就是芍、参、苓、术、附五味药。这五味药不简单，因为身体阳气发源于下焦用附子，补充于中焦用白术、茯苓，开宣于上焦用人参、芍药。这样再配合桂枝汤强心温阳，心脏动力加强，于是阳动阴消，就像春阳融雪，瘀血不是靠活化，而是靠温散。这就像一杯冰水，你用筷子去搅，冰还是冰，放在锅里一加热，冰马上融化。瘀血这些阴成形的物质，就像冰块在身体阳化气功能加强时，纷纷被蒸化驱散。从心脏出来一股暖流，运送到哪里，哪里就温热，走到哪里，哪里瘀血化开，管道扩张，痹痛消除。

果然病人服用这纯粹的强大阳气之品，多年胸痹刺痛消弭于无形，青暗的面色也渐渐转为红润。青暗是瘀血之面色，红润是阳气充足、血液充沛通畅之面色。

江老师说，寻找病因要层层递进，不能满足于病人身体刺痛、夜晚加重就是瘀血，要看到瘀血为什么形成，是阳化气功能减退，才停瘀留积。

古籍里讲附子善逐，能通行十二经。附子才是真正化瘀血、行血气的王药。因为阳动血行。可见古人对药物认识更为深刻，最厉害的通行经脉药物，不是桃仁、红花、三七、血竭这些活血化瘀的超强草木药，也不是蜈蚣、全蝎、土鳖虫、水蛭这些动物药，而是这些温阳化气之品。就像太阳当空一照，气候回暖，天地之间都得到温煦而生长旺盛。

115、不居功

常言道，同行是冤家，或者说同行是敌人。其实这是恶性竞争说出来的话，真正的同行应该是战友，是朋友。就像一条街开满店铺，家家生意火旺，进入了良性的竞争状态。为什么？因为大家都努力做好，导致整条街很出名，客人才纷纷慕名而来。有人就认为要把竞争对手打倒，殊不知对方倒了，整条街名气差了，人家也不来了，最后自己生意也惨淡了。所以做事业应该做大家的事业，中医就是这样。江老师常说，在医院不是跟别人竞争，而是大家一起努力对付疾病。同行不是冤家，而是朋友，不是敌人，而是战友。你想一下，整个医院名气起来后，最终受益的是每一个人，就像江河水满，所有的船都可以轻松往来。

我刚开始不解，为何江老师能够在医院里受到各科医生的尊重，后来从几件小事里头，我终于明白了。

江老师经常出去会诊，用药拨乱反正，疗效很好，病人就很感激，说，多亏了你，你才是我的救星啊。江老师听后，绝对不会居功，反而会推功，说，前面的医生把你的病治得快要好了，我在这基础上只是加把劲，他们治好了九成，我只治好了一成。这样其他医生觉得很受用，病人也觉得江老师很会做人，会有更多的医院、科室请他去会诊。

我有时就问，江老师，明明前面误用寒凉，我们用温补把病治好，你为什么还把功劳推给别人？江老师说，医生之间如果相互攻击指责，最终受苦的是病人，如果医生之间相互包容，共同提升医技，最终得益的是病人。

我还是有些不解，江老师让我去看钱乙的书。我回去翻阅古籍，原来钱乙是儿科圣手，善治小儿病。在宋神宗年代，钱乙就非常出名，当时很多医生都以贬低他人来抬高自己的身价，但钱乙恰恰相反，自己治病有功，却推给别人。

有个皇子，得了顽固的抽搐症，四肢发抖，口流清水，太医先按息风止痉来治没效果，又用滋水涵木来调，照样抽搐。这时有一个公主拜见皇帝说，我听闻有个叫钱乙的"小儿王"，虽然他出生草野，治病于民间，却有本事。

皇帝听了马上召钱乙进宫。钱乙一看就认为这皇子是脾虚伴惊风，遂用黄土汤，数剂病愈。皇帝非常高兴，便问，黄土汤为何能治疗皇子抽搐顽疾？

钱乙说，土虚则木摇，土实则木牢，所以培土可以固木，令抽风得平，而且土能够胜水，口吐清水，乃水湿泛滥为害，是土虚也，这时培土令清水自收。

皇帝听了，开心地说，你才是真正治好我皇子病的人。钱乙马上说，非臣之功也，众太医已经治好了七八分了，小臣恰恰又治好了另外两三分。皇帝听了很高兴，太医们听了，对钱乙肃然起敬。很快钱乙被提升为太医，皇上赐给他贵重的礼物。学者若能以钱乙为榜样，那么医术日进，医道日隆，医学日昌。

我看完后，掩卷沉思，对孙思邈的《大医精诚》体悟更深。夫为医之法，不得多语调笑，谈谑喧哗，道说是非，议论人物，炫耀声名，訾毁诸医，自矜己德，偶然治好一病，则昂头戴面，而有自许之貌，谓天下无双，此医人之膏肓也。

现在中医发展之所以步履维艰，普及之所以阻力重重，其实这跟我们中医人本身的素养是分不开的。当一个中医人能代表中医，那么民众自然会肃然起敬；当中医人都相互攻击同行，抬高自己，那么这不仅是中医人本身的悲哀，更是民众的痛苦。

116、养正积自除

小儿疳积，看似小问题，久治不愈，孩子面黄肌瘦，饮食无味，睡眠不安，却是大问题，因此影响了发育和学习，就会让家长很担忧。

这小孩疳积久不愈，面黄肌瘦，还经常偷吃一些炭块，这让人觉得很不可思议，家长见到了就大骂一通，但孩子还是偷偷地去吃这些异物。中医管这种现象为嗜食异物。孩子的父母到药店里买了小儿鸡内金散、七星茶，还有化积口服液，各种消积药，但孩子吃了，如同泥牛入海，不知道是剂量不够，还是顽积太厉害。

于是父母又带孩子去看儿科医生，儿科医生开了保和丸，加了焦三仙、鸡矢藤，甚至三棱、莪术都用上了。孩子喝了，还是无动于衷，好像药物归药物，积滞归积滞，一点也没见消积化滞、打开胃口，因为孩子照样不爱吃饭。

直到孩子父母找到江老师。江老师看孩子眼皮都耷拉下来，有黑眼眶，而且孩子特胆小，明显是一派土气下陷、气不升提的表现，所以发育才不好。

江老师舍弃消积的思路，让孩子服用补中益气丸，配合参芪健胃颗粒，两样中成药联合起来用。孩子吃了，反倒觉得这药吃得舒服，胃口得开，肚子不胀，吃东西也香了。这孩子连吃了一个月的药，孩子越吃越精神，面色慢慢变得有些光泽了，变红润了，耷拉没神的眼睛变得水灵有神了。

163

孩子的父母很高兴，又来复诊，问江老师还要不要继续吃药？江老师说，孩子回归到正常就行了，正胜则邪退，回归到正常，正气充足，不去消积，其积自除，这就是罗天益《卫生宝鉴》中养正积自除的中医经典之论。

肠胃有积在正气充足的前提下，可以用消积之品；可如果正气不足，越用消积之品，正气就会越虚，积滞就会越顽固。所以一个医生要分得清正邪虚实，不能片面地去攻积，要知道因虚留积的道理，不然一味攻积，会使积滞更顽固，体质更虚弱。《内经》讲勿犯虚虚实实，就是这个道理。

我很奇怪地问，为何江老师舍弃常规消积药，直用补脾益气之品？江老师说，脾的运化才是消化积聚的真正动力，而不是药物。很多积聚都是局部实而整体虚。中医讲调整，调的是整体，只有整体正气恢复，体质增强，胃口变佳，最后才能够真正消化积聚，吃掉积聚。

所以治疗各类积聚，从小儿疳积到大人肿瘤，都要守住长期扶正、适当攻邪的思路，而不是一味攻邪，攻到身体不行了，才想到扶正。毕竟各种消积之药，属于八法之中的消法，消法是要以消耗正气为代价的。

117、透脓散治痤疮出脓

江老师说，一个医者要善读书，要能够古为今用，洋为中用。用古代的方来治疗现代的病，用现代先进检查手段来检验治疗效果。

那怎么古方新用呢？一方面要医者临证试效，另一方面要能读透古方，读懂古方。很多古方的功用远远超出古籍里的记载，如果医者不能巧妙用心，是很难读到字外字、书外书的。

譬如这个小伙子，痤疮一年多，反复不愈。一般年轻人长青春痘都不怎么去理它，可如果长得满脸都是，而且流脓，看起来满目疮痍，那就不得不去治了。

这小伙子经常挤破青春痘，把脓血挤出来，结果脸部坑坑洼洼，这边脓口还没收，那边又爆出一个来。真应了俗话所说的，抠成的疮，越抠越挤疮越烂。

那怎么办？小伙子就天天买凉茶喝，连喝了十多天，痤疮好像不怎么发了，但后果却更加让人担忧，脸部痤疮变成了一个个乌黑色的硬块，这可麻烦了，挤又挤不出，消又消不掉，无形之中脸上好像多了很多星星点点的痣。

这小伙子对着镜子既郁闷，又无奈，这可怎么见人呢？在街上走路，头都不敢抬起来，上课时都想趴着。确实，爱美之心，人皆有之，不论男女老少，贫富贵贱。旧疾未愈，反添新病。喝了这么久的凉茶，搞得口泛清水，胃痛，吃饭也不香，原来这是苦寒败胃。小伙子不得已就来找中医。

年轻人来看病，一般都不是什么脏腑内伤劳损，都是一些感冒或者痤疮之类的，还有胃肠病。江老师得知小伙子苦恼后，笑笑说，小伙子，脸好不好是你养出来的，你经常吃辣椒、烧烤、炸鸡腿，这些火气都往头面上冲，以后吃清淡点，别那么嘴馋。小伙子点点头。

江老师说，还有脸色差的人，特别是年轻人，都喜欢熬夜上网，面对着电脑，这样是在毁容。女的脸上长斑，男的面容憔悴，提前衰老。你想想，天天对着散发辐射和热量的电器，脸上的皮肤能好吗？而且还是在晚上，本来该休息充电的，你还熬夜消耗气血。就像你的智能手机，本来晚上到充电的时候，你不充电，还彻夜地玩，当然第二天就没电了。人的身体也是这样，你过用了，以后就会变得不能用了。

小伙子听后点点头，下定决心要清淡饮食，早睡早起，少吃荤腥，少玩手机。

这时江老师叫我开《外科正宗》的透脓散。我一愣，透脓散不是治痈肿疮毒成脓不溃，或者溃烂后不收口的吗？比如背痛、腿痛，跟痤疮有什么关系？

江老师笑笑说，痈乃大疮，疮乃小痈，都是气血凝聚瘀腐成脓不得散，所以我们要把它透散开来，而不是一味清热解毒，冰伏邪气。像很多痤疮越用凉药，疮瘢就会变得越硬越黑越难消。

我恍然大悟，原来外科古方透脓散还可以治痤疮，遂把透脓散五味药写出来。黄芪、当归、川芎、皂角刺、穿山甲。

江老师说，把穿山甲去掉，换成白芷，因为穿山甲是国家保护动物，一般不用。穿山甲在这里起到穿破透开的作用，而白芷这味药也能够透脓美容，可以代之。江老师还加了白术，重用50克。

我有些不解，这小伙子既没有便秘，也没有明显脾虚力弱。江老师说，重用白术能疗死肌，对于肌肉收口修复效果好，因为脾主肌肉，如果脾脏功能好，那些痤疮疮口就很容易修复好。就像小孩割伤了，伤口很快就长好，因为脾脏功能好。糖尿病病人或老年人割伤或骨折后，很难收口，因为脾主肌肉功能不好，所以老年人或糖尿病病人，自始至终都离不开治脾。

为什么呢？因为脾脏受损。《难经》讲，损其脾者，饮食不为肌肤。当一个人脾脏受到伤害后，吃进去很多营养，但难以真正供应到皮肤去，使皮肤长好。皮肤病不仅要看到肺，更要看到脾胃，唯土能生金，脾能生肺，肌肉好才能生皮毛。

就这几味药，益气升阳，托毒生肌，提高免疫力。

小伙子吃了7剂药，那些溃烂的痤疮疮口纷纷收了，没有再冒出新的痤疮，连原本硬肿，像黄豆粒大的痤疮包块也慢慢变软，消得比绿豆还小，甚至暗黑色的斑也变淡了。江老师让小伙子再吃7剂，脸上那些痤斑消无芥蒂。

前后治疗不过大半个月，始终都是透脓散变化，就那六七味药，效果却好得出奇。而《外科正宗》也没有跟我们说用透脓散治疗恼人的痤疮，但你心有灵犀，用思巧妙，就能化古方为今用。

118、复方甘草片治顽咳

甘草这味中药运用得相当广泛，临床上素有十方九草之说，究竟甘草有何独特功用呢？除了平常的补中益气、清热解毒外，它还有一个鲜为人知的功效，叫祛痰止咳。甘草为什么能祛痰止咳，什么时候用它来祛痰止咳呢？

用对时机了，一味甘草作用非常大。你别小看碎纸片，或碎木料，好像竹头木屑，不屑一顾。其实不然，当你桌椅不平时，这时你垫上一点竹头木屑，或碎纸片，一垫就稳定了。身体也一样，有时需要猛药攻病，有时却需要小巧的药，稍微把五脏不平垫一垫，身体马上安稳。

有个妇人，负责食堂的采购，清晨很早就要去买菜，开着摩托车，要买一大车的菜。有一次感冒了，吃了感冒药很快好了，但留下一个咳嗽的后遗症。这种咳嗽有点怪，吹到风就咳，一激动紧张也咳，严重影响到生活和工作。

可是为何吃了那么多清肺止咳的药都没治好？江老师就建议她用复方甘草片，妇人不以为然，这种小小药片能治好我的咳嗽？抱着试一试的心态，结果一吃还真管用，一个多月的咳嗽很快就好了。

我也不解，问江老师，何以复方甘草片有如此神效？江老师说，原因有三，第一，甘草本身能祛痰止咳；第二，甘草甘甜甘缓。你看这妇人一旦着急激动，咳嗽就加重，这是什么原因？我马上回答说，这是急则筋脉拘紧。

江老师说，没错，那急则怎么样呢？我说，急则缓之。

江老师说，没错，甘草能缓急止痛。《内经》叫肝苦急，急食甘以缓之。

凡是情绪激动而加重的疾病，要适当调以甘药，就像甘麦大枣汤治脏躁，炙甘草汤治脉结代、心动悸，脏腑拘急，经脉扭曲。又比如芍药甘草汤，治疗小腿抽筋拘急，都需要甘能缓之来柔和。

我听后大喜，原来甘草这味老让我忽略的药，居然能有如此鲜为人知的功效。最重要的是江老师让我看到了功效背后的医理。

我又问，那第三点呢？江老师说，你看，甘草味甘甜，得土气最足，它能够培土以生金，使土生金功能加强，那么肺气足则咳嗽减。

难怪一味甘草能够治疗这种顽咳，古人还认为甘草能调和脏腑、百药，使之不争。也就是说，脏腑气机不顺，五脏六腑不调引起的咳嗽，适当加些甘草，能够起到调和作用，让众脏腑、众药别打架斗殴。

但是要注意古人讲的，唯有中满不食甘。也就是说，当痰浊壅盛，中焦痞满欲呕，或者水肿，这时就要少用甘草。

119、产后瘀血腹痛三药

一妇人生完小孩后，肚子一直痛，虽然坐完月子了，非常注意保养，也没有感冒或触着凉水、吹到风，但肚子疼痛始终不解，特别是晚上疼痛加重。家人以为产后体虚，就给妇人吃了不少补品。医生也因为产后要哺乳，没有给妇人用一些攻破之药，也是平常调补之品。因为谈到补药，医生开得顺手，病人服得高兴。可如果不对证，身体却遭罪。这妇人后来没办法，找到江老师。

江老师说，你舌下静脉曲张鼓起，关尺脉又偏大，明显肚腹有气滞血瘀水停，而且晚上肚腹刺痛加重，明显瘀血堵塞无疑。

我听后马上说，血实宜决之，这是《内经》里讲的。也就是说，当身体有瘀血挡道，就像河流被沙石堵塞一样，这时就要挖通它，不然水一满，河堤两旁压力就会大，随时有溃破的危险。而妇人腹中有瘀血，阻挡血液循环，腹部压力会增大，瘀痛就会加重。所以妇人不仅腹中痛，还胸闷、头胀，因为下面没有疏通，中间就会鼓一团气，上面也会晕胀难受。

江老师说，这还是一个产后瘀血没有彻底排干净，是瘀血腹痛，夹杂气滞水停。

于是江老师就用产后瘀血腹痛三药——丹参、香附、益母草，水酒各半煎服。

病人吃了1剂，腹痛减半，吃了3剂，腹痛消失。一个多月反复刺痛难忍、胸闷头胀的症状，3剂药就解决了。看来身体气血水贵流通，而不贵瘀塞啊！

为什么产后瘀血腹痛要用这三药呢？江老师说，你别小看瘀血停留，它必有气滞，也有水停在里面。所以丹参调血，香附乃气病总司，理气，益母草利水。这样气、血、水三种物质流通，不阻滞，腹中气机循环，不瘀塞，马上瘀去新生，病去得安，配合黄酒煎服，可以加强血脉运行。

我听后，马上记录下来。原来江老师用药有时像韩信点兵，多多益善，比如大黄䗪虫丸治瘀血劳伤。有时用药，又像关云长单刀赴会，过五关斩六将，比如复方甘草片治顽咳。又有时选择一组对药或者一个药阵，就像将军指挥一个兵团去作战一样，只要抓住病机，就像抓住敌人要害，往往一战而胜。

120、尿路感染

修理行业常常有这样的现象，比如修电视、修摩托车、修手机，修不好，他就会建议你换零件，要么另请高明，请一些更厉害的老师傅来修，当然为了减少费用，最好能不换零件就不换零件，直接修好，那是最好的。其实治疗也算是修理，医生有时就像一个修理工，只不过他修理的对象是人。

泌尿科有一个尿路反复感染的病人，尿中白细胞严重超标，尿频尿急，又排尿少，一检查，发现是输尿管狭窄。于是做输尿管扩张术，谁知做完后尿排得更少，尿路感染更严重。原来手术容易伤到人体正气，正气不足，局部邪气就会作乱。正如一个国家政权不集中，兵力不强大，地方就容易混乱。于是各种消炎药、抗感染、利尿药纷纷而上，不仅排尿少、尿路感染没解除，反而尿痛，甚至还尿血。

这时泌尿科一致商量，请江老师过去会诊。病人很奇怪，我泌尿系统的问题，你请呼吸系统的医生过来干什么？

江老师笑笑说，你的尿道、膀胱需不需要氧气？病人点点头。

江老师又说，那里的氧气也是呼吸系统送过去的。而且中医认为，膀胱为水之下游，肺为水之上源，源清流自洁，所以要溯本求源，思考治理之道。

江老师一摸病人脉象沉细，尺脉跳动稍快，明显是气陷下焦，郁热内扰。然后说道，为什么尿路细菌感染越来越厉害？病人不解，医生也不解。

江老师又说，登革热到来时，预防之道在于清除房前屋后、天台周围的积水，因为积水是蚊虫细菌滋生的环境。当积水少了，细菌蚊虫滋生就少了，是治源之法。当尿道排泄顺畅，没有积水在里面，细菌感染就会减少。于是江老师就说，集中优势兵力，直接攻破，用补中益气汤，冲服琥珀粉。

病人吃了第一剂就觉得有尿意，而且排便很多。吃完5剂药，尿道通利，排尿正常，尿少、尿细、尿痛、尿血症状顿消。

大家都奇怪，哪味药能抗感染，把尿路感染、尿中白细胞超标的病象消除了呢？

江老师笑笑说，厕所墙壁上黏附了很多脏垢臭浊，靠什么去清除呢？当然是一桶水把它们冲走了。所以中医治疗尿路感染不全靠消炎解毒，而靠身体有力气，气化令膀胱水道通利，身体发一场大水，什么炎症感染之类的，通通都冲走了。

我仔细一想，太妙了。原来补中益气汤就是升阳，集中力量。当一个人脉势下陷，气力不足时，不要说小便排不干净，就算是一个屁也放不出来。你看很多做完手术的病人，肠道蠕动减退，一个屁都很难放啊，这叫无力则气不行，气不行则气滞，水不动则积水，积水气滞，就会形成各种感染。所以治感染之道，特别是慢性感染，不在于对抗祛邪，而在于扶正，加强身体免疫力。

《内经》里讲，中气不足，溲便为之变。所以用补中益气汤是治其本，而用2克琥珀粉冲服，是利用琥珀直入下焦，化瘀行水治其标。琥珀这味药乃尿频尿急、尿路感染的特效药。通利尿道，排水作用特别强，而且以散剂冲服为主。

原来江老师用药也是扶正祛邪，标本兼顾，只是侧重点不同。病人脉势下陷，气力不足，手术后，这是正虚为主要矛盾，所以用补中益气汤为本。而下焦尺脉偏快，乃炎症瘀热所扰，所以用琥珀开通尿道，为斩邪先锋，给邪以出路，使尿道通利，炎症自消。

121、耳鸣耳闭治肺

耳鸣耳闭是中老年人常见疾病，一般实则泻之，虚则补之，是治疗的大原则。为什么会耳鸣耳闭呢？一般劳累过度，肾精不足，耳窍失养，听觉就会障碍，所以虚者一般责之脾肾。同时病人好食肥甘厚腻，身体痰多，又容易生气，气机上逆，把痰浊带上清窍，也容易闭阻耳窍，导致耳鸣耳闭，所以实者大都责之辛甘味。

这个病人突发性耳鸣，听力减退十余天，刚开始以为是肾虚，自己买六味地黄丸吃，耳鸣没减轻，反而加重。后来到医院看，舌苔偏腻，医生认为不属于肾虚耳鸣，应该是痰浊阻窍。因为病人喝了一场酒，又吹了风，酒能够把痰浊发到清窍上去。就像很多喝酒的人，面红耳赤，睡觉打呼噜，咳吐痰浊多，这都是痰浊不降、蒙蔽清窍的表象。医生给他用了温胆汤，降其胆胃痰浊，耳鸣耳闭症状稍减，但仍然耳朵嗡嗡作响，不能根除。为什么呢？一方面说明用药思路有效，另一方面说明辨证并未完全到位。于是这病人又找到江老师。

江老师一摸脉，说这脉浮为有风，浮脉主表，主头面疾患，又看病人舌苔淡白，明显身体痰浊去了大半，就叫我开一个麻黄汤，加一味菖蒲。

我一愣，病人是来治耳鸣耳闭，用药应该从肾或者从肝胆、脾胃论治，怎么从肺论治，用麻黄汤不明摆着通宣理肺，是在治肺吗？

可病人吃了2剂药后，耳鸣耳闭就消失了，大半个月反复被病痛折磨，几剂药就治好了。病人高兴得来复诊，问还要不要继续吃药？

江老师说，好了就不用吃了。以后喝完酒不要吹风，当然要尽量少喝酒，脾胃不好，痰浊多，稍微喝点酒，就容易把痰浊发到孔窍去，像耳窍、鼻窍都是比较细小的，很容易被痰浊阻挡。

我还是有些不解，问江老师，为何用麻黄汤加菖蒲能治好他的耳鸣耳闭呢？

江老师说，中医看病，更重视辨证，得什么病不重要，辨对证才是治疗的关键。一个真正的医者，不会被病人所说的病名，还有以前所用的药物所迷惑，他会重新整合症状，理出一条病机。像这个病人，明显湿阻中焦，加上外邪袭表，前面的医生用温胆汤把湿浊消去了一大半，但表邪仍然不解。我们用麻黄汤加菖蒲，通宣理肺，解表开窍，把闭阻的清窍一打开，就像把窗户打开一样，外面的声音就听得很清楚了。

我一听马上会意，原来麻黄汤加菖蒲不仅开毛窍，还开鼻窍、耳窍。《内经》讲，诸窍易闭，阳虚则九窍不利。通过温阳宣通气机，令窍开，病自愈。

凡遇到气闭表闭的耳鸣耳闭，适当用通宣理肺的药，往往能收到理想的效果。

122. 单味重用建奇功

叶天士讲，若人向老，下元先亏。当一个人衰老时，下半身最容易有反应，有什么反应呢？比如腰膝酸软，走路无力，甚至腿脚发凉，屈伸不利。所以这时强腰壮骨是抗衰老的主题曲。

江老师正津津有味地看一个报道。原来有个老人，因为顽固风湿痹证，加上腰椎间盘突出，双腿麻木痹痛，一年多难以下地正常行走。后来她听人家说，有个民间单方，单味骨碎补，每天半斤左右，直接熬汤炖猪蹄吃，吃了几个月，双脚逐渐有力，痹痛消失，居然可以正常行走了。

江老师看后，感慨地说，指月啊，我们有时对很多单味药重视不够。我说，怎么重视不够呢？

江老师说，你看企业用人，要充分发挥这个人的长处，要重用他，你不把权力交给他，他就很难把能力发挥出来。就像这个顽固腰腿痹证，如果不是长期重用骨碎补，怎么能够慢慢好过来？如果吃个三天五天，十天八天，以为效果不理想，就不吃了，或者医生就给你换方子。就像打井一样，还没打到深处，以为没水，就再换地方打，这样打十个井，也难有一个井打出水来。

我听后终于明白了。江老师对于慢性疑难病，看准后用药须精专，药简效宏，同时剂量要敢于突破常规。非常之病，当用非常之药，突破常规，才能突破疾病，更重要的是认准后要长期服用，不能间断，就像水滴石穿，绳锯木断，靠的是时间，何况是顽固的多年痹证，要想短期内用药物治好，这是不现实的。所以医生要有这种思想准备，病人也要有这个心理准备，不是说吃药时间长的医生就没有水平，要看是治疗什么病。有些顽固慢性病，没有长时间的用药加练功，去反复调理，身体难以好得彻底。

123．急性睾丸炎

江老师很喜欢在古代名方基础上加减一两味药，疗效马上不同。在中医界，有人认为，古方以不加减为妙，有人认为要新用，就必须加减化裁。

江老师说，这要因人而异。就像买的新裤子，你觉得裤子太长了，就可以叫裁缝裁短点，穿在身上就合适。有时可以直接买到合适的衣服，有时买来裁剪后会更合适。古方能不能加减，应不应该加减，这要看人，而不是要看方。

有个患睾丸炎的男子，左侧睾丸明显胀大疼痛，局部瘙痒红热，医院诊断为急性睾丸炎，用抗生素注射一周，炎痛稍减，但肿胀依然不消。

江老师说，消炎而不利水，炎症虽消，容易反复。就像灭四害，把蚊虫灭了，不把积水、臭水沟清理干净，随后蚊虫又会长出来。

西医擅长消炎灭菌，可以把局部急性炎症迅速控制住，而传统中医更擅长清除体内积水瘀滞，消除肿胀，使瘀去新生，炎症根除。

于是江老师按照病人脉弦数，舌红尿赤，就用龙胆泻肝汤，加了一味川楝子。

病人服第一剂就感到睾丸肿胀感减轻一半，尿黄变清。连服3剂，肿胀疼痛彻底消失，连阴部瘙痒都解除了。原来龙胆泻肝汤把睾丸周围的积水通泄走了。

有实习生就不解，睾丸肿胀，不是要治肾吗？肾主生殖，为什么江老师要治肝呢？江老师笑笑说，一般虚要治肾，实则治肝。一般慢性隐痛要温肾，急性剧痛炎肿就要泻肝。因为肝经下络阴器，像这种湿热下注，正好导肝浊从膀胱利出去，病变局部马上就像泄气的皮球一样，肿消痛除。

至于加一味川楝子是何道理呢？江老师说，诸花皆升，诸子皆降。川楝子为种子类药，善入肝，又善于行气下达阴部，除湿清热，行气止痛；同时种子类药善于开破，能够破开局部气滞胀满肿痛，直接把龙胆泻肝汤的药力作用带到睾丸周围发挥作用。

124、泽泻汤治遗精

我读完李中梓的《医宗必读》，收获很大，特别是边临证边读书，进步更大。

江老师说，医生应该半日读书，半日临床，读书可以广见闻，临床能够提升实战水平。读书是充电，临床是放电。天地之道都是这样，电充满了，才有电可放。所以不仅是我，很多大医家都一直坚持一日不读书、一日不睡觉的习惯，坚持每日必有一得的做学问精神。

其中李中梓讲到，精遗勿涩泄。按道理遗精不是要用收敛固涩药吗？比如金樱子、芡实、乌药、益智仁。怎么说遗精不要轻易用收涩固敛之药呢？

江老师就笑了笑说，上次我治疗一个少年，反复遗精半年多，每个星期都会遗精两三次，搞得少年记忆减退，精神疲惫，少气懒言，注意力分散，上课根本听不进去，成绩自然不断下降。这少年的父亲带他来找到我。我问这少年什么时候遗精最厉害？少年说，晚上不敢喝水，喝水多点必定会遗精。我再看这少年舌苔水滑，脉象也是关尺部偏缓，明显是水湿为患，不遗精就要遗尿。

你猜你我给他用什么方子？我想了下说，是不是水鹿二仙丹或金锁固精丸？

江老师说，这汤方以前医生给他开过，少年不知吃了多少都没有效果，也就是说常规治遗精的方子在少年身上不管用。我给他用了泽泻汤。

我马上想到，泽泻汤不是张仲景治疗水饮上泛巅顶眩晕的方子吗？里面就白术、泽泻两味药，也没有说泽泻汤治疗遗精啊？

可江老师用白术、泽泻各30克水煎服，让病人连服七日。一个月后，病人才来复诊，江老师以为病人老毛病又犯了。谁知病人说，这方子吃了特别好，以前一周遗精两三次，现在一个月也就一两次，身体开始恢复，记忆力增强，读书能读得进去了，成绩也慢慢上来了。

为什么用泽泻汤健脾利水，反而把遗精给治好了？原来中焦水湿泛滥，就会冲垮下游堤坝，这时如果把中焦水湿搞好，坚固堤坝，让多余的水分流走，堤坝牢固就不容易被冲垮，所以不通过收涩止遗，遗精就自然止住了。

125、胃石症

有个七十来岁的老阿婆，家门口有一棵柿子树，每逢柿子成熟时，就经常吃柿子。有一次觉得胃痛，去医院做检查。不检查不知道，一检查，发现胃里有一个蛋黄大小的包块，因为这个包块，搞得老阿婆胸闷腹胀，不想吃饭，两边肋部也痛，连干活都没劲。子女纷纷从大城市赶回乡村，一致商量要让老人去做手术，一听说做手术，老人死活不肯，甚至再叫她上医院，她都不去了。

这可怎么办？不治病怎么会好？天天躺在床上，吃不下饭，睡不好觉，胃中胀满得难受，连下床走路的力气都没了。可要去治疗，老阿婆又不接受手术。

最后家人一商量，认为总不能坐等着疾病恶化，肯定要采取措施，于是决定请中医来看看，喝中药，老阿婆当然接受了。大家都以为中药只是安慰安慰，给老人减轻一下病痛。于是我跟江老师就上门出诊。

江老师看了一系列的检查结果，然后又摸了老阿婆的脉，说，指月，你仔细摸一下，这关部硬结如豆，跟检查结果相合。我一摸，太明显了，真的在右关部脾胃脉那里摸到一个顽固的硬结点，不管是浮取还是沉取，硬结点始终不消，看来身体有什么病理反应，在寸口脉里是有体现的。

这该怎么办呢？江老师说，用攻破老人肯定受不了，最后会导致饭都吃不下；用补益很容易壅滞中焦，甚至把补力粮草送给病邪了。

这时江老师说，指月，就开消补脾胃五药，人参、苍术、黄芪、三棱、莪术。

我一写这五味药，就知道江老师用的是连补带消的思路，通过人参、苍术、黄芪培补正气，古人讲养正积自消；再通过三棱、莪术这两味利剑，消积散结，把积聚消散掉。这五味药就像给足粮草，再带上兵马武器，放心地去作战。

一般中医开方都十几味药左右，这病人家属看江老师只开了五味药，很是不解，认为江老师可能没有把握治这个病，开个方子安慰安慰。江老师看他们半信半疑的样子，也没有多做解释，又交代病人再用鸡内金研粉，用这药汤来冲服。

我一看江老师用单味鸡内金，难道这味药能够消胃中结石？江老师笑笑说，鸡内金消胆结石、肾结石有效，对于胃结石更有独到的效果，你可知道是为什么？

我马上想到以前农村养鸡，鸡喜欢啄食沙子，杀鸡的时候你会发现这些沙子在鸡内金里，也就是鸡的脾胃，会被脾胃慢慢消磨掉。连金石、沙子都可以消化，可见鸡的脾胃功能有多强，所以消积妙药首推鸡内金。

江老师点点头说，没错。凡动物弱于齿者，必强于胃。鸡的牙齿不好，吞到肚子里的食物，全靠胃来消化，所以进化之中决定了鸡必须有超强的胃。

后来病人吃完 7 剂药，胃口变好，能下地走路，甚至上山劈柴。家人以为这方子里加了些补药，只是暂时帮老人补一下体力而已，然后又按方子再抓了 7 剂药，吃完老人完全恢复正常，胸腹胀满感消失，胁痛、不想吃饭的症状全没有了。

老阿婆的儿女们都以为这中药控制症状可以，但是胃里的结石始终是个隐患，于是要带老阿婆到医院再做检查，看看有没有变化。老阿婆开始死活不肯去，后来还是被儿女拉去了，反正做检查又不痛不痒。谁知一检查，发现胃结石消失了。老阿婆大喜，而她的儿女们疑惑不解，为什么手术才能去掉的胃结石，就凭这几味中药不痛不痒地把结石暗中消化了？

这中医的疗效完全超乎老阿婆儿女们的想象，但毕竟病好了，大家还是挺高兴的。然后他们拿检查结果来给江老师看，想问江老师有没有搞错。

江老师说，铁证如山，前后对比，结石确实消了，但以后要叫你母亲少吃柿子，还有生冷水果。老阿婆的儿女问，为什么呢？

江老师说，柿子酸涩，容易收敛，生冷的水果，中医认为能够闭百脉、细百脉，让管道收敛狭窄。老年人阳气不够，温化不熟，想要吃一口香蕉、苹果，反而自己的阳气被香蕉、苹果吃了一口，导致肚胀纳呆，脾胃更加运化不了，这叫偷鸡不成蚀把米。于是老阿婆在家人的陪伴下高兴地回去了。

我再仔细看江老师用的这六味药，真是每味药都深思熟虑啊，有人参、苍术、黄芪三补，配合三棱、莪术、鸡内金三消，这三补三消之法真不简单，治疗病人虚实夹杂，整体虚、局部实的积聚包块。靠三补来提高整体免疫力，靠三消来消局部积聚包块。江老师常用这三补三消治疗各类肝囊肿、脾大、胃结石，甚至子宫肌瘤、胆结石等病。

江老师说，这三补三消不是我独创，是我从张锡纯《医学衷中参西录》里领悟出来的。张锡纯讲过，三棱、莪术乃化瘀破积要药，此二药其性非猛烈而见功甚速，若与参、术、芪并用，大能开胃进食，调和气血。

我听后恍然大悟，原来江老师用这消补脾胃气血五药是大有来头的，至于加进鸡内金一味药，更能加强消坚破积之功，而且又能引药入脾胃中，加强脾胃运化消积功能。

江老师说，正气存内，邪不可干，所以用参、术；邪之所凑，其气必虚，所以用黄芪；因虚留积，包块乃成，所以用三棱、莪术、鸡内金。大凡身体积聚包块，没有体虚、动力不足是留不住的，所以以这几味药为基础加减变化，妙不可言。

126、小茴香治小儿疝气

病人得病，焦虑痛苦万分，费尽心思都想寻找灵丹妙药，殊不知有时妙药就在我们身边，世界上不是缺乏治病的药物，而是缺乏一双善于发现的眼睛。所以病人常常自家有病自家有药，都不知道啊！

幼儿疝气是常见病。有一幼儿，才八个月，家人发现这幼儿睾丸大小不一样，左边比右边大了一倍，而且腹股沟起鼓。到医院一检查，诊断腹股沟疝气，要么动手术，要么吃药。动手术，让这么小的孩子就遭罪，家人不忍心；吃药，孩子怎么能吃得了，即使吃得了，弱小的脾胃又如何消受得了？

江老师得知家属的忧虑后，便笑笑说，其实小孩腹股沟疝气也不是什么大问题，只要保养得好，让他健康成长，不要吃撑，少受凉，少让孩子哭，过几年自然就发育好了。

孩子的家长说，可孩子一旦哭闹或者感冒咳嗽，疝气就加重，这会不会影响发育啊？江老师说，如果现在不配合治疗，始终要影响孩子的生长发育啊。

孩子家长说，那该怎么办呢？江老师说，很简单，你家里就有药。

孩子家长不解地问，我家里没有药箱，怎么会有药？江老师笑笑说，药在厨房里，你家里不是有小茴香、肉桂、川椒这些东西吗？

孩子家长点头说，是啊，那些都是调料。江老师说，调料即妙药，这些调料大都能温中化湿，行气散结，性温能升，气香能行，局部的疝气就是一个气机不畅的结节，把它升提起来疏散掉就没了。

于是江老师便教这孩子父母用小茴香、肉桂、川椒各30克打粉，喷上酒，炒热后装在袋子里，等孩子睡着后，敷在孩子肚脐上，如果冷了就把热水袋温一温，每次敷半个小时左右。结果孩子当天晚上敷了，第二天疝气就没有发作。

江老师交代他们一定要连敷十五天以上，这样身体经脉才能完全修复好，长结实。果然按这样去做，孩子疝气没有再发作，晚上睡觉睡得很沉，白天吃饭也吃得很香。

江老师说，用这种办法治疗一般婴幼儿腹股沟疝气，一两岁以内的，效果不错。这个方法既不用开刀，也不用吃药，只用外敷，既节省了金钱，也减少了痛苦，真是一举两得的好招法。

127、阑尾炎三药

很多发达国家的阑尾炎的手术率居然达到百分之八九十，为什么这些国家大部分的阑尾炎要用手术切掉呢？

江老师说，有两个原因，一个是他们没有中医中药，第二是他们普遍肥胖，饮食肥甘厚腻，导致局部堵塞，容易产生炎症。所以阑尾炎发病率高，手术率高。

我不解地问，阑尾炎的病机是什么？江老师说，所谓炎症是气血堵塞的结果，局部土壅木郁，就会酝酿湿热瘀毒，所以炎症是标，湿热瘀毒是本。只有掌握好如何分解湿热瘀毒，才能够治好阑尾炎。

其实阑尾炎不是在告诉你要赶忙动手术，而是提醒你身体应该注意清淡饮食，规律作息，不然阑尾一切掉，咽炎又来了，难道扁桃体也切掉吗？

所以江老师说，除了严重高热、穿孔、腹膜感染的阑尾炎病人要动手术外，其他一半以上都可以用中药，可免除手术。

有个商人，应酬太多，整天肥甘油腻，经常发生肚脐右下方隐痛。一旦疼痛几天不解，他就去输液消炎。后来医院检查说是慢性阑尾炎，希望尽快手术，切掉阑尾，免除将来发作之苦。但商人不想动手术，就来找江老师。

江老师说，你用这些抗生素、消炎药，只是在掩盖炎症，用手术切除，更是把身体报警器摘掉，以后五脏发生火灾，你都不知道怎么回事。这商人听了点点头。

江老师又说，阑尾炎，还有咽炎，只是提醒你脏腑压力大，毒浊重，这时要少盐少油，清淡饮食，少熬夜，少喝酒，规律生活。

这商人点点头说，大夫，你真厉害，我就是这样，一旦生活不规律，熬夜多了，应酬多了，这右下腹阵发性隐痛就加重。不得已休息几天，吃吃素就好些。江老师说，好也是暂时的，还是要把局部瘀滞通开，把热毒清除掉。

这商人说，那该怎么办呢？江老师说，你就用中药煎水代茶喝。

随后江老师就叫我开阑尾三药，红藤30克，败酱草30克，白花蛇舌草50克。

我一看这么大剂量！可病人连吃5剂，两三个月后，带他妻子来看病时说，大夫，我这阑尾炎都五六年了，时轻时重，重的时候要去打吊瓶，每年都会犯几次，轻的时候不理它。我吃了你那三味中药后，发现这几个月一次都没有发作过，连肚子隐痛感都消失了。中医药太好了，既经济又有实效！自从我吃了你的药以后，大便特别顺畅，肚子以前有胀紧感，现在也消失了。

江老师笑笑说，这就是土壅木郁被解除了。我不解地问，为何这三味药能解除土壅木郁呢?

江老师笑笑说,红藤、败酱草都是肠痈妙药,肠痈就等于现在的阑尾炎,所谓痈就是局部气滞血瘀、湿热毒聚的产物。所以用败酱草、白花蛇舌草清热利湿解毒的同时,还要靠红藤这味藤类药活血化瘀,疏通经络,使肝气条达,管道通畅,瘀滞解开,肠管排泄顺利。你看这藤类药像不像风木之象,有游窜走动之功,它不仅能疏通经络,还能疏通肠管,特别是红藤这味药通肠的效果不可低估。

我听后点点头,原来败酱草、白花蛇舌草把肠道湿热毒浊这种土壅的症结清除掉,而红藤则把肠道闭塞、局部壅滞血瘀的症结疏通理顺。土壅木郁一解除,大小肠排泄功能加强,浊阴出下窍,给邪以出路,腹中隐痛自然就消失了。

后来我发现江老师这一经验也给肛肠科借鉴过去,用这三味药,不仅治阑尾炎,而且一般的肠道炎症发热,只要是实证,用上去效果都不错。

128. 天然绿色疗法——蒲公英治乳痈

什么是乳痈?就是乳房结块肿痛发炎,哺乳期妇女容易形成乳痈。不治疗会影响哺乳,还会疼痛难耐,烦躁难受。如果用消炎药、抗生素,就会对乳汁产生影响,影响哺乳,甚至过量用消炎药、抗生素,还会损害到正常的细胞。

医学应该以不伤害为原则治疗疾病,但是现在似乎很难做到。就像家里进了老鼠,你派一条狗去,最后把老鼠赶到房子外面,但瓶瓶罐罐都被狗撞倒碰坏了,虽然达到了赶老鼠的效果,但却对家庭造成了巨大的损失,这就是副作用。所以用药不能急功近利,只看到正效果,而不掂量一下副作用。

这个妇人得了急性乳腺炎。医院说,两种办法,一种是注射抗生素,先停止哺乳,另一种是切开乳房,引流排脓。但妇人觉得这两种办法即使能治病也不是最佳的治疗方法,对身体造成伤害,也影响孩子的哺乳。

江老师得知这妇人住在农村,刚好又逢春天,便跟她说,你知不知道蒲公英?这妇人点点头说,当然知道,这东西在我们乡下地里到处都是。

江老师说,你知道就好。你去采蒲公英,一次用一把煎水,另一把捣烂,加点明矾。煎水的内服,捣烂加明矾的外敷肿块处。如果三天能好,就不用动手术了。

这妇人听到这种天然绿色疗法,既可以少花钱,也可以少受罪,赶忙回去按法操作。第一天用了,乳房肿痛大减,乳腺通畅,乳汁如泉涌。连用三天,乳房肿块缩小一大半,已经不影响正常哺乳了。又用了三天,剩下那些结块也消了。

她感慨地说，办法是土了点，但简验便廉，而且绿色环保，也不受罪。

江老师说，其实用一味蒲公英治疗乳痈是民间的不传之秘，只是很多人都忘记了自己是从大自然里来的，不知道大自然的草药有这么神奇的效果。

蒲公英除了对乳腺痈肿有效外，对于各种胃炎、胆囊炎、肠炎等急性炎症，都有良好的效果，而且它不伤胃，药性平和，药效极佳，还可以当野菜吃。

我仔细一想，这蒲公英治乳痈太妙了，本身蒲公英入肝、胃二经，能清热解毒，凉血利尿，散结消肿，它茎叶中含有白色乳汁，通乳腺。凡乳房疾患的治疗，总离不开肝和胃。乳头属肝经所过，乳房属胃经所管，所以肝木郁、脾胃土壅是乳房结块产生的原因。用蒲公英既能疏达肝木郁结，因为它禀春生之气，又可以清解阳明毒热，通肠降浊。所以一味蒲公英乃哺乳期妇女乳痈良药。如果没有新鲜的，用干品也有效果。

129、天然绿色疗法——马齿苋治热痢

在城市待久了，喜欢到农村去逛逛，踩着黄土地，踏着青草，就能感受到身心调适。所以春天人们喜欢到郊野去踏青，采野菜，放风筝，这都是自发的疏肝行为，就像蛇要出洞，青蛙要醒过来一样。

江老师常说，最好的解除抑郁方法，莫过于春天到郊外散步，晒着太阳，迎着春风，什么疲劳都飞到九霄云外。

很多农民把菜园子里的马齿苋当作野草拔掉了，实在太可惜了。江老师说，这马齿苋可是广谱抗菌药，抗肠道湿热炎症。现在很多农民对自己周围的草药视而不见，得了肠炎痢疾，赶紧去买消炎药、止泻药，不知道田头山脚就有大量的治痢神药、消炎灵丹。

我马上反应过来，《药性赋》讲马齿苋治热痢。江老师点点头说，就是这道理，马齿苋治热毒痢疾，还不耐药。

很多人一听说不用花钱，不用上医院，就能治好病，他们就不相信，这是因为他们缺乏中医知识，对自身身体、对生活常识研究不够。

很多人宁愿花大量的时间去想如何赚钱，如何享受生活，却舍不得花一点时间琢磨一下身体，研究一下周围的花花草草，琢磨一些推拿按摩、强身健体之道。所以稍微有点毛病，就手足无措，把身体交给医生。其实有一半的病是可以自愈的，有一些小病，用你周围的花花草草就可以治疗，既不用花大钱，也不用受痛

苦的折磨。

有个老农得了严重痢疾，大便脓血，肛门红肿热痛，在医院打了三天吊瓶也不好，花了千把块钱，老农就焦急，坚持出院，他到民间找草医郎中。草医郎中跟他说，你就到田里采一把马齿苋，农村又叫老鼠耳，叶片像老鼠耳朵一样。

这老农不解地问，难道你叫我吃草？草医郎中笑笑说，不懂的人认为马齿苋是草，懂的人就知道这是一味治热痢的要药。它能清热解毒，消痈排脓，而且懂养生的人还知道，这种草是一种野菜。

草医郎中就叫这老农用一味马齿苋，每天用半斤，用沸水焯过后，蘸着蒜酱凉拌吃。老农第一天吃就觉得排便痛快，肛门灼热感减轻，连吃三天，本来每天拉十多次，现在每天一次，大便正常，连肿热的肛门都变得清凉不痛了。这老农苦笑着说，早知道我家门口就有治病的药，我就不用花那么多钱找罪受了。

江老师说，确实，这马齿苋对于肠道痢疾，特别是热痢有奇效。不管是凉拌吃，还是榨汁加白糖喝，或者用干品煎汤口服，效果都不错。

那些有经验的老农都不会把马齿苋拔了丢掉，而是采来后阴干保存，等哪天吃坏东西，拉肚子，或者肛周炎症的时候，就拿一把出来煎水，喝上几天就好了。

这一味马齿苋真是天然抗生素，对人有益，又没有副作用，还可以当野菜吃呢！

130. 天然绿色疗法——鱼腥草治肺痈

在呼吸科里经常有肺部感染的病人，急性感染用抗生素效果挺不错的，只要病人体质不差，一般大剂抗生素一下去，就能打赢这场正邪之战。

江老师说，如果从节省药材资源和经济角度来看，民间的草药更厉害。

有一老头儿，咳嗽，吐浓痰，高热不退，到医院一检查，发现是肺痈，西医叫肺脓肿，连浓痰里都带着血。这老头儿打了一针后，就不想住院了，舍不得花钱，他还惦记着养的几头猪，还有一群鸡没有喂呢。

江老师说，这样吧，你回去找一种叫鱼腥草的药。老头儿说，鱼腥草是什么？

江老师说，鱼腥草喜欢生长在水沟旁，闻一闻叶子，有一股鱼腥味。

老头儿听后哈哈说，这种草，我家旁边的小溪边一丛一丛的，多得很，以前拔了都丢掉了。江老师说，丢了可惜，这东西可是肺脓肿急性感染的单方特效药。你回去后，每次用新鲜的鱼腥草90克煎水喝，如果喝好了就可以了，不好的话，三天后赶紧到医院里来继续治疗。

老头儿高兴地回去了，第一天他搞了半斤，喝下去，马上觉得身体不热了，用体温计一测，37.5度，高热退了，就是痰还很多，于是第二天再喝，浓稠的黄色痰也变得清稀减少了。江老师交代这老头儿喝三天，他喝了五天，热退了，痰消了，小便也由黄赤变得清稀了。

老头儿高兴地从村里带了一篮鸡蛋来感谢江老师，一定要江老师收下。江老师说，医生不能收病人礼物和红包。

老头儿说，你让我不花钱治好了病，我怎么好意思呢。江老师说，你这本来不是什么大病，如果懂得及时用药，吃几次就好了。

老头儿说，中游失舟，一壶千金。如果在河中掉到水里，一个救生圈，一万块钱也不嫌多，因为它能救你命。救生圈虽然不用花什么钱，但是它在关键的时候，却比千金还重。

这老农硬是要把鸡蛋留下。江老师笑笑说，论鸡蛋，我家里比你的还多，所以你还是拿回去，不要违犯了医院的规定。

病人见江老师态度坚决，也就不再坚持，把鸡蛋又提回家去了。

为什么单味鱼腥草煎汤，可以治疗急性肺痈呢？江老师说，鱼腥草味腥，腥走肺，直入肺经，但它又带点轻微的寒凉，因为它生长在水沟边，中医认为凉利之药生湿地。所以它既清凉，也能通利，也就是说，它除了清热解毒外，还能利尿通淋。中医认为肺别通于膀胱，这鱼腥草可以清肺热，导水浊从膀胱排出体外，所以病人越吃黄浊痰越少，尿黄赤变清，最后热退痰消，肺痈得愈。

江老师最后总结说，鱼腥草最好用新鲜的，当地采来就当地煎服。很多民间草药，用新鲜的往往比干品效果要好，因为新鲜的草药凉利之性更佳。

131、天然绿色疗法——芦荟美容

江老师说，指月啊，现在很多人都关心美容，美容渐渐演变为一个行业，甚至很多人打出中医美容、天然美容的招牌，用一些中草药或按摩刮痧法，挺受大众欢迎。你知不知道，中医美容常用哪几条经络？

我一想，美容不就是要美容头面吗，头面有哪几条经络经过，首先是手阳明大肠经，还有足阳明胃经。胃肠两条经络占了大部分，当然还有足太阳膀胱经、足少阳胆经。

江老师说，很好，学了经络学，你很快就知道美容的秘诀在哪里，美容的关键就是把脏腑洗干净，说白了就是让浊阴出下窍，不要让它们上泛肌表。所以通降阳明是美容的不传之秘，保持大便通畅，容貌自美，一切影响到胃肠排泄功能的行为都是在毁容。比如熬夜、吃煎炸烧烤后，大便容易干结；生气郁闷后，肠管容易扭曲；久坐不动，大肠蠕动功能就会减退。结果肠道应该排泄的各种油脂浊物不能及时排出，就会通过阳明经表现在脸上。

所以善于诊断的人，看病人的脸，就知道他排便怎么样。中医有句话叫面黑者必便难，也就是说面部晦暗浊垢，就折射出病人大便不畅，肠道推动力减退。

有个年轻人脸上老爱长粉刺，从大学就一直长，工作五年后还长，他买护肤品的钱，比一般的烟鬼抽烟、酒鬼喝酒还要多。各种进口的、最新的护肤品，他家里都有，都快成美容专家了，就是这张脸没法作为标本，没法为自己争光。

这个人找到江老师，江老师就问他，你也学了些中医知识，那我考考你，你说洗一个玻璃杯，是洗外面还是洗里面？这年轻人说，当然里面重要，里面要喝水，洗干净里面，装的水就干净，看起来就透明清洁。

江老师说，美容也一样，不仅要洗表面，用各种护肤品，更要洗里面脏腑，脏腑排毒功能不强，就像杯子里面有脏垢，你再怎么在外面洗，都是白用功。

这人听后豁然开朗，说，大夫，你说的真对。江老师说，现在很多年轻人长粉刺，大都是油性皮肤，皮脂腺分泌亢盛，导致油脂堵塞，毛孔局部容易发炎，而中医认为这些油脂、浊物不应该从皮肤排出，大部分应该由肺与大肠相表里，从肠道排，肠道为什么排不了要从皮肤冒出来呢？因为大便通而不畅，或者便秘。所以面部长粉刺的人绝大部分都有不同程度的便秘，这些浊阴才会上攻到脸上来，好像水池下面塞住了，脏水才会溢出盆外。

这人惊讶地说，大夫，你说的太对了。我就长期大便干结，两三天都不排便，从大学到现在都没有真正好过。

江老师说，你肺火那么旺，干的又是高科技行业，经常面对电脑，整个肠腑气机当然通降不好。所以你要少坐凳多走路，少吃荤多吃素。

这人点头说，是的，我现在都少吃肉了，我发现经常吃肉对皮肤确实不好。

江老师说，这样吧，你回家后搞些芦荟的老叶子，干燥后泡茶喝，这个芦荟茶，清肺通肠，估计对你的身体有好处。

这人听后说，大夫，我也种了很多芦荟，以前只拿芦荟敷脸，有一定消炎、杀菌、镇痛作用，但是不知道芦荟还可以拿来泡茶喝。

江老师说，只要是肠道热结便秘，肺火亢盛的，喝几天芦荟茶，大便就通畅了。洗肠即是洗肺，洗六腑就等于洗脸，大便通畅就是洗肺肠六腑。

这人回去后，就用江老师这小招法解决了便秘的苦恼，大便保持通畅半个月，脸上粉刺纷纷不攻自破，不治自消，真是太妙了。

中医认为，治病就是一个脏邪还腑的过程，把脏毒清出来，通过六腑送出体外，身体洁净，百病难生。水至清则无鱼，血至净则无病。当六腑由秘结变为通畅，气血就会由浊垢变为清洁，脸色也会由暗黑变为光亮润泽。

132、口干舌燥与虎头蛇尾

一个病人口中干燥，饮水不解。他听别人说，这可能是糖尿病消渴，赶忙去医院抽血化验，血糖不高。可经常半夜渴醒，所以他的床头会放一壶水，醒过来就要喝两口，有时一夜要醒好几次，要反复喝水。他听别人说石斛、麦冬之类养阴药可以滋阴润喉，可这些养阴药吃下去就拉肚子，大便不成形，口中干渴得更厉害，怎么滋阴药滋不了咽喉的阴呢？

江老师说，如果脾功能失常，再好的药都不能按书上所说的来发挥作用，书上所说的很多药效是建立在脾功能正常的前提下，像滋阴药才能发挥滋阴效果。

江老师问病人，大便怎么样？病人说，虎头蛇尾。我听了有些不解。

江老师说，民间老百姓们把大便先硬后软溏叫作虎头蛇尾。这种大便一般是肺燥而脾胃虚冷，为什么会肺燥？抽烟或讲话太多，把肺与大肠的津液炼干了，然后又喝浓茶或暴饮暴食，大量饮凉饮，就会败伤中焦脾胃。这样身体就造成一个脾胃虚冷而肺肠干燥的症状，这样的病人容易得咽炎、咳嗽和痔疮，但不能吃生冷之物，越吃肚子越痛，容易拉肚子。

这病人猛点头说，大夫，你说的真准，我就是这种情况。江老师说，还好你肺脉不亢，直接治你的脾胃，用理中汤。

病人服用理中汤后，口中滋润，不干渴了，晚上醒了也不喝水了，大便变得通畅，粗大成形，没有再稀溏。

我看了很奇怪，问江老师，这理中汤一派温热燥药，为什么病人本来口干燥，喝了反而滋润不燥了。

江老师说，这就是中医气血对流、阴阳交通的妙处。病人口干燥，不是缺水，而是脾胃不能把水运化到肺、咽喉上来，这时病人不喝水口干燥，稍喝多点水，肚子受不了就拉稀，所以喝一小口润喉而已，说明他身体不是真正缺水，而是缺乏水液的升降对流。如果他身体真缺水，他会大口地牛饮。

我听后恍然大悟。原来江老师当时问他每次喝多少水，病人说喝一小口不敢喝多，道理便在这里。为何江老师用理中汤把他的口中干燥解除了呢？这不太好理解。而病人大便由稀溏变成形，这是因为脾功能加强，这点却可以理解。

江老师说，这病人口干燥，肠中水湿多，是一个津液分布不均匀的表现。我们通过理中汤，把下面肠道中的水液运化，张隐庵称之燥脾之药运之，水液上升则不渴矣。说白了就是脾主升，加强脾功能，令肠道化水功能加强，水液蒸腾上至肺部咽喉，肺部咽喉自然滋润不干渴。

我听后再次恍然大悟，说，这有点像南水北调，西气东输。江老师说，有悟性，就是这样。中医说穿了就是在搬运人体气血津液。天之道，损有余而补不足。我们把脏腑里有余的津气搬运到不足的地方去救急，就像抗震救灾一样，富裕的地方向灾区伸出援手，促进脏腑、组织、经络共同繁荣富强。

133. 声音嘶哑

有一对教师夫妻，因为家庭纠纷，吵闹不已。妇人心情抑郁，难以排解，从此老是觉得咽中有东西梗着，吞不下，吐不出来，搞得讲课也讲不成了。不得已，疾病为大，夫妻俩就四处求医，检查结果显示，只是一般的慢性咽炎，是老师的职业病。但是为什么吃了大量清利咽喉的药，都没有把慢性咽炎治好呢？

这疾病越来越重，搞得这妇人说话声音都变了，难道从此声带就坏了吗？治了大半年，病人都没有放弃治疗。有时病人的求医意志是很坚强的，不把疾病治好都不会善罢甘休。

江老师常说，如果用这份意志、勇气去修行，去检查自己的过失，那么很多疾病都不会发生。就像很多孩子，如果用玩游戏的心去读书，以痴迷游戏的心痴迷于书本，那么这孩子很容易就有出息。

人就是这样，总容易出现方向性错误，所以人生之路多坎坷。每个人都需要有人来引导，才能走上正道。就像汽车需要高速路牌来引导，才能迅速上高速。医生有时就充当病人健康之路的导向牌，引导病人走上健康大道，避免坎坷之路。

江老师一摸这妇人的脉象，从关部上冲寸部，明显肝胆脾胃之气上逆肺咽，肝胆是气逆，脾胃是痰湿，肝脉弦，脾胃脉濡缓，脾胃脉滑，明显痰气交阻，搏结于咽中。江老师说，你这病有个心结啊，这心结不解开，这病也没法疏散。

病人听后点点头。江老师说，人都是自作自受，不能说他人冤枉你，像很多家庭矛盾纠纷，都是因为大家不懂得珍惜，不懂得相让，不懂得内修。家庭不是个争道理的地方，而是个修己过的道场。一个家庭如果人人争道理，这个家庭就会闹得四分五裂。一个家庭如果人人相让，这个家庭就会一团和气，非常幸福。所以家庭的幸福，家人的健康，不取决于财富、职业，而取决于家人的心态、修养。其实很多疾病不是身体病，而是修养病。很多老师问题更多，因为他习惯管学生、教孩子，那么到家里就要管父母、管丈夫，或管妻子、管孩子。不是说管理不好，你一旦好为人师，管理容易引起不可调和的矛盾。

这对夫妻听后觉得挺惭愧。自己作为老师，却要医生来调解家庭纠纷。按道理，文化人文化素质更高，内在修养也更高，怎么能事事都怨对方呢？

江老师说，一个人的素养有多高，不看他学历多高，读多少书，而看他有没有在出现问题后，把问题归咎到自己身上，从此努力地去修正解决。这一番话说得夫妻俩没话可说。江老师随后开了剂半夏厚朴汤，叫丈夫帮忙煎药，妻子吃素。

半夏厚朴汤，降气化痰，素食清心寡欲，再建议他们去爬山，到大自然中去，把纠纷消磨掉。连吃10剂药，咽喉一日比一日开通，吞咽不梗阻了，吃饭香了，胃口增强了。随后他们又回学校上课了，从此连慢性咽炎都很少发作了。

这对夫妻感慨地说，这次得病得的值啊，因病得福。不仅治好了声音嘶哑，还治好了以前的慢性咽炎，更让我们知道了如何经营一个家庭。

确实，一个人胸中开朗，咽喉气道就会开阔。你看很多咽炎、咽喉息肉，或者梅核气的人，不是因为他吃了太多肥甘厚腻、煎炸烧烤、零食瓜果，这些都不是主要的，主要的是他的心量大不大。心胸开阔，咽喉管道气机就会畅通。心胸憋闷，就像林黛玉一样，优柔寡断，不仅憋出个咽炎，还憋出个肺病。所以书里说，快乐的心是疗伤要药，忧苦能令人枯骨。

134、一味吴茱萸治小儿口角流涎

医院里儿科经常爆满，很多家长都挂不上号。有些聪明的家长，都知道抱小孩过来找江老师。不过很多时候，江老师这边呼吸科的号也挂得满满的。

现在的孩子之所以多病，不是因为医疗水平不先进，而是因为娇生惯养。不是感冒，就是积食，所以孩子的病大都找呼吸科或消化科。

这个小孩经常口角流涎水，睡觉时流得嘴角全湿，连被单都湿了。孩子的父母找儿科医生治了好几次，也用了暖脾胃的药，总是好了又容易复发。

中医认为，脾开窍于口。脾胃虚则口角容易流涎，按道理，用四君子汤之类温脾胃的药，很容易把口水止住。可这孩子好了几天后又复发，是不是用药剂量小了，还是辨证不够精准？

江老师看孩子舌苔水滑，便说，这药思路没错啊。孩子的父母说，为什么吃药只能管几天，治标不治本？

江老师说，你平时给孩子吃什么呢？孩子的父母说，牛奶、鸡蛋，还有果汁。

江老师仔细再问，什么果汁？孩子的父母说，我们怕孩子缺乏维生素，有时买梨，有时买西瓜，打果汁给孩子喝。

江老师笑笑说，问题就出现在这里。梨和西瓜都是寒凉之品，对于燥热的人来说是甘露，对于脾胃虚寒的孩子来说，却无异于冰霜。所以梨和西瓜虽好，也要因人而异，对于身体消化不好，小儿没火气，阳气不够的，一定要少吃。

孩子的父母听了说，原来是这样，我们还担心孩子缺乏维生素。江老师说，即使缺乏，你们用反季节的西瓜、梨给孩子吃，容易伤到孩子，西瓜应该在夏天，梨应该在秋天，超出这两个季节给孩子吃，那都是冰冻加防腐的反季节之物，对孩子来说没有帮助，只有伤害啊！

看来无知的爱等于伤害，这句话一点都没错。很多孩子的父母本身就是孩子健康的杀手。因为不懂饮食喂养之道，开口动手便错。

江老师教孩子父母，用吴茱萸100克打粉，每次用点米醋调一个铜钱那么大的小药饼，男左女右，贴在孩子脚底涌泉穴上，晚上睡觉时用绷带固定贴到天亮。一般两三次就能治好，最多不超过五次。

江老师用这办法治小儿流涎症，基本是百发百中，很少有治不好的，除非父母没有健康常识，治好了又给孩子吃生冷饮料、瓜果。果然这孩子回去，如法操作，口角流涎就好了。

135. 黄芪息大风

有一个打工仔，自以为身体不错，便去献血。献血对身体新陈代谢有好处，也能够帮助其他人，还有一定的回报，但是对于体虚脉弱的人，献血就容易出问题。就像你自己家里粮草不够，还拿出粮草去救济别人，自己三餐就有点接续不上。打工仔献完血后，也没觉得身体有什么不舒服，他也不知道注意保养休息半个月。

中医认为，脾胃气血生化，经络灌注圆满，起码要七天，如果有两个七天半，半个月的保养，身体就可以恢复完全。

大失血的人最怕风，就像产妇生完孩子为何要坐月子，就是防风。人体脉管里气血一亏，气血就会优先保护脏腑，把气血撤回脏腑，所以很容易表虚遭风。

晚上睡觉时，这打工仔没关窗，被单只盖到肚子，没盖到腿上，连续吹了几个晚上的风，打工仔觉得两条腿骨头都发凉，而且皮肤表面瘙痒，最让人难受的是，两条腿不安宁，时不时抖动，像抽筋又不是抽筋。

他赶忙去医院看，医院诊断为不宁腿综合征，两条腿震颤不能自主，医院用安定，还有其他维生素营养治疗，都没有好转，腿仍然发冷痹痛，还颤抖不宁。这可咋办？就像骑一辆破损的摩托车，摩托车不听使唤一样，那就很危险。

不得已找中医！江老师一摸这脉象，说，这脉管都空了，鼓动力不强，明显气虚生风。然后一问，得知这小伙子献血后不知道避风冷、多休息，照样晚上玩手机，透支身体，所以虚上加虚，就造成虚风内动之象。

这小伙子不知道什么叫虚风内动？江老师就解释说，你看这个花盆里的花，土壤丰厚把花培固住，风不容易吹动这花，我把花盆中的土挖掉大部分，使花的根都露出土外，这花就有点站不住脚，风一吹就动摇。就像墙头草，风往哪吹，就往哪倒，因为根基浅薄，土壤不够。

这一取象譬喻，小伙子立马明白了。原来自己献血就是亏损了土壤，然后再熬夜，又亏损土壤，玩智能手机，久视伤血，再次亏损土壤，这样一虚再虚，气血就不够了，不能把身体肢节巩固住。好比气血不足的老人，拿东西一不留神就会掉了，所以严重气血不足的老人，容易中风偏瘫。

故中医认为，中风也不全属实证，也有很多是虚性中风，中医叫缺血性中风，但这小伙子只是轻微的缺血性动风而已。江老师说，治疗的办法，首先应该早睡早起，不玩手机，饮食有节，不妄作劳。其次叫我开一个黄芪桂枝汤，用黄芪补虚，息大风。古人认为重用黄芪可以息大风，就是这道理，必须病人确实属于气血亏虚之风动，而且脉象要明显濡弱无力，用之方宜。

清代王清任立补阳还五汤，用大量黄芪息风，就是这道理。黄芪既能补气生血，也能令阳气周行四肢百骸，灌溉五脏六腑，使肌肉丰满，腠理固密，邪风无所遁形，抖动之腿得以安宁。

江老师重用黄芪80克，小伙子只吃了5剂黄芪桂枝汤，每一剂下去，他都觉得好像亏虚的身体花盆里被填补进一勺土一样。当植物的根部慢慢被土填实后，根深蒂固，风就不容易摇得动。当身体脾胃健旺，气血充足时，自身的神指挥四肢功能就加强，四肢就不会乱动。所以5剂药吃完，这个疑难的不宁腿综合征就好了。

江老师说，如果不知道黄芪息大风的道理，反而用那些全蝎、蜈蚣息风止痉之品，以治其标，不仅无效，反而有害。

一个医者治病要像断案一样，必须寻得病因，方可下药。

136. 阴盛格阳与真寒假热

呼吸科里住着一个病人，是从其他医院转过来的。因为哮喘痰多引起呼吸道感染，高热，39℃到40℃，持续一个多月都降不下来。在其他医院住了大半个月，不断地换高级的抗生素，最后用上进口的抗生素，高热仍然没有丝毫减退之象，病人却憔悴不堪，备受痛苦。按道理消炎退热，起码应该迅速控制炎症、降低高热，怎么还是一派炎热，如此炽盛？医院用尽办法都搞不定，就会建议病人转到其他医院去，别贻误病人病情。

江老师接到这病人时，看这病人面色晦暗，一摸脉脉象虚大。普通人以为脉大是炎火上冲之象，其实内行人一沉取下去，这脉象是空的，如果是阳亢，也是虚阳。

其他医生都建议用石膏这些退热妙品。江老师摇摇头说，我看这是阴盛格阳，应该用附子、干姜。大家听了没有不惊讶的。

江老师说，这是一个真寒假热。你看病人穿两件衣服，都嫌不够，明显是热在皮肤，寒在骨髓，是一个阴盛格阳之象。为什么身体真寒还表现出一派炎热之象呢？

江老师说，这叫阴盛格阳。赵献可在《医贯》里称这种现象为龙雷火动，也就是说这种阴盛格阳之火，就像浓云骤雨、电闪雷鸣一样，越是阴雨连绵，电闪雷鸣越是厉害。此火得寒则炽，遇水则燔。也就是说，越寒冷越下雨，不仅浇不灭这种火，电闪雷鸣还会更厉害，除非阳光普照，阴雨散去，自然天地一片平和。

大家听后点点头，难怪病人越打吊瓶，用抗感染的药，越是用清凉的，身体高热不退反进。江老师说，制阳光消阴火，请太阳出来，电闪雷鸣就会消去。

于是用四逆汤加猪胆汁为引，破阴回阳。病人服1剂，觉得很舒服，高热还没退下来；服3剂，热退身轻松，脉势由虚大变为收敛，由亢盛不安变为平稳，很快就出院了。

外行人都看不明白，怎么用一派辛辣大热之品，反而把一派高热治好了？

江老师说，这叫引火归原，破阴回阳。所以身体虚弱之人，如果突然高热，就应该明辨虚实，分清寒热，不然医生有心想救人，反而容易害了病人。

137．下棋昏倒的老人

医院的救护车送来一个老人。原来这老人跟人下棋，连败三局，自然火气大，突然觉得天旋地转，人也倒在地上。旁边的人马上打电话，医院的救护车过来，马上开始抢救，用中医常规急救的十宣放血，缓解气血往心脑上冲。送到医院，连续抢救了一个下午，终于醒过来了，能够缓慢地讲话，身体四肢却没力，有点痿废，吃饭呛，咽不下去。

度过了危险期，家人都松了一口气，但是这后期的康复也不容易，一直住了一个多星期的院，还没有恢复到能下地走路的迹象。反而觉得腿脚不听使唤，关节屈伸不利，血压却恢复了正常。

江老师摸他脉象弦硬搏指，又见这老人家经常口渴喜饮，而且还老嫌医院空调开得不够大。口大渴，脉洪大，身大热，这不是一派阳明气火上攻之象吗？

江老师马上决定用白虎汤，重用石膏。大家都疑惑，像这种中风偏瘫痿废的老人，常规思路都是疏通经脉，或者活血补气，让身体振作。江老师反而一反常规，用一派清凉降火之品，这是为什么呢？会不会一凉降下去，更加动不了呢？

江老师说，阳明主宗筋，宗筋主束骨而利机关也。一般关节屈伸，常规看肝肾，但是肝肾气血也要靠阳明来滋养。大家就想，要靠阳明滋养，得补脾胃，用补中益气汤或四君子汤，干吗用白虎汤呢？

江老师笑笑说，《内经》里讲，壮火食气。现在老人气火攻心，一派邪火。留得一分邪火，就会烧掉一分正气。祛除一分邪火，就等于补益一分正气。也就是说，用白虎汤是以降火之药，做补益之用。

这种思路大家第一次听到。江老师说，不妨先试一剂药便知。病人吃完第一剂药，便觉得心烦稍安，吃饭不呛，说话也没有那么颤抖了。效不更方，于是再连进3剂药，脉象弦硬偏大变为平稳，舌尖红变淡。本来僵硬的关节变得松软，容易抖动的手脚也平稳了。随后江老师又用常规养气血的方子收尾。

为什么刚开始不直接养气血呢？江老师说，邪火不杀，用养气血的药，不但养不到脏腑气血，反而会助纣为虐，将粮草送给盗寇。而把邪火一清，令阳明通利，热不上炎，就像将盗寇驱逐出境外，这时再补益粮草，民众就容易得到利益。所以稍微用点健脾补气之药，老人身体很快恢复了，手脚有力了，能下地走路了。

原来这老人由于气火攻心，四肢气血都聚到心肺胸脑，才一派鼎盛热炽之象，这时手脚无力、瘫痪只是个表象，不是气血不足，而是没有分散到四肢去。所以江老师用降阳明、降气血之法，使得气血回到四肢去，四肢功能渐渐恢复，心脑压力也因之而减轻。

138. 小青龙汤治感冒后咳嗽

有个小女孩，天气转凉，感冒了，恶寒发热，在医院打吊瓶，热退了，但老是咳嗽，足足咳了半个多月，家人带她去输液，咳嗽丝毫未解，晚上反倒加重。原以为咳个十天半个月就会好，可越来越厉害，咳到后来，吐很多黏痰，呼吸急促困难。于是家人便带小女孩找到江老师。

江老师说，很多小孩感冒，用了发汗药或消炎药，感冒很快好了，但杀灭这些炎症，也影响了肺部气机，就像一场大战后，尸横遍野，就容易发生瘟疫。

对于人而言，被杀灭的细菌黏在津液里，变成痰饮，停积在肺部，就容易引发咳嗽。特别是平时缺乏运动、体质不好的孩子，稍微感冒，用点药，感冒好了，咳嗽却久不除。这种咳嗽，用平常的消炎药、解毒药、润肺药效果并不理想，那该用什么药呢？

江老师说，表证已解，邪伏于肺，导致久咳不已，用通宣理肺、化痰除饮之法，乃是正治。

一问小孩子，晚上咳嗽加重，咳吐痰清稀如水，稍微吃点凉物或水果后，咳痰增多。家长以为孩子生病了缺乏维生素，便给孩子买了大量梨、苹果、香蕉、橘子，想不到孩子阳气不够，想要吃水果补维生素，反而被凉果消耗了阳气，导致阳气不够，越吃水果，痰湿越多，越咳不干净。所以身体阳气不够的人，不可多食生冷瓜果，以防雪上加霜。

江老师叫我开一个小青龙汤，因为这孩子属于寒饮留肺。在小青龙汤基础上，江老师又加了一味茯苓，因为茯苓能通利三焦，健脾化饮，能治其痰饮之根源，从脾胃下手，既杜其脾胃生痰之源，也打开痰饮从三焦、膀胱排出去的通道。

小女孩吃完 2 剂药，咳嗽就好了，痰饮也消了。

江老师说，小青龙汤是治疗伤寒表不解、心下有水气而咳嗽久不愈的特效方。

对于感冒发热用解表退热药后，咳嗽久不除的病人，用消炎药效果不理想，这时往往是寒饮留肺，用小青龙汤温阳化饮，一剂知，二剂已。

139、不完全肠梗阻

夏天消化系统疾病多，特别是吃了不干净食物后上吐下泻，因为夏天食物容易变质。当然还有喝凉饮啤酒脾胃消化不过来的，也容易上吐下泻，肚子痛。

现在很多食物都有防腐剂，还有冷库保鲜的。表面上是保鲜剂，其实是一些身体不需要的东西。所以很多人在农村时吃东西身体很好，一到城市里吃东西脾胃就不好。说明身体需要的是天然的东西，而不是经过人工过度加工之品，比如香肠、炸鸡、羊肉串等。

江老师说，我看到这些食物，写着保质期半年、一年都不敢吃，但是现在的孩子怎么会管健不健康呢，只要能解馋，就买来吃。

这个孩子在路边买了几串羊肉串吃，觉得不过瘾，又吃了烤香肠，当天晚上就觉得没胃口，不想吃东西，肚子胀。家人以为是一般肚腹积滞，便给孩子吃了整肠丸，谁知吃了就吐出来，一个晚上时不时吐几口，先是吐食物残渣，后来吐酸水。家人吓坏了，以为孩子是食物中毒，怎么吐得脸色发青，手脚冰凉？马上送孩子去医院，一检查，说是不完全肠梗阻，要动手术。

家人很担忧，不想让孩子动手术，便急着问，有没有保守治疗的办法？江老师看后说，用点中药看看。于是叫家长去买黄连、紫苏叶各2克，大黄、甘草各3克，用开水冲泡，代茶饮。

不到两块钱的中药，家长以为江老师是在应付，半信半疑，但也给孩子服上了。

孩子早餐吃什么都吐，午餐喝豆浆或牛奶也吐，但下午喝这黄连、紫苏叶、大黄、甘草四味药的茶就不吐。喝完，等到晚上，孩子肚中再次胀满，拉了大量臭秽黑便，原来肚子里的那些积滞被清出体外了。积去一身轻！孩子痛痛快快睡了一觉，第二天起来索要食物，孩子父母早就准备好稀粥，喝完后也没再吐，于是一家人露出了笑脸，高兴地出院回家了。

不到两块钱的中药，却代替了不完全肠梗阻的手术。如果没有中药，碰到这种情况，肠道阻塞，在国外那是要动手术的。所以中国人是幸福的，很多疾病都避免了开刀。外国因为没有中医，像这种不完全肠梗阻，没办法的时候，就得动手术。

为什么这四味药就止住了呕吐，通开了大便呢？原来黄连、紫苏叶又名连苏饮，小剂量使用善于通宣理肺、清热降胃。中医认为诸逆冲上皆属于火，呕吐者胃气之不降，再配上大黄、甘草两味药，打开消化道、整条肠管下行的通道，使浊阴出下窍，就像打开下水道的塞子，水就不会溢上来，能够流下去。肠道不梗阻了，呕逆、泛酸、呕吐就没有了。所以中医是给邪以出路，这样降胃通肠，宣肺理气，自然邪去正安，呕除病愈。

江老师说，孩子的健康教育至关重要。有一种健康毒物叫街边小食！吃零食是一个最不好的习惯，嘴馋会吃出很多病来，只有规律饮食，一日三餐，一生才平安。

140、瘀血咳嗽

咳嗽之为病，治无定法。清代程钟龄在《医学心悟》中说，肺体属金，譬如钟然，钟非叩不鸣。风寒暑湿燥火，六淫之邪，自外击之则鸣，劳逸情志饮食之火，自内攻之亦鸣。这样一说，就很形象地指出咳嗽必须要理清病因病机，分清外感内伤，伤人何处。

常规的风寒、风热、痰湿咳嗽容易治。但有一种咳嗽鲜为人知，就是瘀血咳嗽。

肺主气，为什么会有瘀血咳嗽呢？原来病人内伤情志或跌打撞伤，局部气血过不去，堵塞在那里，反射过来就会引起咳嗽。就好像气要冲过去，碰到墙壁被挡回来一样，这时如果不清开瘀血，恢复血脉流通，咳嗽就难以治愈。

所以《神农本草经》里讲，当归主咳逆上气。特别是夜咳加重，身有瘀血者，在常规治咳方中加当归一味，其效更佳。

有个病人，被摩托车撞伤了，断了一条肋骨，半年后身体恢复，唯独留下一个后遗症，就是天气变化时容易咳嗽，还有睡觉时转身翻身也容易咳嗽。这大叔尝遍咳嗽药，都没办法止咳，只有听之任之，睡觉不敢大转身。

这疾病有时并不是坏事，它教会人如何跟身体相处。你如果肆无忌惮地过用身体，身体就会通过生病来提醒你，让你关注身体，爱惜身体，注意保重身体。所以一定程度上说，生病是身体要你注意保养了。

这大叔找到江老师。江老师一听大叔诉苦，便笑笑说，唐容川在《血证论》中提到，有一种咳嗽叫瘀血咳，瘀血咳该怎么办？唐容川说，有咳嗽，侧卧翻身则咳嗽加重者，宜血府逐瘀汤加杏仁、五味子主之。

这不是正对症吗？只需要照本宣科，按书开方就行。所以江老师原方不动地用上去，结果1剂药咳嗽减轻，3剂药咳嗽消除，晚上再没有咳嗽过。他高兴地说，我找对人了，大半年咳嗽得一汤方治愈，真是神方啊！

其实不是方子神，而是人把方子用得灵活，其实很多疾病古籍里都有明确记载，我们之所以难以治好，是因为自己不用心读书，不用心临证。所以江老师常挂在嘴边的一句话是，见病不能治，皆因少读书。

141、千斤顶与黄芪

我们这个时代跟以前有很大的不同。进入工业化时代，生活节奏明显加快，用脑频率增多，机械代替了手足，坐办公室的人越来越多。所以各种文明病接踵而至，先是颈肩腰腿痛，然后是常见的三高、中风、心梗，再是肿瘤。特别是颈肩腰腿痛的人群日益增多。以前颈肩腰腿痛是因为挑担过重压坏了，现在颈肩腰腿痛是因为久坐办公室，长时间玩电脑、看视频、玩手机，经常熬夜引起的。

江老师经常碰到这些病人，摇摇头说，这些病都不是纯靠医生能够治的，不注意休息，很容易疲劳过度，颈腰容易出问题。司机或者办公室的文员容易得这类病。

这个大叔在政府部门里长期从事文案工作，因为长期过度劳累导致颈部疼痛，有四五年了。现在只要用电脑或者开车时间过长，颈部就酸痛，严重时双上肢发麻，头晕。刚开始并未重视，后来严重影响到工作生活，才去医院做牵引复位、针灸按摩，甚至小针刀都上了。医院说是颈椎骨质增生，又说肩颈部肌肉粘连，按照各种颈椎常见病去治疗，都是症状稍缓，随后又加重。后来他就来找江老师。

江老师看他以前吃的方子，是葛根汤、活络效灵丹之类，这些方子基本对路。病人说，可为何我服用后症状稍改善，不久后又头晕、颈僵、背痛、手麻？

江老师笑笑说，你这是久病虚劳了，脏腑气血不充，整个骨架都耷拉下来，背驼腰弯，医生即使暂时帮你牵引扶正，你回去一劳累过度，骨头又像散架一样打回原形。病人听后说，那怎么办呢？

江老师说，不能长期熬夜，应该早睡早起，重视锻炼身体，少动脑，少用眼。病人点点头，确实，这些都是他欠缺的。

江老师说，医生给你开药，就像暂时把药力借给你用，你身体有漏洞，把药力漏掉了，就像拿着漏桶去装水，水看起来装满了，你很高兴，可随后就没有了。这大叔是个聪明人，一听就听出江老师的意喻。

江老师说，一个虚劳的人，身体精血亏虚，所以百病丛生。就像一个穷人，如果拿金钱去救济他，而他依然大手大脚，肆意挥霍，不知开源节流，只知坐吃山空，那么就达不到真正扶贫的目的。就像一个虚劳病人，医生给他很多补药、强壮药，去帮助他恢复身体，而他却依然熬夜，过用心脑，发脾气，消耗自己精血，不知修养节源，一有空就看电视、电脑，消耗气血，不知道去运动爬山，增强气血，那么补得再多，也会挥霍掉，这样身体只会更加虚损。

病人听后笑笑说，大夫，你说的真好，看来我得细水长流了。江老师说，是啊，现在很多人之所以生病，在于欲望太多。工作已经够累了，回家还熬夜、打麻将，工作勾心斗角，思虑过度，你想想有多少精血可以折腾。

这几句话说得大叔点头如捣蒜。随后江老师在以前的葛根汤、活络效灵丹合方基础上，特别加了红参10克，黄芪50克。

大家都不解，以前这汤方吃烂了，都没有效果，难道多加这两味药就好了吗？

江老师说，方子是好方子，葛根汤强心通阳达颈，活络效灵丹疏通血脉，久病夹瘀，令瘀去新生。但是这两个汤方没有黄芪和人参强大气血动力，就像最好的奔驰、宝马，油箱却没有加满油、轮胎没有充满气一样，不能正常地快速奔跑。

果然病人吃了第一剂药就感到颈部松软，浑身是劲，连服7剂药，觉得颈僵、头晕感彻底消失了，肢麻、肩周痹痛也没有了，身体从来没有这么精神过。

病人以为这药只是暂时效果，随后颈椎病又复发，想试试看半个月后还发不发作。最后按照江老师说的，吃完汤药后就用六味地黄丸善后，一个月都没有发作。

学生们不解地问，以前这大叔没少吃药，怎么没有这么好的效果？江老师说，微妙在脉，不可不察。关键在于红参、黄芪这两味药，红参给心脏加油，黄芪给肺脏充气，加油充气了，这瘪下去无神的脉象就有了气，动起来了，就像轮胎没充气车子跑不动一样，一充气，车子马上跑起来。气血循环一贯通，身体自然精神，也会减少病痛。

可大家还不明白江老师为何治疗颈肩腰腿痛常会用到黄芪，而且是重用？江老师笑笑说，这些颈肩腰腿痛的人大都是劳累时加重，黄芪能大补元气，补虚劳，古籍里记载，黄芪治虚劳百病。不是说它能治各种病，而是因为各种疾病，因虚劳而加重者，黄芪用上去，补虚劳损，身体免疫力增强，疾病自愈。

学生们恍然大悟，原来是这样。江老师说，用黄芪治颈椎病、腰椎病，还有个道理。黄芪能给脏腑组织骨节充气，令塌陷下去的组织、瘪了的经络血脉鼓起来，就像很多腰椎间盘突出，或者颈椎骨质增生，都是整个身体疲劳过度，骨节塌陷，好像汽车轮胎瘪了一样，这时你要修理轮胎，就要用千斤顶，从最下面往上顶，把车子顶上去，你才能灵活地换轮胎。而黄芪就相当于千斤顶，把骨节经脉顶上去，这时葛根汤、活络效灵丹才能充分发挥疏通颈部经脉、祛除颈部瘀血的作用。如果没有千斤顶，你怎么换轮胎呢？就像没有黄芪把气往上顶，颈部周围血管压迫，经脉曲张，瘀血堵塞，怎么能够单靠活血化瘀药疏解开来呢？

我听完江老师这番论述，思路大开，原来中医治病的思维居然如此灵活。

江老师说，你如果能够想到这一点，那么不仅是顽固颈椎病、腰椎病，很多奇难怪症治起来，心里将更加有底，更加敢用药，会用药。

142、湿热相交，民病黄疸

每年夏季，雨湿重，热气盛，消化系统疾患就偏多，比如肝炎、肠胃炎。

有个农民，夏天吃狗肉后，食欲不振，浑身乏力，后来皮肤发黄、面黄、目黄、小便黄，医院诊断为黄疸。急急输液治疗，用茵栀黄注射液，连输三天，症状没有缓解，周身乏力，食欲不振，舌苔腻，脉濡缓。

按道理一派清热的药，应该能将黄疸迅速拿下。病人又找乡村郎中。乡村郎中说，黄家所得，从湿得之。用茵陈五苓散，以除湿为主，利尿退黄，黄疸症状稍减，吃了一周的药，没那么深黄了，但是淡黄始终不退，胃口不好，不想吃任何油腻的东西。后来这病人找到江老师。

江老师说，常规的治黄疸思路在你身上都用过了，既清热也利湿，还消炎利胆，为什么效果不理想呢？我们看了病历上记录的方子，发现挺对路的。江老师说，药物久攻不下，辨证又没有太大差错的话，必定是体虚，免疫力不足。

谁知江老师就开了个理中汤。大家都不解，用理中汤治黄疸，哪有古籍记载？黄疸不是肝胆问题吗？不是炎症发热吗？怎么治到脾胃去，而且还用温运之法？

江老师笑笑说，黄元御《四圣心源》里讲，木生于水，而长于土，土气冲和，则肝随脾升，胆随胃降。也就是说，脾胃升降条达，那么肝胆就不会瘀滞，脾胃一塌糊涂，肝胆气机就会紊乱。按正常是要疏利肝胆，清热利湿，这是黄疸急性期的治疗思路，但疾病转为慢性，慢性就要调理脏腑功能，不应该狂轰滥炸，驱逐病邪。遂用理中汤，理脾气。而且病人面色由鲜黄变为暗黄，脉象濡弱，舌苔偏腻，已经是脾虚力弱之象，纳谷便差。

这病人服完5剂药，面黄首先退掉，胃口变佳，精神变好，再吃5剂药，黄疸基本消退，恢复健康。

可见治病有时不能局限于常规治法，不能认为这个病一定要利湿清热，如果正气不足，脾胃功能不运化，越利湿越清热，脾胃越虚，疾病越缠绵。那该怎么办？

还是要回归到脏腑辨证，治病求本。就像江老师时常用阳和汤治疗慢性乳腺炎，用仙方活命饮治疗顽固痤疮一样，这都不是照本宣科，而是灵活辨证。

143、健脾法治硬皮病

硬皮病是疑难杂病，不容易治疗，病者皮肤发硬，关节僵硬，难以屈伸。

这个妇人就是这样，刚开始手肘僵硬，皮肤色黑发硬，后来腰都难以弯下去。在医院确诊硬皮病后，就一直服用激素，但是症状还在加重，后来周身乏力，腰部弯曲不得，转腰辛苦，早上醒来，不在床上活动一段时间，根本不能下地走路。最后连皮肤都很少出汗，如果一个病人连排汗功能都减退的话，那是很危险的，就像房子没有通风窗、炉灶没有烟囱一样。没办法，找中医试试吧！这是很多病人无奈之中的最后一招，往往这最后一招却成为生命的转机！

江老师摸脉后说，从这手感看来，病人皮肉僵硬，是一种土气板结之象。治这种皮肤病不要光看到肺、皮肤，还要看到脾胃、肌肉，板结的土壤不长草，草皮都会被水冲掉，板结的肌肉，皮毛不好。我摸了下脉，发现脉象细弱无力，细乃阴血虚，弱乃阳气不足，推动无力，这是阴阳两虚，所以肌肉毫无生机。

可是以前医生也用过健脾除湿、补肝肾、强筋骨的药啊，怎么这妇人吃了，觉得和没吃一样，好像隔靴搔痒，完全没有效果？

江老师说，这十全大补汤思路没错，用四物汤补血，四君子汤补气，再加黄芪、肉桂鼓动气血生化之源。但看它们的剂量，黄芪、白术只用到15克，如何治疗死肌？当归、芍药只用到10克，如何补血？就像射箭，你瞄准靶心，只拉半弓，没射到靶心，箭就掉下来了，这不可惜了。又像推车上坡，只推到一半，没有坚持推下去，车又从坡上滑下来了。

我听后恍然大悟，说，意思是用药剂量要够，同时用药时间也要够，不能小剂量喝三天五天，觉得没什么效果就换医生，谁也不相信一两滴水能把石头滴穿，即使是瀑布要把巨石冲走，也要时间的积累。

所以治疗疑难杂病，除了认准方向外，还要靠用药时间的累积。如同你认准目的地，朝那方向走没错，能不能到达，就看你的脚力，还有有没有坚持走下去的信心和勇气。

这硬皮病真不容易治，病人面色晦暗，皮肤灰黑没弹性，明显是脾虚血瘀，所以江老师说，就用常规的十全大补汤，重用黄芪100克，白术60克，还用姜、枣调和营卫，重用大枣十二枚。

一般医者开大枣都是五枚，为何江老师开十二枚？江老师说，看起来平淡无奇的姜、枣，在调运中州、化生气血方面有难以言喻之妙，姜升枣降，姜散枣收。大枣乃足太阴脾经血分之药，众多果实一经风干后，都会少津液、干瘪，唯独大枣放置多年不枯，以手揉之捏之，皆软而不硬，故可以令硬化的肌肉脉管回归松软状态。况《难经》曰，损其脾者，饮食不为肌肤。当脾胃受伤，肌肉、皮肤功能就会减退，大枣补脾，乃脾之果，增强脾之动力，则肌肉、皮肤功能容易恢复。病人平时还大便干结难下，重用白术，既可疗死肌，也可通大便。

这样黄芪四君子汤，加上四物汤，既能补气健脾，疏通板结之土，又可活血化瘀，把气血送到肌肉表皮去。为了加强输送气血到肌肉表皮的能力，江老师特别加了蝉蜕、蛇蜕两味药，这两味药善于走表，是皮肤病常用的两味引药。

病人先服7剂，觉得精神明显比以前好，早晨睡醒后腰部也不僵硬了。她尝到甜头，又继续吃了7剂，皮肤居然开始变软，颜色由灰黑转为淡白，大便通畅。

江老师说，效不更方，继续守方，吃10剂。这样吃了将近一个月的药，病人皮肤变得稍有弹性，能够出汗了，而且弯腰屈肘功能基本恢复，激素的量减少了一半，身体觉得更舒服了。

《内经》讲，阳气充足，则骨正筋柔，皮肤松软，阳气缺少则筋缩骨脆，皮肉僵硬。病人皮肤由僵硬转为柔软，说明她身体阳气在增多。

连续治疗了三个月，病人恢复正常。像这种疑难杂病，能通过几个月的中药调理治好，一是病人坚持服药，二是医生认准方向。

江老师说，医生治病就像船长指挥一条大船，往目标方向开，船长作为总指挥，必须判断精准，意志坚定，而病人就像水手，努力划船，坚决听从船长的指挥。或饮食有节，或起居有常，或不妄作劳，配合坚持吃药，能坚持到最后，就是胜利者。如果你划两下就不干了，船长也拿你没办法，医生也不能真正帮到你。

144、胆汁反流性胃炎

有个出租车司机，忙得不能按时吃饭，经常腰酸，胃胀，最近老是胃痛泛酸，不想吃东西，稍微吃得肥腻一点还吐出来。他赶紧到医院检查，胃镜显示是胆汁反流性胃炎。于是医生就给他开了大量胃药、利胆片，还有中和胃酸的药。不吃药还好，一吃药更加疲劳，开车没精神，有好几次差点出意外。但是不吃药又不行，泛酸胃胀得根本没法开车，头也晕，这该怎么办？于是他就来找中医。

中医说，这是胆胃不降，给他开了温胆汤，配合平胃散。按道理这汤方降胆胃应该效果不错，可他吃了只是稍微好点，吃了十余剂，还是反复发作，反酸，稍微吃多点就吐出来。以前喝水没事，现在稍微喝水多点都吐出来。他就纳闷了，难道我身体弱到这种程度了吗？

他找到江老师。江老师说，指月，你看这汤方怎么样？我看后说，不错，平胃散配合温胆汤降胆胃，按道理治胆汁反流性胃炎应该是特效。

江老师笑笑说，这还是治标之方，还没治到本。我不解地问，像胆汁反流性胃炎，消炎、中和胃酸是治标，降胆胃是看到脏腑升降，已经在治本了。

江老师说，为什么会反酸、胃胀？因为胆胃不降。没错，可为什么会胆胃不降呢？医生需要层层递进，继续挖掘，不然你是没法挖到真正病根的。

为什么胆胃不降？我也没有想过。江老师说，是因为中土脾虚，土虚食物运化无力，胀在那里，喝点水都会吐出来。黄元御在《长沙药解》中讲到，甲木之升（胆汁反流上逆）源于胃气之逆，胃气之逆源于中气之虚。也就是说，中土脾虚不升，所以胃逆不降，胃逆不降，所以胆汁反流。

我听后豁然开朗，原来原因里头还有原因，病根里面还有病根。医生看病就像棋手下棋一样，你看到两步只知吃眼前子，你看到三步、四步、五步外，就知道谋这个大势。吃眼前子就像见招拆招。看到胃酸就用中和胃酸药，看到胃痛就用止痛药，看到胃气上逆就用降逆药，而看到正规大势，就像看到胃酸上泛，摸他脉象虚软，就知道上逆只是标，中土之虚才是本。

所以医生是不是高手，就在比拼他的眼力能不能透过现象看本质，用药能不能治根。故曰，医者弈也，善弈者谋势，不善弈者谋子。

善医病者治本，不善医病者治标。小毛小病，治标能拿得下，可是疑难杂症，顽固疾患，不治本，就难以把疾病老巢端了。

于是江老师就开了一个半夏泻心汤，加一味蒲公英。原来这是一个标本兼治之方，蒲公英乃慢性胃炎、胆汁反流性胃炎治标之特效药，能降其上逆之酸水。黄连、黄芩、半夏能令胆胃之气下降，人参、大枣、甘草、干姜能补脾土之虚，以治其本，令得脾虚得补，能够健运升清。这样中焦升降失常紊乱的秩序恢复常规，泛酸自愈，胃胀自消，胃痛也没了。

这司机胆汁反流性胃炎吃了一个多月的药没治好，吃了江老师的3剂药就好了。江老师说，好了难保将来不复发。这司机听后说，这怎么办呢？有没有办法根治？

江老师笑笑说,感冒有没有根治的啊?吃1剂药好了,能否保证终生不感冒?

这司机说,这倒不会。江老师又说,关键看你如何保养,保养才是根治之道。你们开车的都知道,同样的新车,在会开的人手中开十年八年都还能开,在不会开的人手中,开不到三四年就不行了。

这司机听后,点点头说,医生,你说的对。我的车子是二手车,但比我朋友的新车还好,他的新车都跑不过我的。江老师笑笑说,身体强壮的人未必长寿,身体平时多病的人未必短命,关键看你如何呵护。就像你的胆汁反流性胃炎,为什么反流?因为脾虚。为什么脾虚?这点很关键。

这司机马上竖起耳朵听。江老师说,第一,你一整天看似身体坐在车上动,其实跟没动一样。脾主四肢肌肉,反过来四肢肌肉也可以影响脾的正常功能,经常不运动的人,脾的功能没几个正常的。司机听后点点头,看来以后得腾出半小时来散散步,活动活动筋骨,别那么卖命。

江老师说,第二,你在车里窝着,一坐一个上午,久坐伤肉伤脾,身体保持一个动作不动,久了脾胃蠕动功能也会减退,脾胃功能一退化,不能运化,不要说是油腻之物消化不了,就算水也消化不了,人吃了尽长胖,泛酸,口苦口干。

这司机听后点点头说,你说的对,我这几年确实胖得厉害。江老师说,所以,你一有时间就要多站少坐,磨刀不误砍柴工,适当休息,才能更好地工作。一个不懂得休息的人,是不可能把工作做好的。这司机又点点头。

江老师说,还有一点,就是脾虚的人戒多言,言多伤中气,喜欢滔滔不绝说话的人,很伤脾胃。这司机笑笑说,大夫,你说的正是我啊,我就喜欢跟乘客谈天说地,看来以后要收敛收敛了。这司机回去后,果然很少再犯胃病,因为他把江老师说的话听进去了,并且去做了。

一个医生,既是用药治病的医生,更是在工作生活起居上能够指导病人的老师。

145、胃痛治肝与木克土

有句话叫十人九胃,十个人中九个人都得过胃病,都吃坏过胃,因为口腹之欲是无止境的,而脾胃受纳食物是有限量的,以无止境的口腹之欲,往胃里填塞食物,胃哪有可能不病的。

江老师说,吃伤脾胃容易治,气伤脾胃就难治了。怎么气伤脾胃呢?

有个老阿婆跟儿媳妇吵架,老阿婆想吃得咸一点,油腻一点,儿媳妇却做得很清淡，老阿婆以为儿媳妇是故意的，不想让她吃饭。结果，大家吵了几句嘴，然后又吃饭。当天晚上，老阿婆就胃痛，彻夜难眠。儿子赶快把老人送到医院，拍片做检查，抽血，折腾了两三天，又打吊瓶，又是止痛药，胃没那么痛了，钱却花了好几千。老阿婆心痛得很，可胃痛并没有根治，时不时还会痛，一痛起来，饭吃不下，觉睡不好，这样老阿婆就更气了。

慢性病找中医，这是很多农村老百姓都知道的。于是孝顺的儿子又带母亲去县城里找名中医，找脾胃科专家。这些专家很厉害，如果是单纯的脾胃病，在他们手中，几剂药就调好了，但是脾胃以外引起的疾病，很多时候却不容易治好。

这些专家们，又是平胃散，又是二陈汤，还吃了半夏泻心汤，都是治脾胃病的良方，有些专家还认为，这种隐痛属于脾虚，参苓白术散、资生丸之类的都上去了。可老阿婆的胃每天晚上一两点都会痛，一痛起来就没法睡觉，眼胀，腋下满闷，甚至咳嗽，喝口水都咳出来。大半年不知换了多少医生，都没有将她的胃病治好。但是病人的意志是坚定的，一定要继续找医生，结果找到了江老师。

江老师经常跟病人说，人长两个眼睛，一个眼睛是要往外面找问题，另一个眼睛要懂得内观，从自身找问题，如果疾病从内外两方面来寻找原因去治疗，就快多了。老阿婆听后似懂非懂，点点头。

江老师说，你是不是平时老觉得口苦，咽喉容易干燥，眼睛容易胀呢？

老阿婆点点头。江老师又说，你是不是胸胁周围胀满，吃不下饭，容易头晕，而且稍微发脾气，这胃痛就加重啊？

老阿婆又惊讶地点点头，说，我找对大夫了。以前大夫都问我怎么回事，现在这大夫没问我，就知道我怎么回事。你能看懂我的病，就一定能治好我的病。

江老师说，你老妈的胃病是气出来的，吃了压气饭，不全是脾胃的问题，跟肝有关。她儿子说，气出来的？我怎么不知道，有什么事情惹您老生气呢？

这时老阿婆才一五一十把吵架的事说了出来。江老师笑笑说，我还以为是什么大不了的事呢，就这鸡毛蒜皮的小事。你儿媳妇为了你身体好，才让你吃清淡的，吃得又咸又油腻，容易高血压、高血脂，寿命就短了，吃得清淡，寿命才长，是你老人家把你儿媳妇的好意曲解了。老阿婆听医生也这样说，才疏解了一口气。

江老师说，像很多疑难怪病，如果有心结在里面，你不帮病人排解郁闷，解开心结，这病就很难治。所以西方需要心理医生，而在中国，真正的中医必须充当心理医生的角色。很多疾病，能够从情志上面认识，在治疗上便会更上一层楼。

为什么生气吃压气饭，会导致脾胃病呢？《内经》里讲到，木郁之发，民病胃脘，当心而痛，上至两胁，咽膈不通，食饮不下。也就是说，当一个人生气郁闷，脾胃升降失常，局部气血郁滞就会痛，两边胸肋胀满，气得脸红脖子粗，眼睛会胀痛，一派气机上逆，容易打嗝，得咽炎、反流性食管炎，吃饭不香，严重时喝水还会吐。生过气的人自己最有体会了。这顿饭没法吃了，勉强吃，便会伤身子，所以生气吃饭，对健康的损害是很大的。

这时江老师笑了笑，叫我开小柴胡汤加颠倒木金散。小柴胡汤善于调解肝胆脾胃，又能解开情志之郁。配合颠倒木金散，这个汤方不简单，由木香和郁金两味药组成，出自《医宗金鉴》。古书里记载，胸痛气血热饮痰，颠倒木金血气安。也就是说，一个人胸胃因为气滞血瘀导致疼痛，气滞痛重者重用木香，血瘀痛重者重用郁金。两味药行气活血，郁金把左关部郁滞解开，木香把右关部郁滞解开。这样肝升胃降，脾升胆降，气通血活，疼痛自消。由于老人双关脉板结如豆，所以重用木香、郁金，以达木郁，松土结。说白了，就是理顺情志，健运脾胃。

1剂药下去，老阿婆连连放屁，胸中沉郁之气消失得无影无踪，好像吃了这药，一下子像把闷胀的气球捅破了一样。这就是疏肝行气药的威力。3剂药吃完，老阿婆又哈哈大笑，吃嘛嘛香了，也不再跟儿媳妇在饮食上计较了。

江老师说，碰到顽固胃病，一定要看病人肝脉如何，情志如何。如果左关脉弦硬，情志不稳定，容易发脾气，这时只治脾胃是治不好的，必须帮病人疏理肝郁，疾病方能得愈。

146、金水六君煎治老慢支痰喘

老年人痰多，为什么有清不完的痰呢？因为痰只是气血的半成品，水谷精微不能经过脾胃这条生产线变化为气血时，就容易变为痰饮。痰饮跑到心就心悸、胸闷，流到肺就咳喘，冲到头顶就眩晕。所以治疗各种老年病，不得不学会治痰，怪病多由痰作祟，就是这个道理。特别是我们这个时代，饮食非常丰富，老人稍微不注意节制，就容易饱食、过食，导致中焦气机堵塞，痰饮上泛。痰饮一上泛，就危险了，痰饮和瘀血容易狼狈为奸，阻心则心梗，阻脑则容易中风。很多老人被一口痰气堵住，上下不得，就过去了。所以老中医都知道痰生百病食生灾的道理，越是身体亏虚，越是要重视饮食、脾胃，稍微调不好，老毛病就容易发作。

就像这个老人，八十大寿，全家喜气洋洋，老人很高兴，喝了点酒，又吃了很多肉。当天晚上，天气变冷，他就觉得坐卧不得，反复咳嗽，大量吐痰，胸闷心慌气短。儿女们赶紧将老人送到医院，拍片一看，说是慢性支气管炎急性发作。于是赶紧用大剂量青霉素静脉滴注，加上消炎化痰，治了近一周，还是咳痰多，不敢平卧，稍微翻下身，就气喘胸闷，连连咳嗽，上气不接下气。

儿女们一商量，决定用些中药。江老师看了病人后说，像这种咳吐痰浊，不是很黄臭的，又是年老体衰，用消炎药、抗生素，前几天效果不错，但用久了，打压正气太厉害，疾病就会变得更缠绵。于是根据病人脉滑，尺部脉象不足，虚实夹杂，江老师用补虚泻实法，标本兼顾，叫我开了一个金水六君煎。

金水六君煎是《景岳全书》里的方子，说白了就是二陈汤加熟地黄、当归。

我一看就愣了，病人这么多痰饮，江老师还用 30 克熟地黄，这样不会腻膈胸闷吗？不是说滋阴药容易生痰生湿吗？而且当归也偏润多脂，难道不会加重滋腻？

江老师说，这汤方妙就妙在熟地黄、当归两味药。用二陈汤化痰，世人皆知，能够燥湿健脾，杜绝痰生之源。而用熟地黄、当归治老慢支痰喘，世人就很少知道。我说，用熟地黄、当归治痰喘，真的很少听说啊。

江老师说，熟地黄、当归治痰喘是扶正祛邪。熟地黄、当归温润，大补气血，老人气血亏虚，体虚则脏腑乏力，脏腑乏力则无法将水谷精微变为气血。你想一下，连水谷精微都变生不了气血，变成了痰饮，何况是二陈汤这些药物进到身体，脾胃如何运化它们去化痰呢？所以用祛痰之药是治标，用扶正之品方是治本。

我听后懂了些，江老师怕我理解不透，又说，指月，如果工厂生产出次品，你是去修次品，还是去修生产线上的机器？

我想都没想，就说，当然修机器，修好了机器，将来才不会再出次品。

江老师笑笑说，痰喘时，你是去治痰平喘，还是去修复脏腑功能呢？我恍然大悟，说，金水六君煎用二陈汤是治痰，而加熟地黄、当归却是在修复脏腑，给脏腑上点油，加足马力，脏腑精油充足，那么这些痰浊锈垢就会被彻底清理走。

这就像一个机器很久不用了，生了很多锈，转动不灵活，这时你想要机器恢复正常，就要除锈垢，而除锈垢最重要的一个环节是要给机器上油，油足锈垢就容易脱落。所以体内的痰饮就像机器的锈垢，熟地黄补充精油，补充脏腑精油，就像机器的润滑油，润滑油虽然少，但是它在恢复脏腑正常运转上发挥的关键功用却是巨大的。就像人们常说，没油下不了锅，同样大肠没油排不了大便，会干结，而肺部精油不够，连痰都咳不干净。为何痰咳不干净时要用瓜蒌仁，大便干结时要用火麻仁？因为凡仁皆润，滋润能够增补脏腑精油，加强脏腑排浊。

江老师重用熟地黄、当归，除了补精油外，还看到了脏腑排浊需要滋润，增水才能行舟。病人大便干结，痰喘不下，这金水六君煎上去，大便遂畅，痰喘遂安。

效不更方，连服 7 剂，老人胸中渐开，头脑清爽，终于得以出院，从此他再也不敢暴饮暴食了。

对于老人，越是过节，越要小心。逢年过节，饮食丰富，稍不注意，就吃得堵住了，肠胃经脉一堵塞，百病丛生。本来是喜气洋洋的节日，因为不注意饮食，将身体吃垮了，反而搞得病恹恹的，送到医院，身体受罪，还损失了钱财。

老人养生，宁愿少吃，饿着点，也不要贪吃，吃得撑胀，很多哮喘、老慢支的病人，多是不注重饮食而诱发的。江老师常跟他们说：

素食就是平喘药，少吃胜服祛痰方。

若要身体常平安，请君淡食胜灵丹。

147、癌症病人要自救

江老师是医中高手，但江老师说，医治不死病，对癌症绝症，不管是中医还是西医，都力有所不逮，要带病延年，或者康复，就必须要配合病人的自救。

江老师骑车带我到县城公园，在一片树林里，有七八个人正在锻炼身体，脸上洋溢着灿烂的笑容。他们看到江老师，纷纷过来打招呼。

江老师对我说，指月，你看看他们身体棒不棒？我看他们步履矫健，精神矍铄，而且给人一种阳光自信的感觉，便说，身体硬朗，有精神头儿，很不错！

江老师和他们都哈哈笑了起来，接下来江老师的话让我震惊不已。

江老师说，站在你面前的这些人，曾经都是癌症病人，是世人眼中时日无多、病入膏肓的绝症病人，可以说是没得救的人了。

我不解地说，但他们现在都活得好好的，而且看上去还活得比常人更精彩，难道他们修炼了什么厉害的养生功法？江老师摇摇头说，大道至简，往往越简单普通的方法越有用，你先听听他们的故事吧！

这时一个剃了光头、穿着背心的壮汉说，我曾经是银行经理，收入虽然不错，但压力也挺大的。有一次我突然晕倒，到医院后，查出肺癌晚期，那时好像天塌下来一样，一片黑暗。幸好遇到了江医生，他用药帮我控制病情，然后跟我说，癌症不可怕，可怕的是不战而败，你如果不自救，我是救不了你的。我问怎么自救？

江医生说，万病不离其宗，你以前不关心自己的身体，身体损坏了都不知道，现在你要多关心自己，多锻炼身体，你喜欢什么运动？我说，我喜欢健身。

江医生就说，病交给我，身体交给你，你就一心养病健身去吧！

于是我就开始健身，从简单的俯卧撑、深蹲、仰卧起坐开始，刚开始没什么力气，做几下就气喘吁吁，累得不行了，根本不想病的事情，就是很喜欢这种锻炼的感觉，身体酸软，呼吸深沉，睡眠也很好，吃饭也香，后来越来越有力气，身体越来越好，根本就不去担心什么肺癌。

江医生说，人有力气，能吃，能睡，能拉，能笑，有病也不用怕，只管把身体锻炼好就行了。我于是开始系统学习健身知识，成为一个健身达人。到现在七八年了，我活得越来越好。

光头壮汉把上衣一脱，露出精壮的肌肉，摆了几个健身的动作，让人羡慕不已。

我问他，请问您是如何数年如一日坚持健身锻炼的？他说，对于癌症病人的我来说，刚开始这健身锻炼就是我的救命稻草，后来就是越来越喜欢，成为我生命中的一部分，只要一锻炼起来，什么烦恼，什么病痛，什么压力，统统都丢掉了，开心得不得了！哈哈！

这时一个大妈走过来说，小伙子，你看我现在能歌善舞，爱说爱笑，但以前可不是这样的，就是一个闷葫芦，爱生闷气，最后憋出乳腺癌，做了放化疗，最后找到江医生。江医生说，你这是癌症性格，不改的话，最后还得死。我说，怎么改？

江医生说，自己是最好的医生，你要自救自度，自开自解。便问我喜欢什么运动？我说，小时候特喜欢唱歌跳舞，但参加工作后一直没有去做。

江医生说，那你就去唱歌跳舞吧，放飞自我，在死亡面前，面子算个啥！于是我就先在家里唱歌跳舞，一开始还有点放不开，后来越跳越舒坦，越跳越开心，最后在外面也敢唱歌跳舞了，好像找回了曾经那个爱说爱笑的我。自那以后，我的身体越来越好，最后医院检查说我没事了，开心得不得了，真是多亏了江医生。

江老师说，是多亏了你自己。所谓迷时师度，觉了自度。你只要不再压抑自己，释放出那个活泼可爱、敢爱敢恨的自己就可以了！

大家好，我是一名教师！这时一个举止庄重、戴着眼镜的老者说道，他一边说一边做了一个标准的瑜伽动作，我一看就知道他是一个瑜伽爱好者。

他说，当我得知自己得了肝癌后，便放弃了治疗。江医生得知我的情况后，就跟我说，肝癌也有治好的，但是自我放弃的人没得治。

我说，连医生都治不好，我能怎么办？江医生说，医生只负责病，但身体是你的，心是你的，你放弃了，就等于把身心的主动权交给了癌症，这不是一个人民老教师的觉悟啊！

我平时疾恶如仇，眼里揉不得沙子，于是便不服气地说，谁说我觉悟低了，我就要跟它斗一斗。江医生说，好，那我建议你去练一下瑜伽，通过拉筋对治疗有好处。于是我便买书买碟自学，从最基础的拜日二十式开始，一个动作一个动作地练，就像当年读书一样，全身心投入进去，什么都不管，就管好自己的身心，不管生死，只管拉筋。有句话叫生死看淡，不服就干！很贴合当时的我。这几年下来，我全身的筋骨都拉开了，能够做很多高难度的动作。人没有死掉，还学了一身本领！

我说，这叫置之死地而后生，您一生严谨治学，自律自制，当你把花在外面的精力投入到内在身心上时，身体自然像枯木逢春一样，又活过来了。

哈哈，大家都开心地笑着。这是一场关于生命抗争的盛宴，我很庆幸能够亲自见证到这些奇迹，也很感恩江老师的安排。

接着，一位穿太极服的中年人说，说实在，今天我还能站在这里，要感谢江医生的大恩大德。我是一名胃癌病人，以前经营公司，常闹胃痛，三餐不规律，又性子急躁，得胃癌后心灰意冷，就从公司退了下来，其实也是在等死。后来经人介绍，见到了江医生。江医生一见到我，也不说话，就一直定定地看着我，我也看着他，互相对看了半个小时，最后江医生才说，你只要保持定住半小时，身体就会好转。

我问，怎么定？江医生说，站桩。你只要能坚持站半个小时，你的病我帮你控制；你要能坚持一个小时，你就能够扭转战局；要是站两个小时，那最终的胜利一定是属于你的！

说来也很奇怪，自从我练习站桩后，我好像变了个人一样，感觉生活慢了下来，以前很容易影响我的事情也影响不到我了，胃口越来越好，身体变得越来越有力气，现在的我可以一次站桩两个小时，一般的人都推不动我……

我听完大家的故事，感触很深，癌症真的不可怕，因为它已经发生了，这是一种事实，我们只需要淡然面对就可以了，然后全身心地投入到自己喜欢的运动、爱好中去，治养结合，这样不管是生是死，我们都能够用最好的活法来度过余生，这就是江老师的自救自度思想。

江老师说，对于癌症病人来说，自暴自弃，悲观绝望，这是最傻的生命态度，聪明人懂得好好活着，活一天赚一天，而不是在绝望中等待死亡的降临。

只要选择一样自己喜欢的运动，终身坚持行之，譬如太极、站桩、歌舞、瑜伽、健身、导引术、拍打、按摩、爬行功、跑步、爬山，等等。只要坚持锻炼，把身心融入进去，就能够激活体内的生命能量，正气存内，邪不可干，只要人处在这种身心和谐统一、气血周流的状态中，就能内壮精气神，带病延年，就算是彻底治愈也不是不可能的！

148、中医科普——实用性

欲治病人，当先普及中医。当民众中医觉悟高了，疾病就会少。这是我学医以来最大的体会之一。很多疾病之所以变化难治，不是因为外邪厉害，也不是因为内伤重，而是民众的中医知识普遍匮乏。

生病在一定程度上可以说是起于无知，而健康则源于觉悟。所以中医的科普迫在眉睫，势在必行，中医科普是最早、最有效地攻克疾病的一把金钥匙。

当对疾病迷茫时，可能一头雾水，不知道怎么办；当能够用中医思维分析疾病，思考人体时，就能掀开疾病神秘的面纱，觉得养生不过如此，健康唾手可得。

所以在短短的跟师半年期间，我再次感受到中医的普及和中医的临床一样重要，普及得好，民众中医素养高，中医治病的阻力就会大大减少。因为很多养生保健，病人都会慢慢懂得，疾病之所以难治，是因为人们普遍不懂得如何回归自然，如何用自然的方式来生活工作，跟身体长期和谐共处。

所以当我提出我要写讲如何中医科普的毕业论文时，江老师非常支持。他说，你现在就有这个觉悟，将来要为中医顶起半边天啊！

我说，这些都是老师们教的，看病多了，发现病人确实中医知识奇缺，中医的普及是我们每个中医人，甚至中国人的责任。中医兴衰，国人有责！

江老师就给我提了三条意见，也就是说，中医的科普要注意三点。

第一点就是实用性。中医源于生活，指导生活，你写中医科普，必须要密切结合大众养生保健、治病防病的实际，满足大众身心健康的需求，并且要与日常生活紧密联系，提出的中医常识要强调实用，能解决实际问题。

说白了就是大众碰到健康红灯、疾病困惑时，你能够帮他们指出一条路，而且这条路要切实可行。他们身心真正需要什么，我们就提供什么，讲什么。这样只言片语都不会浪费，一句一段都意有所指。比如现在很流行经络穴位养生、推拿按摩保健，因为这些东西一学就会，一用就灵。

上次有个失眠的病人，经常晚上两三点还睡不着觉，心烦气躁。他说，我焦虑得快要崩溃了，不吃安眠药没法睡觉，吃了胃就痛，浑身不舒服，记忆力减退。

当他找到江老师时，江老师就说，你的气血是往心脑上面冲，你长期过用心脑，现在要想办法把气血往下引。气血一下来，心脑不兴奋，就会打哈欠、想睡觉。

病人不解地问，怎么把气血往下引？江老师说，很简单啊，你可以用吴茱萸打粉贴脚心，也可以买个按摩棒，晚上睡觉前半小时反复点按左右两边脚底板，刺激脚底穴位，气血就引下来了。

结果这病人还没把两边脚底板按完，就打哈欠，昏昏欲睡了，一睡就到天亮。从此他就掌握了治疗失眠的小招法，对失眠不再恐惧了，稍微睡觉不好，晚上就少动脑、用眼，不看电视，少看书，拿出按摩棒，往脚底一戳，单调持续的运动，很容易让他困倦，进入深睡眠。

还有一个电工，冬天在室外拉电线，被冻得手脚发僵，关节痹痛，肩肘部转动不灵，背部也痛。对于这些一线工人来说，根本没有太多的时间来看病调养。

江老师教他一个小招法，用生姜捣烂成泥，加些黄酒，炖热后敷在痹痛的关节上，凉了再把热水袋放在上面保温，敷哪里哪里的痹痛就消除，很快就好了。

这些简单易行、行之有效的中医养生治病小招法，既实用，又花钱少，非常受老百姓的喜爱和欢迎。所以中医普及要牢牢抓住"简验便廉"这四个字，说白了就是实用，花钱少。

就像有些小儿疝气，一两岁以内的，只要是虚寒、先天元阳不足，江老师一概用小茴香、肉桂、川椒这几味厨房常备之品打粉，喷上酒，炒热后装在袋子里，等孩子睡着后，敷在孩子肚脐上，冷了就用热水袋温温，每次敷半个小时左右。结果很多孩子当天晚上敷了，第二天疝气就没有发作。然后再巩固敷个十天半个月，保证将来不再复发。

有些小孩吃伤脾胃后，很容易感冒，既有食积，又有感冒怎么办？江老师说，如果内有食积，外有感冒，在厨房里就可以搞定。搞点姜、枣、陈皮、山楂、苏叶这些实用调料品，熬汤，口感不错。小孩喝了马上胃口就开，汗出表解，身心舒畅。只要注意饮食清淡，身体就不会再反复感冒。

所以中医是非常实用的，业余学，身家用，闲时学，忙时用。很多东西到你真正急用时，再去学，都太仓促、太晚了。古人讲书到用时方恨少，而有关智慧养生健康的书籍更是如此。

中医的普及传播，第一要让民众直接受益，所以实用性排第一。

149．中医科普——通俗性

马有度先生认为中医科普创作有两个忌讳，一忌教材翻版，二忌论文搬家。

也就是说，雅俗共赏很重要。如果搞得很玄妙，大家看不懂，看了就犯困，这样的作品，科普作用就大打折扣。

所谓通俗性就是要把深奥的中医理论知识，浅显易懂地表达出来，这叫深入浅出。深入才能挖到精髓，浅出才能让外行人看明白，让普通大众受益。这就好比打水一样，要有个直通地下水的水井，要有水源，还要通过水泵把水打出来，这样大家才能喝到水。中医的很多精髓就像埋藏的地下水，把水打到地面来的工作，就叫作浅出，叫作普及，而专业医生，深入经典，勤求古训，就是打井。

很多古代医生都对医理做了各种通俗性的阐述。比方说，老人大便干结，不滋润，肠道津液缺少，排大便就像没上油的机器一样，涩涩的，非常艰难，上了油，机器转动灵活，所以给肠道增加津液，去润肠，大便就很滑利。中医就用一些仁类的药物来给肠道加油，古代叫凡仁皆润，比如火麻仁、郁李仁、松子仁、柏子仁。古人怕大家难以理解，就用通俗的说法，叫增液行舟。增加了肠道里的润滑液，大便就通畅了，就像往河里增加水，船只就不会搁浅在沙滩上。

大家就可以理解，为何各种滋阴药可以治疗肠燥便秘。当然，也不是所有的便秘用滋阴药都可以，有一种是阳虚肠蠕动减退的便秘，像老人走路疲倦，反应变迟钝，脉搏变弱，这时增液没用，应该温阳。就像船只在河里，虽然河水足了，想要船开动，还需一股风力，或者船本身的动力，这些风力、动力就需要一股阳动的中药来制造，比如附子、巴戟天、肉苁蓉。

上次有个老人大便秘结，尿频，吃润肠药、泻下药都没效果。江老师叫他吃含有附子的肾气丸，结果晚上尿频减少，大便正常通畅。

他疑惑地说，这中药说明书里没有写桂附地黄丸可以治便秘啊？江老师把阳虚大便推不动的理论跟老人一说，他就明白了。

所以中医的教育不仅是面对专科医生，更是面对普通大众，教育的方法应该是灵活的，没必要用过多的科学术语来说教。要多引用普通老百姓日常生活中能理解的知识来说明中医道理，使高深的医理回归到日用生活中去。

有个人脚底反复长湿疹，脚臭，不知道用了多少治皮肤病的药，就是老好不了。

江老师一看，就知道那些治皮肤病的药大都是解毒除湿、清热泻火止痒的，都是一派消炎杀菌之品，根本没有去扶阳气。江老师完全避开湿疹的常规治疗思路，叫这人用黄芪配合土茯苓煲汤代茶饮，同时叫这人到晒热的沙滩上赤脚走路。

不到半个月，他多年的湿疹、脚臭彻底好了，从此他喜欢上赤脚走路，越走越健康。他不知道这是什么道理。

江老师笑着说，你看墙角低处为啥长苔藓？这人说，因为有湿啊。

江老师说，为何有湿？这人接着回答，因为阳光照不到啊。

江老师说，就是这样。你的脚经常包在鞋里，坐在车里，很少解放开，在阳光下舒坦地接触地气。你再看苔藓为什么不长在墙壁上面，而长在墙脚下？因为墙壁上面阳气足，气往上升，墙脚下面湿气往下注，所以墙脚周围都是先黑的。

这时通过用黄芪补气阳，让阳气升上来，土茯苓把局部水湿利出去，湿疹就消失了。阳光照在阴暗处，就不长苔藓。

这病人听后点点头说，有道理，看来我以前一直走清热解毒这条路走错了。

当病人能够轻松地体悟中医时，中医就真正普及开了。要做到这点，必须要尽量将高深的医理通俗化，要善于用群众日用生活中的事理来体证中医抽象的医理。

150. 中医科普——趣味性

同样的大白菜，在普通人手中炒出来跟大厨手中炒出来，味道就是不一样，同样的菜，做得好，大家会吃得津津有味，做得不好，就会味同嚼蜡。

中医的普及，说白了就是把中医知识通过加工，变得有趣，能引起人们的兴趣，这样学习起来阻力会降到最低。所以中医普及的趣味性不可缺少。如果中医的知识是柴米油盐，那么趣味性就是姜醋茶。

除了用通俗的比喻外，还可以用各种成语典故、寓言故事来说明医理，可以写相关的中医小说，可以拍相关的中医动画片，可以通过中医电影的形式，将医案医理深入浅出地表述出来。这样中医的传播，就像有了一双翅膀，会飞得更高更远。

现在大众都喜欢看视频，喜欢听故事，趣味性不强的，大家一读就犯困，有趣的越读越有意思，有意思就能够学下去。所以人们常说，兴趣是最好的老师。

如果你读中医普及的书籍，这些书籍趣味十足，就像看小说一样，或者像玩游戏一样，那么你就能学进去，中医健康的知识也能很快得到普及。

有个医生，阴虚火旺，舌红少苔，烦躁难安，他吃了六味地黄丸，没什么效果。他不解地问，为什么滋阴药治不好阴虚火旺？

江老师问他是不是容易发脾气，做噩梦？他点点头。

江老师又问，是不是平时老觉得容易饿，消化快，但吃得不少却不长肉？

他又点点头。江老师笑笑，给他开了一贯煎，也是滋阴清热的药。想不到吃了就好了，他更是不解。

江老师说，这是中医的救火原理。大家都听不懂什么是救火原理。

江老师笑笑说，六味地黄丸主要是滋肾阴的，一贯煎是滋肝胃之阴的。同样是阴虚火旺，你没辨明哪个脏腑去论治，就难以起效果。就像甲家失火，你却把水泼到乙家，把消防队带到乙家去救火，那么甲家的失火能够得到解救吗？病人消谷善饥乃胃火旺，多梦、易发脾气乃肝火旺，他失火的地方在肝胃，所以用一贯煎。

这样一讲，大家恍然大悟，原来中医可以这么有趣地去理解和学习。

有个打工仔经常失眠，吃了很多安眠药都没用，焦虑，都快狂躁了，走起路来像踩棉花一样。他找到江老师说，大夫，你给我开点补药吧。

江老师笑笑说，中医有个救穷人理论。假如你有一个哥们很穷，家里没钱，却还经常借钱买好车，穿名牌衣服，而且还上餐馆吃饭。这样的哥们向你伸手借钱，你借给他吗？这打工仔笑笑说，我当然不借给他了。他本来就穷，又大手大脚，借他也没用啊。借给他再多的钱，他不知道节俭，最后还是一个穷光蛋。

江老师笑笑说，就像医生给你开了补药，补你的精气神，你却仍然熬夜、看电视、玩手机，殚精竭虑，甚至纵欲手淫，把身体精气神都掏空了，这样当然心神不安，睡不好觉了。给你多少补药，还会消耗一空，体内根本存不住，又有什么用呢？

这打工仔是个聪明人，笑笑说，医生，你的意思是叫我少动脑，少用眼，节省精气神，就像节省钱财一样。江老师接着说，同时还要注意早睡和运动锻炼，运动养阳，早睡养阴，白天运动锻炼，晚上就会睡得好，这样就等于为你的身体充电，等你精气神充足，睡眠自然越来越好，身体越来越强壮。你身体精气神不充足，还在亏耗，就像你欠了一屁股债，都没米下锅了，你还能睡得着觉吗？

江老师给他开了生脉饮养心安神，既治好了他的睡眠，也治好了他的疲劳综合征。因为他懂得身体病了靠药物，也要靠自己去保养，就像攒钱一样，就两个秘诀，一靠开源，一靠节流。对于身体而言，精气神就是三宝，是大财富，而白天运动锻炼就是在开源，晚上少熬夜早睡，就是在充电，在节流。

后　记

中医的实习结束了吗？没有，才刚刚开始。

跟名师临证学习，只是点燃一把火，自己真正去临床实践中医，是后续的添柴。一把火烧不开水，持续地添柴，让火力持续不断，就能将饭煮熟。

跟师实习，看似一年临床，实际上是每个中医者一辈子的事，都是在实践中医理论，学习圣贤经典教诲。

中医知识必须反复理解参透，才能开锅给人品尝。如果只是学习外在知识，很难真正成就中医，必须自己亲自去体证，最后才能学到真正的中医。

如果中医研究生只研究，不亲自到临床上实践中医，这将失去中医的自信，也难以得到中医的真正硕果。这就像一个拿着苹果的人，用一切研究方式、美丽的语言去表述苹果，但他却没有真正尝过苹果的味道。

中医学习非常好，但是千万别让它只变成学习，而没有体证。既要观察苹果，听别人描述苹果味道，同时更要自己亲自去品尝。你想得到精髓，就一定要行知合一，解行并重。

读诗最忌讳死于句下，研究学习中医最忌讳学而不思，思而不悟，悟而不行，最后只在字面上徘徊。

每时每刻都可以践习中医，一个中医的真正热爱者，他可以迅速地得到中医精髓。比如今天郁闷憋屈，搞点逍遥散，或者泡杯橘叶茶，体会体会心开郁解、疏肝理气的感受吧！

又比如今天晚上吃撑了，彻夜难熬，搞点保和丸，消食化积，方才舒服，从此以后便知道吃饭七分饱的道理，能够自己做主，而非欲望引导。

学习传统中医，每天都会改变自己，如果你学了中医，没发现自己身心不断地改变，不断地产生喜乐，那么就等于没学。

所以让我们大家一起践习中医吧！用心去体会每个医理、身体的每个感受！